Moskowitz

Homöopathie für
Schwangerschaft und Geburtshilfe

Homöopathie für Schwangerschaft und Geburtshilfe

Von Richard Moskowitz, M.D.

Aus dem Amerikanischen übersetzt
von Dorothea König, M.A.

2. Auflage

HAUG

Karl F. Haug Verlag · Heidelberg

Die Deutsche Bibliothek - CIP-Einheitsaufnahme

Moskowitz, Richard:
Homöopathie für Schwangerschaft und Geburtshilfe / von Richard Moskowitz. Aus dem Amerikan. übers. von Dorothea König. - 2. Aufl. - Heidelberg : Haug, – 1998
ISBN 3-7760-1711-2

ISBN 3-7760-1711-2

Satz: H&S Fotosatz GmbH, 68775 Ketsch
Druck und Verarbeitung: Druckerei Laub, 74834 Elztal-Dallau

Inhalt

Danksagung

Ich widme dieses Buch Dorothy Haley, die mich zu meiner ersten Hausgeburt rief und mir zeigte, was zu tun war; Laurie Holmes, R.N., C.N.M., einer sehr erfahrenen, großherzigen und mutigen Heilerin, die mir immer zur Seite stand, wenn ich sie brauchte, und oft mehr Hilfe gab, als ich zu erbitten wagte; Lauren Fox-O'Neal, R.N., F.N.P., einer lieben und guten Freundin, die dazu beitrug, daß dieses Buch entstand, und die die Arbeit dieses Buches heute fortsetzt.

Ich möchte mich auch bedanken bei Catherine Coulter, M.A., Julian Winston, David Warkentin, P.A., Prof. Barbara Katz Rothman, Judy Norsigian, Linda Cooper, M.D., Peggy O'Mara und Dana Ullman, M.P.H., für ihre konstruktive Kritik und die Revision von Teilen des Textes.

Mein besonderer Dank gilt Dana Ullman für die freundliche und feinfühlige Art, mit der er mir während jeder Phase dieser langen und schwierigen Zeit beigestanden hat.

Der Autor

Vorwort

Die Beschränkungen und Nachteile, welche die herkömmliche Behandlung vieler weitverbreiteter Gesundheitsprobleme beinhaltet, veranlassen immer mehr Menschen, sich alternativen Methoden wie der Homöopathie zuzuwenden. Dieses Buch demonstriert auf anschauliche Art und Weise, daß homöopathische Heilmittel bei größeren ebenso wie bei kleineren Beschwerden während der Schwangerschaft, der Geburt und im Wochenbett wirksam sind, dabei aber selten die negativen Nebenwirkungen und Reaktionen hervorrufen, die von konventionellen Medikamenten bekannt sind. Manchmal können mit Hilfe der Homöopathie Probleme und Komplikationen vermieden werden, denen gegenüber die herkömmliche Schulmedizin hilflos ist.

Die Homöopathie ist eine Heilmethode, die unsere Lebensweise, die besonderen Belastungen, denen wir ausgesetzt sind, und unsere individuelle Reaktion darauf, in Betracht zieht; so versetzt sie uns in die Lage, in ganz neuer Art auf uns selbst achtzugeben. Zuerst brauchen wir sicher die Hilfe eines ausgebildeten und erfahrenen Homöopathen, aber mit der Zeit werden wir oft selbst herausfinden, welche Heilmittel für die üblichen aktuellen Probleme am nützlichsten sind.

Neuere Studien, die homöopathische Heilmittel mit Placebo in sorgfältig überprüften Versuchsanordnungen verglichen haben, bestätigen die Wirksamkeit dieser ganzheitlichen Methode. Auf dieser Grundlage und im Hinblick auf die zu erwartende zukünftige Forschung gehen wir davon aus, daß sich immer mehr Menschen der Homöopathie zuwenden werden. Schon jetzt konsultieren viele Frauen einen Homöopathen zu Beginn von Beschwerden oder wenn sich Probleme nicht von selbst lösen.

Einige unserer Freunde haben die Erfahrung gemacht, daß die Homöopathie ganz besonders wirksam ist für die Behandlung chronischer Ohrenentzündungen bei kleinen Kindern. Die Tatsache, daß sie diese heilen konnten, ohne wiederholt auf Antibiotika zurückgreifen zu müssen, und daß zudem die Häufigkeit solcher Infektionen zurückging, hat ihnen ein neues Gefühl des Selbstvertrauens bei der medizinischen Behandlung ihrer Familien gegeben.

Das Wissen um und die Erfahrung mit der Homöopathie verstärkt nicht nur das Selbstvertrauen, sondern vermittelt auch ein tieferes Verständnis des Heilungsprozesses. Während wir in den Vereinigten Staaten ein natürliches Gesundheitsprogramm diskutieren, erforschen andere Länder erst das Konzept der „Grundversorgung“, die im Rahmen des nationalen Gesundheitssystems angeboten werden soll; in jedem Fall ist es unabdingbar, die Homöopathie in die Liste der „erstattungsfähigen“ Leistungen aufzunehmen. Indem man den Zugang zu dieser einzigartigen Heilmethode gewährleistet, wird man die Gesundheit und das Wohlbefinden vieler Menschen verbessern, die sich augenblicklich dieser Vorteile noch gar nicht bewußt sind.

Judy Norsigian und *Jane Pincus*
Co-Autoren von The New Our Bodies, Ourselves
im Frühling 1992

Einleitung

Dieses Buch entstand aus der nicht vorhersehbaren Wiederbelebung zweier Tendenzen während der letzten zwanzig Jahre: zum einen die Hausgeburt, die trotz heftigen medizinischen Widerstands inzwischen eine breite öffentliche Diskussion und eine veränderte Einstellung gegenüber der Geburt und der Frauenheilkunde in den Vereinigten Staaten bewirkt hat; zum anderen die klassische Homöopathie, die sich, ebenso allen Vorhersagen zum Trotz, als ein erstaunlich beliebtes und vielseitiges Mittel für Ärzte wie für Laien im Gesundheitssektor erwiesen hat. Beide Bewegungen sind einem sanfteren und natürlichen Konzept der Gesundheitsfürsorge und des Heilungsprozesses verpflichtet.

Seit 1974 habe ich in mehr als 800 Schwangerschaften homöopathische Heilmittel verwendet. Ich habe erlebt, wie wunderbar sicher und wirksam sie in vielen Situationen helfen, in denen herkömmliche Medikamente und Eingriffe nicht nötig sind. Dennoch gibt es im englischsprachigen Bereich kein grundlegendes Werk über Homöopathie für Schwangerschaft und Geburt, das zu Hause, ebenso wie im Krankenhaus oder Kreißsaal hilfreich wäre. Ich habe versucht, diesen Bedarf zu decken.

Ich habe mich entschlossen, in erster Linie die homöopathische Selbstbehandlung von allgemein funktionellen Problemen darzustellen, die sich gewöhnlich selbst spontan beheben. Einerseits reagieren diese Beschwerden am besten auf die Wirkungsweise natürlicher Heilmittel und erfordern daher höchst selten drastischere Maßnahmen. Andererseits handelt es sich hier auch um die Beschwerden, denen ich am häufigsten bei Hausgeburten und in den Sprechstunden begegnet bin.

Aber der wichtigste Beweggrund ist meine Überzeugung, daß die Selbstbehandlung das Kernstück jeder Gesundheitsfürsorge sein sollte, so daß Selbstbehandlung zum Grundmodell der Beziehung zwischen Arzt und Patienten wird. Obwohl das vorliegende Buch zunächst wohl primär ein Laienpublikum ansprechen wird, hoffe und erwarte ich, daß es mit der Zeit auch in Krankenhäusern, Geburtszentren und in den Ausbildungsprogrammen für Hebammen und Geburtshelfer eingesetzt wird.

Auf der anderen Seite ist es nicht meine Absicht, die Homöopathie als Wundermittel für alle Krankheiten darzustellen, das etwa andere Methoden ausschließen würde. Ich beschreibe sie vielmehr genauso, wie ich sie kennengelernt habe - als ein elegantes und nützliches Hilfsmittel, das jedermann besser kennenlernen und verstehen sollte, ob er nun im medizinischen Bereich tätig ist oder nicht. Insbesondere sollte sie nicht als Alternative oder Ersatz für die Hilfe eines ausgebildeten und erfahrenen Arztes verstanden werden. Dennoch erscheinen homöopathische Heilmittel aufgrund ihrer geringen und spärlichen Dosierung in vielen Situationen besser geeignet als pharmazeutische Medikamente, deren Auswirkungen auf Schwangerschaft und Geburt gewöhnlich unbekannt sind und von Tierversuchen abgeleitet werden müssen [1].

Die gegenwärtige Anwendung der Homöopathie beinhaltet den Gebrauch von hochverdünnten Heilmitteln in einer Weise, die immer noch nicht ganz verstanden wird. Dem skeptischen Zweifel, den diese Methode sicherlich immer wieder hervorruft, begegne ich mit meinem Erfahrungsschatz, um zu beweisen, daß Homöopathie funktioniert und den Menschen hilft, sich selbst zu heilen. Neuere Versuche, bei denen die Patienten nicht wußten, was ihnen gegeben wurde, bestätigen, daß homöopathische Mittel, die zum Ende der Schwangerschaft verabreicht wurden, die Wehen verkürzen und Funktionsstörungen und Komplikationen wirksamer verhindern als Placebos alleine [2].

Die Effizienz der homöopathischen Behandlung ermutigt auch zu einem menschlicheren Denkansatz im Heilungsprozeß. Wenn man die subjektiven Erfahrungen der Patienten in die Definition von Gesundheit und Krankheit mit einfließen läßt, gewinnt das Erlebnis der eigenen Heilung eine erklärende, ja geradezu mythische Kraft, die mit keinerlei „Placebo-Effekt" zu vergleichen ist. Aus all diesen Gründen wäre es für mich schon Belohnung genug, wenn schwangere Frauen einfach für sich selbst die Homöopathie ausprobierten.

Das vorliegende Buch ist in keiner Weise ein vollständiges und alles umfassendes Handbuch der Homöopathie für Schwangerschaft und Geburt. Die homöopathische Materia medica umfaßt schon über zweitausend Heilmittel, von denen jedes einzelne hier eingebracht werden könnte. Meine Absicht ist es einfach, eine Grundausrüstung der gängigen Heilmittel zusammenzustellen und genügend methodische Hinweise zu geben, um jedermann den Umgang mit diesen Mitteln zu erlauben. Ich habe mich deshalb auf diejenigen allgemeinen Mittel und Umstände beschränkt, mit denen ich persönlich die größten Erfahrungen gemacht habe und die somit eine solide Grundlage für dieses Werk bilden.

Dieses Buch ist sozusagen ein „Grundkurs", der von Anfängern auf dem Gebiet der Homöopathie, und zwar von Laien wie von Medizinern, als Fundament für weitere Studien benützt werden soll. Ich habe mich bemüht, die Heilmittel gründlich und detailliert genug darzustellen, so daß sie für

Homöopathen mit unterschiedlicher Berufspraxis brauchbar sind. Aber keinesfalls sollte die Selbstbehandlung als Ersatz für die persönliche Beratung durch einen ausgebildeten Arzt gesehen werden, ob es nun ein Homöopath ist oder nicht. Das Buch besteht aus drei Teilen: 1. einer kurzen Einführung in die Methode der Homöopathie; 2. einer komprimierten Materia medica mit 25 wichtigen Heilmitteln, wobei jedes mit Fallbeispielen belegt wird, und 3. einem Abriß der allgemeinen Probleme in Schwangerschaft und Geburt mit Fallbeispielen und Heilmitteln, von denen einige bisher noch nicht behandelt wurden.

So oft wie möglich habe ich versucht, den Text mit unmittelbaren Eindrücken aus meiner eigenen Erfahrung zu illustrieren, denn das Wissen um die Heilmittel basiert ja zu einem großen Teil auf den individuellen Charakteristika wirklicher Menschen. Dieser Rückblick auf einen unvergeßlichen Abschnitt meines Lebens war mir ein großes Vergnügen, und ich hoffe sehr, daß er auch anderen von Nutzen sein wird.

Teil I

Einführung in die Homöopathie

Kapitel 1

Das Ähnlichkeitsgesetz und seine Bedeutung

Die Homöopathie ist eine Selbstheilungsmethode, die von kleinen Dosen natürlicher Heilmittel unterstützt wird. Sie wird in der ganzen Welt von zugelassenen Ärzten und Pflegern im Gesundheitswesen angewandt. Homöopathische Heilmittel sind durch das Bundesgesetz geschützt und rezeptfrei für den Hausgebrauch und zur Ersten Hilfe erhältlich [1].

1.1 Das Ähnlichkeitsgesetz

Die homöopathische Methode wurde von Dr. Samuel Hahnemann (1755-1843) entwickelt, einem bedeutenden deutschen Arzt und Professor der Pharmazie. Von 1792 an hat er in einer Reihe von Versuchen bewiesen,

1. daß jede medizinische Substanz in der Regel beim gesunden Menschen eine Reihe von Symptomen hervorruft, die denen sehr ähnlich sind, die sie beim Kranken zu heilen hilft; und,

2. daß Arzneien mit Symptombildern, die denen einer bestimmten Krankheit entsprechen, am besten geeignet sind, einen Heilungsprozeß anzuregen, der sich spontan und ohne weitere Hilfestellung vollzieht [2].

Nach Hahnemanns Verständnis bedeuteten diese Versuche, daß die äußeren Zeichen einer Krankheit bereits den konzertierten Versuch des Organismus darstellen, sich selbst zu heilen; die Wirkung des ähnlichen Heilmittels besteht darin, diesen Versuch sozusagen zu unterstützen. Er prägte den Begriff „Homöopathie" für seine Methode, Heilmittel einzusetzen, die die Krankheit im Gesamtbild imitieren, im Gegensatz zur herkömmlichen Medizin, die die Symptome mit Mitteln zu unterdrücken sucht, die eine entgegengesetzte Wirkung entfalten [3]. Das Hahnemannsche „Ähnlichkeitsgesetz", „similia similibus curentur", bedeutet: „Ähnliches möge mit Ähnlichem geheilt werden". Das Ähnlichkeitsgesetz hat in der Medizin noch keine allgemeine Anerkennung gefunden; sogar diejenigen, die es jeden Tag anwenden, verstehen es als ein zentrales Geheimnis, das noch nicht vollständig zu erklären und zu beweisen ist. Hahnemann selbst ging davon aus, daß es nach denselben empirischen Werten zu beurteilen sei, wie alle anderen Heilanwendungen auch, nämlich, wie gut es bei der Behandlung von Kranken funktioniert.

Meiner Erfahrung nach besteht die Homöopathie diese Prüfung mit Auszeichnung. Sie wirkt wunderbar sicher für eine Vielzahl von allgemein üblichen Problemen und bietet zudem eine in sich schlüssige Philosophie von Gesundheit und Krankheit, die jedermann zugänglich ist, ob mit oder ohne medizinischer Ausbildung.

1.2 Arzneiprüfungen

Das Ähnlichkeitsgesetz stellt eine rein experimentelle Methode dar, um die medizinische Wirksamkeit jeder beliebigen Substanz zu erforschen, ohne dabei entweder auf künstliche Krankheitsmodelle oder auf Tierversuche zurückgreifen zu müssen. Die Substanz wird lediglich in so geringer Dosierung einer Gruppe von gesunden Leuten verabreicht, daß sie Symptome hervorruft, ohne aber irreversible krankhafte Veränderungen zu bewirken. Auf diese Weise entsteht ein Gesamtbild oder eine Symptomsammlung für jede Substanz, die sich erkennbar von der jeder anderen unterscheidet. Jedes homöopathische „Heilmittel" stellt sich somit als die Sammlung der detaillierten Reaktionen aller Menschen dar, die es je genommen haben. In diesem Sinne beinhaltet es die „Gesamtheit" aller unterschiedlichen Gesundheits- und Krankheitsmuster; es muß auch immer als Ganzes betrachtet werden und nicht einfach nur als Waffe gegen eine besondere Krankheit oder Gruppe von Symptomen.

1.3 Die homöopathische Materia medica

Hahnemann stellte bis zu seinem Tod detaillierte und systematische Arzneiprüfungen von über 90 Mitteln zusammen, wobei er sich selbst ebenso wie seine Familie, Freunde und Kollegen als Versuchspersonen benützte - eine wahrlich kolossale Leistung. Hahnemanns Begriff der medizinischen Wirkung bleibt der bedeutendste Beitrag der Homöopathie für die Wissenschaft der Medizin und findet auch wichtige Anwendung in Pharmazie und Toxikologie [4]. Das homöopathische Arzneimittelverzeichnis nennt gegenwärtig mehr als zweitausend Heilmittel, wobei ständig neue dazukommen. Zum großen Teil sind sie pflanzlichen Ursprungs und beinhalten

Blumen, Blätter, Samen, Wurzeln, Rinden und Harze. Viele sind in ihrem Rohzustand hochgiftig, andere sind gängige medizinische Kräuter, Speisegewürze, Duftstoffe, Verfallprodukte (Petroleum, Holzkohle etc.), Pilze, Flechten und Moose.

Die mineralischen Heilmittel beinhalten Metalle und andere elementare Substanzen, Erze, Säuren, Alkalien, Salze und viele andere (Silikone, Lava, Mineralwasser etc.). Bei den tierischen Heilmitteln gibt es Gifte von Quallen, Insekten, Spinnen, Weichtieren, Schalentieren, Fischen, Amphibien, Schlangen und anderen Reptilien, Sekrete, Milch, Hormone, Extrakte von Drüsen und Gewebe, und schließlich gehören auch Krankheitsprodukte oder „Nosoden" dazu, die von TBC, Gonorrhöe, Abszessen, krankheitserregenden Bakterien, Impfstoffen u.ä. stammen.

Die Vielfältigkeit der homöopathischen Materia medica erhöht die Wahrscheinlichkeit, daß ein Mindestmaß an medizinischer Hilfe für die meisten Patienten gegeben ist. Zudem ist es aufgrund der einfachen Prüfungsmethode auch möglich, Hausmittel zu untersuchen, die noch nicht einer Arzneimittelprüfung unterzogen wurden, ebenso wie herkömmliche Drogen, Gifte, Laborchemikalien, umweltbelastende und sonstige Produkte aus Handel und Industrie. Die Materia medica ist so reich und grenzenlos wie die Schöpfung. Sie erfaßt aber auch die Stoffe, die für die Veränderung und die Zerstörung dieser Schöpfung verantwortlich sind.

Obwohl die Datenbank der Materia medica schier unermeßlich ist und ein beträchtliches Studium nötig ist, um Homöopathie mit Geschick zu praktizieren, sind ihre Grundprinzipien andererseits so einfach, daß auch ein Neuling mit einer kleinen Anzahl von Heilmitteln beachtliche Erfolge erzielen kann. Solange einige Regeln des gesunden Menschenverstandes beachtet werden, können auch fachlich unkundige Laien diese Methode erlernen und nach ihren eigenen Bedürfnissen anwenden.

1.4 Die Gesamtheit der Symptome

Das Ähnlichkeitsgesetz bedeutet, daß eine Krankheit nicht abstrakt definiert werden kann, sondern nur im Zusammenhang mit dem Patienten, der sie durchlebt; sie muß als ein eigenständiges Ganzes von physischen, mentalen und emotionalen Symptomen und Reaktionen verstanden werden, genau wie die Heilmittel, die sie zu heilen helfen.

Diese „Gesamtheit" muß nicht unbedingt jedes einzelne Symptom oder eine vollständige Beschreibung der Symptome früherer Krankheiten mit ihren physischen und psychischen Wechselwirkungen beinhalten. Es ist lediglich eine Arbeitsbeschreibung der hauptsächlichen Zeichen und Symptome, so wie sie, meist in typischer Weise miteinander vermengt, erscheinen. Sie ist vollständig, sobald ein vernünftiges Bild, eine Vorstellung von der Krankheit als Ganzes erkennbar ist.

Weit mehr als irgendeine abstrakte Kategorisierung von Krankheit oder das Ergebnis von Laboruntersuchungen liefert dieses Gesamtbild, dieser psychophysische Ansatz, für den Homöopathen das beste Bild von Gesundheit oder Krankheit eines Patienten und von der besonderen Situation, die es zu behandeln gilt.

Die Gesamtheit der Symptome bedeutet, daß die Wahl des Heilmittels die Erlebnisse und Erfahrungen des Patienten, die gesamte Bandbreite seiner Gedanken und Gefühle, in Betracht zieht. Dabei wird man auf keinen Fall die Erfahrung des Arztes zurückweisen oder übergehen, und man wird nicht zögern, sich einer pathologischen Diagnose, herkömmlicher Medikamente oder Eingriffe zu bedienen, wenn dies nötig ist. Aber die namentliche Bezeichnung des Krankheitsbildes, die Krankheitsdiagnose, wird nur benutzt, damit sich der Patient ihrer bewußt wird und sie besser versteht. Der Patient behält also immer die Übersicht und wird dazu ermutigt, jeden Schritt in diesem Heilungsprozeß mitzugehen.

Die Gesamtheit der Symptome bedeutet auch, daß mentale und emotionale Symptome oft ein starkes Gewicht bei der Auswahl des Mittels haben. Mentale und emotionale Zustände beschreiben, wie menschliche Wesen fühlen oder als Ganzes funktionieren, so sagen wir: „Ich fürchte mich" (oder „ich bin traurig, glücklich, verwirrt" usw.). Andererseits beziehen sich die meisten physischen Symptome nur auf einen bestimmten Körperteil, wir sprechen von „meinem Arm", von der Nase, dem Herzen, dem Hals, dem Magen oder dem Rücken. Die Symptom-Sammlung mißt denjenigen Symptomen besondere Bedeutung bei, die die Gesamtverfassung des Patienten beschreiben [5].

1.5 Nur ein einziges Heilmittel

Die klassische Homöopathie Hahnemanns vergleicht also die Symptomsammlung eines Patienten mit denen verschiedener Heilmittel, sucht dasjenige heraus, das dem Gesamtbild am nächsten kommt und wendet dann auch nur dieses eine Mittel zu einem gegebenen Zeitpunkt an. Ein einzelnes Heilmittel vermag mit den vielfältigen Wesensmerkmalen des individuellen Patienten ein bedeutungsvolles Ganzes zu bilden und kann so auch für die Behandlung am besten wirken.

Die homöopathische Materia medica ist jedoch von solch enzyklopädischen Ausmaßen, daß sie unmöglich insgesamt erlernt oder erfaßt werden kann. Es gibt verschiedene Methoden, sie zu verkürzen und zu vereinfachen, und es gibt durchaus kompetente und renommierte Homöopathen, die zwei, drei und mehr Heilmittel gleichzeitig anwenden. Auch Komplexmittel sind überall erhältlich und, bei richtigem Gebrauch, für die vielen kleinen alltäglichen Beschwerden ausreichend sicher und wirksam.

Aber nur, wenn man sich mit der Gesamtheit der Symptome beschäftigt, kann man sich detaillierte Erfahrung mit den Heilmitteln aneignen und wird erkennen, wie interessant es ist, die richtige Anwendung dieser Mittel zu erlernen. Wenn man für verschiedene einzelne Beschwerden eines Patienten verschiedene einzelne Mittel gibt, dann kann man schwer erkennen, welches Mittel nun gewirkt hat. Die Heilmittel werden dann nach den ungefähren Angaben des Patienten über sein Befinden oder aufgrund einer traditionellen medizinischen Diagnose ausgewählt, was sich von der herkömmlichen Behandlung mit Medikamenten nicht wesentlich unterscheidet.

Unter diesen Umständen wird selbst eine Besserung des Befindens eines Patienten keine Erfahrungswerte vermitteln, die aufeinander aufbauen und methodisch weitervermittelt werden könnten. Nur die gesamte Symptomen-Sammlung kann Heilmittel und Patient als einzigartiges Kraftfeld darstellen, das zu untersuchen höchst lohnenswert ist.

1.6 Die Minimal-Dosis

Homöopathische Heilmittel werden weniger gegeben, um spezifische Krankheitserscheinungen zu korrigieren, als vielmehr, um die passiven Selbstheilungskräfte zu mobilisieren. Eine große Dosis oder Langzeitanwendungen sind daher selten nötig, ja sie könnten die Wirkung sogar beeinträchtigen. Homöopathen verwenden die kleinste mögliche Dosis und wiederholen sie nur, wenn es nötig ist; so ermöglichen sie den Heilmitteln, ihre Wirkung ohne weitere Eingriffe voll zu entfalten. Das Mittel wird auch nur wirken, wenn es richtig gewählt und der Krankheit so ähnlich ist, daß der Patient für seine Wirkungsweise entsprechend empfänglich wird. Ist dies nicht der Fall, so kann man mit Sicherheit schädliche oder gefährliche Nebenwirkungen dieser Minimal-Dosis ausschließen.

In einer Reihe von mühsamen Versuchen hat Hahnemann herausgefunden, daß Heilmittel ihre Wirksamkeit behalten, auch wenn die Konzentration so gering ist, daß sie chemisch nicht mehr nachgewiesen werden kann; außerdem erhöht das mechanische Schütteln, die „Potenzierung" der verdünnten Heilmittel ihre heilende Wirkung in einer Weise, die bis heute nicht gänzlich nachvollzogen werden konnte. Hahnemann ging davon aus, daß die verdünnten Heilmittel einen lebenden Organismus qualitativ nur auf einer feinstofflichen Ebene stimulieren und schloß daraus, daß die Potenzierung die Energie eines Mittels aus der chemischen Verbindung löst und auf den Verdünnungsstoff überträgt. Er nahm damit eine Entdekkung des zwanzigsten Jahrhunderts voraus, die Tatsache also, daß es Teilchen gibt, die kleiner sind als ein Atom [6].

Hahnemanns Befürwortung der „Infinitesimal-Dosierung" bleibt einer der meist diskutierten Aspekte seiner Arbeit, und viele Homöopathen haben nie den Mut gefunden, ihm auch in diesem Bereich zu folgen. Es hat auch nie jemand zufriedenstellend erklären können, wie so stark verdünnte Heilmittel überhaupt wirken, geschweige denn heilen können.

Aber das Standardargument, homöopathische Heilmittel seien nur Placebos, taugt nicht. Ganz abgesehen von der Frage, wie dies geschieht, ist die Tatsache, daß sich Patienten regelmäßig selbst heilen, ohne Medikamente oder medizinische Eingriffe zu benötigen, kostensenkend. Man erkennt, wie unnötig die Werbekampagnen für eine teure und aufwendige medizinische Versorgung sind. Sogar heutzutage, wo die Hahnemannschen Mikroverdünnungen mit der Laser-Spektroskopie oder im Bio-Test nachgewiesen werden können, setzt die Homöopathie eine neue bioenergetische Wissenschaft voraus, die noch in ihren Anfängen steckt [7].

1.7 Die Gesetzmäßigkeiten der Genesung

Das Prinzip der Gesamtheit aller Symptome erklärt auch, warum sich Patienten nach der Einnahme von Medikamenten, die erfolgreich den Blutdruck senken, Bakterien abtöten usw., dennoch genauso schlecht wie zuvor oder sogar schlechter fühlen. Unsere Definitionen von Gesundheit und Krankheit ebenso wie von Besserung, Verschlimmerung und sogar von der Wirksamkeit der Behandlung bleiben im wesentlichen immer ungenau, solange sie nicht die subjektiven Empfindungen und Ansprüche des Patienten berücksichtigen. Vielleicht ist es das größte Versäumnis der modernen Medizin, daß sie von ihrem akademischen Anspruch her nicht in der Lage und nicht willens ist, sich des gesamten energetischen Systems des Patienten anzunehmen und es über die Zeit hin zu beobachten [8].

Die klassische Homöopathie untersucht alle Symptome sowohl anatomisch als auch im zeitlichen Ablauf; sie beachtet die Reihenfolge, in der

Symptome auftreten, die Bündelung von Symptomen, die miteinander auftreten oder verschwinden, und die Beziehung jeder einzelnen Gruppe von Symptomen zum Allgemeinbefinden des Patienten.

Die heute am häufigsten verwendete Formulierung dieser Erscheinungen stammt von Dr. Constantin Hering, der vier Richtungen beschrieb, in denen sich die Symptome im Verlauf der Genesung bewegen oder verteilen (Krankwerden und Verschlimmerung gelten hierbei als Gegensätze):

1. Die Symptome bewegen sich von oben nach unten; sie bewegen sich vom Kopfende des Körpers zu den Füßen.

2. Die Symptome bewegen sich von innen nach außen, von inneren, zentraleren Bereichen zu äußeren, oberflächlicheren oder peripheren Bereichen.

3. Die Symptome bewegen sich von lebenswichtigen zu weniger wichtigen Organen, von tieferen, wichtigeren oder viszeralen Bereichen zu anderen weniger wichtigen oder entbehrlichen.

4. Die Symptome treten auf in der umgekehrten Reihenfolge ihrer Erscheinung in der Lebensgeschichte eines Patienten [9].

Die ersten drei dieser Aussagen entsprechen, wie in der Praxis oft bestätigt, derselben Grundvorstellung, daß der Heilungsprozeß zustandekommt, indem das Krankhafte sich verlagert, und zwar weg von lebenswichtigen zu weniger kritischen Bereichen. Die vierte Gesetzmäßigkeit vervollständigt dieses Geschehen: die Krankheit wird zeitlich zurückverfolgt; die einzelnen Schichten oder Erscheinungsformen einer, unter Umständen chronischen, Krankeit werden in der umgekehrten Reihenfolge ihres Auftretens aufgearbeitet.

Die Gesetzmäßigkeiten der Genesung sind abgeleitet von einer allgemeinen Bewertung des Patienten als Individuum und bestätigen somit wiederum, daß die Sammlung sämtlicher Symptome über die Zeit hinweg der beste und verläßlichste Führer für den Arzt ebenso wie für den Wissenschaftler ist.

Kapitel 2

Heilmittel und Patienten

2.1 Homöopathische Pharmazie

Die Homeopathic Pharmacopoeia of the United States (HPUS), 9. Auflage, ist das offizielle Verzeichnis für die Herstellung von homöopathischen Heilmitteln [1]. Heilmittel, die diesem HPUS Standard nicht voll entsprechen, sollten mit Vorsicht gehandhabt und der American Association of Homeopathic Pharmacists (AAHP) gemeldet werden.

Jede medizinische Rohsubstanz wird durch serienmäßige Verdünnung und Verschüttelung in einem flüssigen oder festen Medium zum homöopathischen Heilmittel. Pflanzliche Heilmittel werden zuerst zerrieben und in einer genau bemessenen Menge 95%igen Getreidealkohols aufgeweicht, dann regelmäßig geschüttelt und gelagert. Die Flüssigkeit, die man letztlich von dem festen Bodensatz abgießen kann, nennt man die „Urtinktur" (abgekürzt ∅). Dasselbe Verfahren gilt bei tierischen Heilmitteln, Nosoden und allen anderen in Alkohol löslichen Mitteln.

Substanzen, die nicht in Alkohol löslich sind (e.g. Metalle, Erze) werden mit Stößel und Mörser zerrieben und mit Milchzucker vermischt; dieses Pulver wird dann weiter nach einer von zwei standardisierten Maßeinheiten entweder in Alkohol oder in Laktose verdünnt. Im dezimalen System (abgekürzt D) wird eine Verdünnung von 1:10 verwendet, d.h. ein Teil der Tinktur oder des Pulvers wird mit neun Teilen Alkohol oder Laktose vermischt, erhält 10 kräftige Schüttelschläge und ergibt so die Potenz D1. Die Wiederholung desselben Verfahrens ergibt die Potenzen D2, D3, D4 usw.

Die nicht löslichen Arzneien werden so lange mit Milchzucker zerrieben, bis sie sich, gewöhnlich bei der D4 bis D6 lösen, sie können dann für die höheren Potenzen mit Alkohol versetzt werden.

Im Zentesimalsystem (abgekürzt C) funktioniert die Methode der Verdünnung und Verschüttelung genauso, nur im Verhältnis 1:100 [2].

In der Praxis kann jede Potenz verwendet werden, aber die gängigsten Potenzen für die Selbstbehandlung sind die D6, D12 und D30; d.h., daß 6-, 12- oder 30mal im Maßstab 1:10 potenziert wurde (10.6, 10.12, 10.30). Ebenso gebräuchlich sind C6, C12 und C30, wobei das C oft weggelassen wird, d.h. also, daß hier 6-, 12- oder 30mal im Maßstab 1:100 potenziert wurde (10.12, 10.24, 10.60). Die meisten der höheren Potenzen sind für den homöopathischen Arzt bestimmt und bewegen sich im Zentesimalbereich, das C wird dann weggelassen; eine 200., 1000., 10.000. und 50.000. Potenz werden geschrieben als C200, C1000, C10.000 usw.; hier wurde also 200-, 1000- und 10.000mal usw. im Maßstab 1:100 potenziert (10.400, 10.2000, 10.20.000, 10.100.000)!

In diesem Buch werden hauptsächlich die niedrigeren Potenzen erwähnt (6er, 12er und 30er), aber schon die C12 und die C30 sind so weit verdünnt, daß sie weit außerhalb des Bereiches chemischer Nachweisbarkeit nach der „Avogadro"-Werteskala liegen. Die Homöopathie bewegt sich hier gewissermaßen im Grenzbereich zwischen der Erfahrungswelt des gesunden Menschenverstandes und der weniger leicht faßbaren Welt der Hellseherei, Telepathie, Strahlungskunde und des Geistheilens. Es entspricht der Ironie des Schicksals, daß diese höchst alchimistische Therapie von einem Apotheker entwickelt wurde und daß sie durch und durch von der Gewissenhaftigkeit dieses äußerst praktischen Handwerks geprägt ist.

Die Heilmittel werden gewöhnlich in Form von winzigen Kügelchen aus Milchzucker oder Saccharose verabreicht, die zuvor mit der alkoholischen Lösung der medizinischen Substanz benetzt wurden [3]. Sie werden entweder trocken auf die Zunge gegeben oder, in Wasser aufgelöst, tropfenweise eingenommen. Die Höhe und Häufigkeit der Dosis werden noch weiter unten besprochen.

2.2 Die Fallaufnahme

Wenn man sich einem Patienten widmet, dann geht es nicht nur darum, Informationen zu sammeln oder Heilmittel auszusuchen; die Wahl der Mittel wird nur dann erfolgreich sein, wenn eine entsprechende Beziehung und ein gewisses Vertrauen zwischen Arzt und Patient geschaffen worden ist. Die meisten Menschen, die Schmerzen erleiden, empfinden es schon als wohltuend, sich jemandem mitteilen zu können, der sie versteht und anhört. Auch brauchen sie oft Hilfe, um aus ihrer Krankheit herauszufinden und um sich über das, was ihnen gerade widerfährt, eine bildhafte Vorstellung zu machen, die ihnen dann bei der Selbstheilung hilfreich ist. Das homöopathische Gespräch kann also schon als solches eine starke Heilungserfahrung bewirken und den Weg bereiten für die Heilmittel, die diesen Prozeß in der Zukunft fortsetzen.

Der Patient sollte aufgefordert werden, die Krankheitsgeschichte in allen Einzelheiten zu erzählen und dies ohne Unterbrechung zu tun, bis ihm nichts mehr einfällt. So oft wie nötig, darf die Frage „Was noch?" gestellt werden, um einerseits mehr Symptome herauszufinden und andererseits den Patienten daran zu erinnern, daß man nicht nur nach einer bestimmten „Krankheit" sucht, sondern nach der Gesamtheit der Symptome. Wenn immer möglich, sollten die Worte des Patienten verwendet werden, um die Symptome niederzuschreiben; die eigenen Bemerkungen kann man am rechten Rand notieren. Das Gespräch sollte, wenn nötig, durch eine physische Untersuchung und Labortests ergänzt werden, um eine pathologische Diagnose zu bestätigen.

Im Notfall und bei der Ersten Hilfe ist die Fallaufnahme stark vereinfacht. Oft können die Vergangenheit, die Familiengeschichte und große Bereiche der Allgemeinverfassung übergangen werden, weil für das Gesamtbild der Symptome nur wichtig ist, was zu dem entsprechenden Zeitpunkt ins Auge springt und sich in irgendeiner Weise vom üblichen Muster unterscheidet. Akute Symptome sind weniger zahlreich, dabei aber stärker ausgeprägt; der Patient stellt sie entweder unaufgefordert selbst dar, oder sie sind im Verhalten und in der Körpersprache erkenntlich, ohne daß eine Befragung nötig wäre. Ein halb volles Glas, an dem ständig genippt wird, beschreibt Durst viel besser als irgendeine wörtliche Beschreibung.

2.3 Die Befragung

Wenn der Patient alles erzählt hat und die wichtigsten Symptome aufgenommen worden sind, wird eine direkte Befragung nötig sein, um diese detailliert zu charakterisieren. Die Fragen sollten so gestellt werden, daß sie nicht mit einem einfachen Ja oder Nein zu beantworten sind.

Die Befragung mag zunächst etwas verwirrend erscheinen: Während die herkömmliche Krankheitsdiagnose auf ganz allgemeinen Symptomen wie Fieber, Schmerzen, Husten, Bluten etc. beruht, sucht der Homöopath nach den besonderen, ungewöhnlichen und ganz persönlichen Merkmalen, die die Allopathie aus genau diesen Gründen nicht in Betracht zieht. Oft kann man ängstliche Patienten beruhigen, wenn man ihnen sagt, daß sie nur erzählen müssen, woran sie sich erinnern können. Ihre eigene Erfahrung vermittelt uns alles, was wir wissen müssen, und nur sie ist der Gegenstand unserer Untersuchung.

Vollständig ausgeprägte Symptome weisen alle oder die meisten der folgenden Merkmale auf:

1. Subjektive Empfindungen wie Schmerzen, Schwindel, Müdigkeit oder Verärgerung werden oft bildhaft beschrieben. So kann „Schmerz" durch

einen Gegenstand benannt sein, der diesen auslöst. Emotionale Zustände werden häufig durch typische Verhaltensmuster deutlich, wie sie ein befreundeter oder geliebter Mensch beobachten würde. Die Kunst, Menschen dazu zu bringen, mitzuteilen, was sie empfinden, kann nicht gelehrt werden; man muß beobachten und üben.

2. Die Lokalisierung der Symptome ist den Patienten meist selbst möglich: sie können sagen, ob der Schmerz immer auf derselben oder auf wechselnden Seiten auftritt, ob er wandert, ausstrahlt oder örtlich genau begrenzt ist. Oft werden diese Aussagen noch durch die Körpersprache verdeutlicht.

3. Die „Modalitäten" sind Faktoren, durch die die Symptome beeinflußt oder in ihrer Intensität verändert werden, wie z.B. bestimmte Tageszeiten, Wetter- oder Klimaveränderungen, bestimmte Nahrungsmittel, emotionale Stimmungen u.ä. Die Abkürzungen < und > stehen für „schlimmer durch" und „besser durch".

4. „Begleitumstände" sind Bündel von Symptomen, die miteinander auftreten und wieder verschwinden, manchmal in einer ganz bestimmten Abfolge (Übelkeit mit Kopfweh, Fieber mit nachfolgendem Frösteln, etc.)

2.4 Die Auswahl des Heilmittels

Bei der Auswahl der Mittel sind die wichtigsten Symptome:

a) diejenigen, die der Patient unaufgefordert beschreibt oder die ohne Befragung erkenntlich sind;

b) diejenigen, die, wie oben beschrieben,vollständig und ausgeprägt sind;

c) diejenigen, die am stärksten ausgeprägt sind und am deutlichsten das Allgemeinbefinden und den Gesundheitszustand des Patienten beeinträchtigen.

Symptome mit diesen Eigenschaften, z.B. Spontaneität, Klarheit und Intensität, jeweils durch Unterstreichung in der schriftlichen Fallaufnahme hervorgehoben, sind für die Krankheit und somit auch für die Wahl des Mittels von großer Bedeutung.

Die homöopathische Diagnose funktioniert dadurch, daß die medizinische und die menschliche Datenbank, die Materia medica und die Einzelfallbestimmung, einander auf unerklärliche Art entsprechen. Darüber hinaus erhellen sich die beiden Dateien ständig gegenseitig. Das Problem besteht darin, daß es zu viele Mittel mit zu vielen Symptomen gibt, als daß man sie ohne ein enzyklopädisches Gedächtnis oder einen Computer mit einem ebensolchen Fassungsvermögen studieren oder anwenden könnte.

Jeder, der berufsmäßig eine große Anzahl von Heilmitteln kennen und anwenden muß, braucht daher eine Hilfe, um vom klinischen Befund über die entsprechende Literatur zur Auswahl der passenden Mittel zu gelangen. Die meisten praktizierenden Homöopathen benützen dazu ein „Repertorium", ein Lexikon der Symptome, die jeweils mit einer Liste jener Heilmittel aufgeführt sind, die das jeweilige Symptom in Arzneiprüfungen hervorgebracht und/oder in der Praxis geheilt haben. Durch das Auffinden derjenigen Heilmittel, die den Hauptsymptonen des Falles entsprechen, ist es oft möglich, die Auswahl möglicher Heilmittel auf eine sehr viel kleinere Gruppe einzuengen.

Die größten und umfassendsten Repertorien enthalten alle Symptomarten aus sämtlichen anatomischen und physiologischen Bereichen. In einem ersten Abschnitt sind mentale und emotionale Symptome aufgeführt, im zweiten Abschnitt wird das Allgemeinbefinden des Patienten besprochen, d.h. physische Symptome oder Modalitäten, die dem Gesamtbefinden des Patienten zuzuordnen sind, und schließlich werden die „besonderen, seltenen und ungewöhnlichen" Symptome erläutert, die häufig direkt auf das Heilmittel verweisen [4].

Aber Repertorien können immer nur ein Hilfsmittel sein, das uns Heilmittel aufzeigt, die wir sonst vielleicht nicht in Betracht gezogen hätten. Mögliche Heilmittel müssen dann noch genau studiert werden, die letztendliche Auswahl sollte immer auf der Grundlage der Materia medica und unter der Voraussetzung der „Stimmigkeit" des Heilmittels mit der Gesamtheit der Symptome erfolgen und nicht so sehr nach einer rein technischen oder numerischen Überlegung.

Die akuten Situationen, die in diesem Buch beschrieben werden, verlangen jedenfalls nicht nach einer detaillierten Analyse des Repertoriums. Die hier gegebene Materia medica ist präzise und ausreichend genug. Diejenigen, die sich eingehender damit beschäftigen wollen, werden wohl das eine oder andere der Standardrepertorien konsultieren, die im Anhang I unter „Literaturvorschläge" aufgeführt sind.

2.5 Verhaltensregeln bei der Einnahme von homöopathischen Mitteln

Verdünnte Heilmittel reagieren auf Umwelteinflüsse relativ empfindlich. Kalte und gemäßigte Temperaturen beeinträchtigen ihre Wirkung nicht, aber direkte Sonnenbestrahlung schadet dieser Wirkung. Sie sollten also dunkel und trocken und, soweit möglich, auch vor Röntgen- oder anderen ionisierenden Strahlen geschützt, aufbewahrt werden.

Vor und nach jeder Gabe sollte 30 Minuten lang nichts gegessen oder getrunken werden. Dies gilt auch für Zahnpasta, Mundwasser, Tabak oder ähnliches. Regelmäßiger oder koffeinfreier Kaffee, stimulierende Medikamente und Kampferprodukte (Tigerbalsam, Noxzema etc.) sollten während des gesamten Behandlungszeitraums vermieden werden, auch wenn gerade keine Mittel eingenommen werden. Medizinische Kräuter sind gelegentlich unbedenklich, aber bei täglichem oder regelmäßigem Gebrauch können sie die Wirkung der Homöopathika beeinträchtigen. Tee, milde Kräutertees, Alkohol und Tabak sind in Maßen erlaubt, ebenso wie Vitamine und nährstoffhaltige Zusätze. Der Gebrauch von Mottenkugeln und anderen stark aromatischen Substanzen (Pfefferminz, Menthol, Eukalyptus, etc.), starken Parfums, Weihrauch und Gewürzen sollte weitgehend eingeschränkt werden.

Allopathische Medikamente heben die Wirkung von Homöopathika oft auf und sollten nach Möglichkeit ebenfalls vermieden werden. Gegen die gelegentliche Einnahme eines Aspirin, eines Antihistaminikum oder einer Schlaftablette ist aber nichts einzuwenden. Patienten, die auf die regelmäßige Verabreichung rezeptpflichtiger Medikamente angewiesen sind, sollten diese auf keinen Fall ohne ärztliche Betreuung absetzen. Nach zahnmedizinischer Behandlung, vor allem Bohren und örtlicher Betäubung, kann kurzzeitig ein Rückfall auftreten, aber in akuten Situationen wird das Heilmittel sowieso noch einmal wiederholt werden müssen.

Akupunktur und andere energetische Therapien können das Gesamtbild verwirren und sollten daher nicht gleichzeitig mit einer homöopathischen Behandlung begonnen werden. Wenn aber die Wirkung homöopathischer Mittel offensichtlich und daher auch angemessen überprüfbar ist, können Akupunktur oder ähnliche Verfahren durchaus zur Erhaltungstherapie fortgesetzt oder hinzugefügt werden.

Die Lebensweise sollte so einfach und gesund wie möglich sein und genügend Zeit einplanen für Ruhe, Erholung, körperliche und geistige Betätigung und Meditation. Der gesunde Menschenverstand wird einem sagen, daß man maßvoll essen und trinken sollte und daß chemisch behandelte Nahrungsmittel oder andere Substanzen vermieden werden sollten, wenn diese sich in der Vergangenheit als schädlich erwiesen haben.

2.6 Anwendung und Dosierung

Die Heilmittel werden gewöhnlich in der Form von Kügelchen oder Tabletten trocken auf die Zunge gegeben oder aber, in Wasser aufgelöst, löffel- oder tropfenweise eingenommen. Von den Kügelchen (Globuli) nimmt man als typische Dosis 3-4 Stück und läßt sie auf oder unter der Zunge zergehen. Von den etwas größeren Tabletten bekommt der Patient etwa 2 Stück, die er auf der Zunge zergehen läßt. Für ein Baby können 2 Tabletten, zerrieben und in einer Tasse Wasser aufgelöst, löffel- oder tropfenweise je nach Bedarf über den ganzen Tag hinweg verteilt werden. Aber die genaue Menge oder Höhe der Dosis ist eigentlich selten von Bedeutung. Wenn einmal versehentlich der Inhalt eines ganzen Fläschchens auf einmal verschluckt wird, gilt dies immer nur als eine Gabe und ist völlig ungefährlich.

Die niedrigeren Verdünnungen (D6, D12, D30 oder C6, C12, C30) eignen sich am besten für den akuten Bedarf im Rahmen einer Selbstbehandlung, weil man sie so oft wie nötig wiederholen kann und weil sie immer bis zu einem gewissen Grad wirksam sind, auch wenn sie nur im Groben mit dem Gesamtbild des Falles übereinstimmen. Höhere Verdünnungen sollten nicht so oft wiederholt werden Sie müssen der Gesamtheit der Symptome genauer entsprechen und sie neigen dazu, „Unruhe" oder zeitweise störende Wirkungen hervorzurufen (s. unten). Die höchsten Verdünnungen (C1000, C10.000) werden häufig als „Hochpotenzen", die niedrigsten (D6, D12) als „Niedrigpotenzen" bezeichnet, aber man sollte diese Terminologie wohl eher vermeiden, weil man ja nie im voraus weiß, welche Verdünnung sich für den jeweiligen Patienten am besten eignet; außerdem ändert sich sehr häufig die Aufnahmefähigkeit für ein Mittel, wenn es einige Male wiederholt wurde.

In den meisten Situationen ist die Höhe der Verdünnung nicht entscheidend. Ich nehme gerne C12 und D30 Lösungen für die Selbstbehandlung, weil sie niedrig genug sind, um so oft wie nötig wiederholt zu werden, und doch hoch genug, um auch feinstoffliche Kräfte anzusprechen. Höhere

Verdünnungen werden in chronischen Fällen benutzt, wo die Symptome sehr stark und ausgeprägt sind oder sich eindeutig auf einen Vorfall in der Vergangenheit zurückverfolgen lassen. Diese höheren Potenzen sollten nicht in der Selbstbehandlung verwendet werden. Sie sind u.U. ohne Rezept auch gar nicht erhältlich.

„Dosierung" bezieht sich in der Homöopathie hauptsächlich auf die Anzahl der Wiederholungen und muß genau auf den einzelnen Patienten abgestimmt werden, wie die Wahl des Mittels selbst. Die richtige Dosierung kann erst bestimmt werden, nachdem tatsächlich eine Reaktion eingetreten ist. Bis zu diesem Zeitpunkt verwendet man die sog. „Minimaldosis". Der Grundgedanke ist, eine Arznei einfach so lange zu geben, bis etwas passiert, dann abzuwarten, um die volle Wirkungsentfaltung zu ermöglichen, und die Gabe zu wiederholen, wenn die Reaktion nachläßt.

In akuten Situationen sollte die Arznei zeitlich so gestaffelt gegeben werden, daß der Patient die Möglichkeit hat, auf 3 oder 4 Gaben zu reagieren, bevor das Mittel gewechselt wird, es soll aber andererseits früh genug wiederholt werden, so daß ohne unnötige Verzögerung so schnell wie möglich gewechselt werden kann, wenn es der Ernst der Lage oder die schnelle Entwicklung des Falles nötig machen.

So könnte plötzliches hohes Fieber bei einem kleinen Kind stündlich oder halbstündlich eine Arzneigabe erforderlich machen, unerträgliche Wehen- oder starke Kopfschmerzen sogar alle 10-15 Minuten. Man sollte also 3 oder 4 Gaben verabreicht haben, bevor man ein anderes Mittel versucht. Im Gegensatz dazu werden eine Grippe oder Halsbeschwerden, die sich langsamer über einige Tage entwickeln, oder aber wochenlange ständige Übelkeit und Erbrechen in der Schwangerschaft eher auf eine Arzneimittelgabe viermal täglich ansprechen, wobei die Reaktion sich allmählich entwickeln kann. Da wir uns von der augenblicklichen Situation leiten lassen müssen, können solche Erfahrungswerte nicht wirklich weitervermittelt werden, sie werden aber in der Praxis mit Sicherheit schnell erworben.

In akuten Fällen wie Wehen oder Fieber und Koliken bei Kleinkindern muß das Mittel, sogar nachdem es gewirkt hat, mehrmals wiederholt werden, da die Beschwerden entweder anhalten können oder von Zeit zu Zeit wieder auftreten. Es ist daher sinnvoll, das Mittel zu reduzieren, wenn sich das Befinden bessert, und es wieder voll einzusetzen, wenn es sich verschlechtert. Wenn das Mittel nach vier Gaben noch nicht gewirkt hat oder wenn sich das Erscheinungsbild wesentlich geändert hat, kann ein anderes Mittel gewählt werden, das sich wiederum an der Gesamtheit der Symptome orientiert.

2.7 Reaktionen auf das Heilmittel

Oft ist das erste Anzeichen, daß ein Mittel gewirkt hat, eine allgemeine und unspezifische Verbesserung, eine Beruhigung, Entspannung oder neuer Auftrieb: Ein Baby mit Fieber kann ruhig einschlafen, eine Schwangere, die an Übelkeit leidet, fühlt sich einfach zuversichtlicher, noch bevor die eigentlichen Beschwerden verschwunden sind. Einige Patienten bemerken gleich nach der Einnahme eine leichte Euphorie, ein Gefühl des Wohlbefindens oder der Vitaltät.

Gelegentlich kann sich eines der gegebenen Symptome für ein paar Stunden oder Tage verschlimmern, aber der Patient fühlt sich insgesamt wohler und ist daher auch besser in der Lage, diese Beschwerden ohne Beunruhigung zu ertragen.

In anderen Fällen können Symptome wandern oder sich verändern, so wie es Herings Gesetzmäßigkeiten der Genesung beschreiben, oder Anzeichen früherer Symptome aus längst vergangener Zeit tauchen wieder auf. Aber die meisten Patienten erleben einfach eine Verbesserung ihres Befindens ohne irgendeine Beeinträchtigung und brauchen auch keine weitere Behandlung. In jedem Fall bleibt die Gesamtheit der Symptome das wesentliche Kriterium für die Verbesserung: Es ist entscheidend, wie wohl sich der Patient insgesamt fühlt, nicht nur in bezug auf die speziellen Beschwerden.

Häufig passiert nach einer Mittelgabe gar nichts: Das Befinden bleibt unverändert oder verschlechtert sich sogar in derselben Weise wie zuvor. Wenn nach vier Gaben keine Reaktion eintritt, ist ein anderes Mittel angezeigt, der Fall muß neu bewertet werden und unter Umständen sind drastischere Methoden nötig. Häufig bewirkt das Mittel eine Linderung: die Symptome treten zwar nicht mehr so stark auf, aber das Mittel muß immer wieder neu gegeben werden und verliert dabei an Wirksamkeit, so daß sich das Gesamtbefinden des Patienten nicht wesentlich verbessert. In solchen Fällen kann das Mittel gewechselt werden, wann immer der Patient danach verlangt.

Oft wirkt das Mittel eine Zeit lang gut, schwächt sich aber dann ab, und der Patient verfällt in denselben Zustand wie vor der Mittelgabe. Wenn dieser Rückfall plötzlich und unerwartet erfolgt, wurde das Mittel vielleicht antidotiert, ob nun durch Kaffee, Medikamente, Kampfer, zahnmedizinische Behandlung, eine Impfung, giftige Chemikalien oder durch Berührung mit einer Substanz, auf die der Patient überempfindlich reagiert. Auch physische und emotionale Belastungen, wie persönliches Mißgeschick, können solche Reaktionen auslösen.

Auf alle Fälle ist ein Rückfall oder ein Wiederauftreten der ursprünglichen Symptome die klassische Indikation für die Wiederholung eines Mittels. Es bedeutet, daß das Mittel richtig ausgewählt wurde und entsprechend gewirkt hat. Sollte teilweise antidotiert worden sein, so wird sich der Patient oft innerhalb weniger Tage spontan erholen. Ansonsten kann und soll das Mittel so wieder gegeben werden wie zuvor. Es wird beim zweiten Mal mindestens genauso erfolgreich sein wie beim ersten Mal.

Wenn das erste Mittel gut wirkt, sich die Krankheit aber in eine neue Phase hineinentwickelt und ganz andere Symptome hervorbringt, sind auch andere Heilmittel angezeigt.

Gelegentlich kann auf die Verabreichung eines Heilmittels eine Verschlimmerung früherer Symptome erfolgen, die sich nicht von alleine gibt, oder es treten ein Gefühl des Unwohlseins, eine Störung des Allgemeinbefindens auf, die nach sofortiger Zuwendung verlangen. In solchen Fällen sollte ein Arzt zu Rate gezogen werden und der Zustand des Patienten mit herkömmlichen Medikamenten, so wie sie gerade indiziert sind, stabilisiert werden [5].

2.8 Homöopathie: Für und Wider

Es gibt kaum eindeutige Kontraindikationen gegen eine homöopathische Behandlung. Patienten mit ernsten Erkrankungen oder Behinderungen und/oder längerer Abhängigkeit von herkömmlichen Medikamenten sind natürlich wesentlich schwieriger zu behandeln, selbst wenn sich erfahrene Homöopathen um sie bemühen. Aber solch komplizierte Fälle brauchen wir hier nicht zu berücksichtigen. Die Homöopathie kann wohl auch kaum das Nähen von Wunden, die Behandlung von Brüchen oder die Notfallmedizin ersetzen.

Andererseits sollte Homöopathie wenigstens in Erwägung gezogen werden, bevor drastischere Maßnahmen ergriffen werden oder wenn herkömmliche Methoden fehlgeschlagen haben. Im Rahmen der typischen

Selbstheilung können sogar schwerkranke oder medikamentenabhängige Patienten gut auf akute Mittel reagieren, wenn diese klar angezeigt sind und das Symptombild nicht durch ihre chronische Krankheit oder die Abhängigkeit von Medikamenten verschleiert wird.

Homöopathische Heilmittel sind wunderbar sicher, sparsam, einfach zu gebrauchen und sanft in ihrer Wirkung; sie haben bekanntermaßen kaum ernsthafte oder negative Nebenwirkungen. Die Wirkung der Behandlung ist zunächst oft sehr subtil, aber unmittelbar, gründlich und langanhaltend. Eine Wiederholung der Gabe ist nur selten erforderlich, das Risiko einer chronischen Abhängigkeit von Medikamenten ist äußerst gering. Viele Patienten, Freunde und Angehörige bemerken eine allgemeine Zunahme an Vitalität und Wohlbefinden und schreiben dies berechtigterweise den eigenen Anstrengungen des Patienten zu; somit erscheint ein Rückfall weniger bedrohlich und er tritt in der Tat auch weniger häufig ein.

Dennoch ist die Homöopathie alles andere als ein Wundermittel für alle Krankheiten. Es ist eine schwierige und anspruchsvolle Kunst, und sogar nach jahrelangem Studium und trotz großer Erfahrung muß man unter Umständen mehrere verschiedene Heilmittel versuchen, bevor eindeutige positive Resultate erzielt werden. In anderen Fällen tritt trotz gewissenhafter Bemühungen keine oder kaum eine Besserung ein. Wie bereits erwähnt, sind die Mittel selbst sehr empfindlich und können leicht inaktiviert werden, so daß bei der Aufbewahrung und Handhabung gewisse Vorsichtsmaßnahmen zu beachten sind.

Schließlich und endlich wissen wir ja nicht genau, wie die hoch verdünnten Mittel wirken, so daß man unmöglich vorhersagen kann, wie der jeweilige Patient auf ein Mittel reagiert, welche Symptome auftreten oder verschwinden werden, welche sich ändern werden und in welcher Reihenfolge dies geschehen wird. Ebenso wie die Geburtshilfe, die Akupunktur, die Medizin oder die Chirurgie ist die Homöopathie vor allem eine Kunst, die mit der Lebensenergie individueller menschlicher Wesen zu tun hat.

2.9 Welche Erwartungen können an die Homöopathie gestellt werden?

Die Homöopathie weckt und erhält die persönliche Bewußtheit des Patienten. Sie schult damit ein instinktives Grundverständnis für die Selbstheilung, wie es bei drastischeren Methoden selten möglich ist. Die Wirkungsweise der verdünnten Heilmittel erinnert den Patienten außerdem daran, daß Heilung immer möglich ist und letztlich bestimmt wird von Faktoren, die einzigartig und im höchsten Maße individuell sind, ganz egal wie die Krankheit heißt oder in welchem Stadium sie sich befindet.

Andererseits gibt es Menschen, die an Krankheit, Furcht oder Schmerzen leiden und zu einem gewissen Zeitpunkt scheinbar keinen Ausweg mehr sehen. Trotz bester Behandlung verschlimmert sich die Krankheit oder bleibt unverändert bestehen, und eine Wendung zum Positiven kann selbst vom erfahrensten Homöopathen oder irgend einem anderen Therapeuten nicht garantiert werden. Im Angesicht von Tod und großem Leiden oder auch nach einem schweren Verlust oder Unglück kann es keine Heilung geben, bevor wir nicht gelernt haben, anzunehmen, was nicht mehr geändert werden kann, und offen zu bleiben für unsere Erfahrungen, ohne sie als gut oder schlecht zu werten.

Die Wahl und der Einsatz von Heilmitteln sind im allgemeinen nicht sehr schwierig; wichtiger ist, daß Eltern und Hebammen wissen, wie sie sich in einer kritischen Situation verhalten sollen, wann sie einen Arzt zu Rate ziehen sollen, was zu tun ist, wenn ärztliche Hilfe nicht rechtzeitig eintrifft, und wie man mit Situationen umgeht, in denen Zweifel plötzlich zur Gewißheit werden.

Wenn menschliche Wesen auf hochverdünnte homöopathische Mittel reagieren, dann bedeutet dies letztendlich, daß sie Energie in einer Weise empfangen und weiterverarbeiten können, die ebenso wenig vorhersehbar ist wie die Wirkungsweise der Homöopathika selbst. Die Selbstheilung ist nur sinnvoll in dem Maße, in dem sowohl Gesundheit als auch Krankheit als Prozesse der Selbsterfahrung durchlebt werden. Wenn wir auch nicht wissen können, was uns in der Zukunft passieren wird, so können wir doch darauf vertrauen, für uns selbst zu lernen, was wir zu gegebener Zeit über uns wissen müssen.

Teil II

Materia medica

Materia medica

Die Homöopathie lebt vom Studium der medizinischen Substanzen. Auch außerhalb des kleinen Kreises ihrer Anhänger übt die homöopathische Philosophie beträchtlichen Einfluß aus. So finden die Gesamtheit der Symptome, die Gesetzmäßigkeiten der Heilung und andere grundlegende Prinzipien bei Heilern verschiedener Schulen allgemeine Anwendung. Aber in der Erforschung, Aufbereitung und Anwendung der Heilmittel ist die Homöopathie einzigartig und spricht eine reiche und schöne Sprache, die nur denen zugänglich ist, die bereit sind, sie zu lernen.

Das Ziel der Erforschung der Heilmittel ist es, sie in den alltäglichen Gesundheitsproblemen wiederzuerkennen; die homöopathische Lehrmethode zielt darauf ab, jedes einzelne Mittel von allen anderen zu unterscheiden und insbesondere von denjenigen, die ihm am ähnlichsten sind. Man verfährt also sowohl horizontal, indem man detaillierte Informationen über immer mehr Symptome anhäuft, als auch vertikal, indem man diese Erkenntnisse zu Bündeln ordnet, die eine tiefere Bedeutung haben. Die „horizontale" Betrachtung ist nur erfolgversprechend, wenn sie ständig von der „vertikalen" unterstützt und ergänzt wird. Diese letztere wiederum wird erleichtert, wenn man einige Besonderheiten der homöopathischen Denkweise im Auge behält.

Erstens ist das Ähnlichkeitsgesetz von seinem Wesen her dualistisch: Jedes Heilmittel kann Symptome sowohl hervorrufen, als auch heilen, kann also, je nach Dosierung oder Empfindlichkeit des Patienten wie eine Medizin oder wie Gift wirken. So können Heilmittel, die für Patienten nützlich sind, welche einen Heißhunger auf bestimmte Nahrungsmittel verspüren, auch eine Abneigung oder empfindliche Reaktion auf dieselben Substanzen hervorrufen. Da jedes Heilmittel sowohl einen komplexen Themenbereich, als auch jede nur denkbare individuelle Ausformung dieses gesamten Systems beinhaltet, ist jede Definition irreführend oder zum Scheitern verurteilt, die ein besonderes Charakteristikum ausschließt oder aber sich nur auf ein schon bekanntes Merkmal bezieht.

Zweitens gründet unser Wissen um die Heilmittel auf sukzessiven Analogien zwischen schon bekannten und relativ begrenzten Ausformungen eines Symptoms und deren Anwendung auf andere Bereiche und Funktionen. Dies führt zu einer Erweiterung und eventuellen Neudefinition des Symptoms selbst. So beschreibt zum Beispiel die klassische **Bryonia**-Modalität „schlechter bei Bewegung" normalerweise physische Symptome wie Kopfweh oder andere Schmerzen, sie trifft aber auch auf den typischen Geisteszustand zu, der geistige Tätigkeit oder jegliche Stimulierung der

Sinneswahrnehmungen gleichermaßen scheut. Diese Modalität stellt das Energiemuster von **Bryonia** insgesamt dar und ist unabhängig von der Art der Erkrankung und ihrem psychosomatischen Ausdruck. In dieser Art und Weise erfährt die Materia medica eine ständige Erweiterung und Entwicklung, so daß jede vorgefaßte oder starre Formulierung nichtig wird. Die Kunst und die Faszination im Gebrauch der Heilmittel liegt zu einem großen Teil darin, die alten Themen in ihren neuen und immer umfassenderen Variationen zu erkennen.

Drittens sind einfache Mittel für die Erste Hilfe auch nützlich bei der Behandlung von chronischen Zuständen, wenn diese von einem akuten und nicht ausgeheilten Vorfall in der Vergangenheit herrühren. Folgende Mittel beinhalten dieses Phänomen, das mit den Worten „seitdem immer krank" umschrieben wird:

1. **Arnica**, das klassische Heilmittel für traumatische Verletzungen von weichem Gewebe durch Sturz, Schlag oder Prellung; es wird auch verwendet für funktionale Beschwerden, die in der Folge einer solchen Verletzung auftreten.

2. **Ignatia**, das typische Heilmittel für akuten Kummer und Sorge nach einem Verlust. Es ist unentbehrlich in der Behandlung vieler Krankheiten, die in der Folge auftreten.

3. **Staphysagria**, ein hervorragendes Heilmittel für Schnittverletzungen. Es hat eine ebenso heilende Wirkung auf Patienten, die sich nie von einem chirurgischen Eingriff in der Vergangenheit erholt haben.

Das permanente Wiederauftreten akuter Symptome über einen längeren Zeitraum zeigt, wie wichtig das Element des „Steckenbleibens" bei vielen chronischen Krankheiten ist. Dieses Grundmuster gilt es zunächst einmal zu erkennen, dann erst wird der Selbstheilungsprozeß einsetzen oder es können gravierendere Maßnahmen ergriffen werden, wenn die Heilung anders nicht voranzutreiben ist.

Abschließend muß deutlich gesagt werden, daß es keine einfache Regel dafür gibt, welche der genannten Besonderheiten homöopathischer Sichtweise für die Wahl des Heilmittels bei einem bestimmten Patienten den Ausschlag gibt. Patienten, die sich nie von einem physischen Trauma, von Kummer, chirurgischen Eingriffen etc. erholt haben, reagieren u.U. nicht auf **Arnica, Ignatia** oder **Staphysagria**, wenn ihr gegenwärtiges Befinden hauptsächlich einer intensivierten Version eines früheren chronischen

Zustands entspricht. Demzufolge ist dann dasjenige Heilmittel besser geeignet, das zum gegebenen Zeitpunkt durch die Gesamtheit aller Symptome indiziert ist. In jedem Fall muß eine individuelle Entscheidung getroffen werden, und die Wahl des Heilmittels kann selten routinemäßig erfolgen.

Die Heilmittelbilder in diesem Buch gehen auf drei Quellen zurück: die Arzneimittelprüfungen in der Literatur [1], klinische Fallbeispiele aus meiner eigenen Erfahrung, und toxikologische Daten aus zufälliger oder beabsichtigter Vergiftung oder Überdosierung mit der Ursubstanz [2]. Prinzipiell kann wohl jedes beliebige Heilmittel in den hier beschriebenen Situationen nützlich sein. Ich habe aber auch viele ausgelassen, weil ich sie im Verlauf von Schwangerschaften oder bei Geburten nicht oft genug benutzt habe, um sie adäquat darstellen zu können. Andere wiederum, die eigentlich nicht unmittelbar mit der Gynäkologie zu tun haben, wurden mitaufgenommen, weil sie so häufig bei den verschiedensten Beschwerden auftreten, daß ich sie nicht auslassen konnte.

Jedes Heilmittel wird in kurzen Umrissen dargestellt, wobei nur einige Hauptthemen aufgeführt sind, denen dann weitere besondere Symptome hinzugefügt werden. Die Unzulänglichkeiten und Beschränkungen, die bei einer solchen Auswahl unvermeidlich sind, werden den Leser hoffentlich dazu motivieren, die homöopathische Standardliteratur zu konsultieren und sich selbst eine sinnvolle Arbeitsgrundlage zu entwickeln, um damit zu arbeiten. Einige ausführlichere Materia medica sind im Anhang aufgelistet.

Jedes Heilmittel in diesem Kapitel sollte zunächst als Ganzes studiert werden, bevor es in einer spezifischen Situation eingesetzt wird. Wenn die einzigartige Gesamtheit der Symptome nicht der des Patienten entspricht, geht die Ausgewogenheit und die Kraft jedes einzelnen Mittels verloren; ebenso wird die Wahl des Mittels nur von Erfolg gekrönt sein, wenn sie nicht aufgrund von allgemeinen Kriterien oder routinemäßig getroffen wurde.

Kapitel 3

Zwei Heilmittel für die Geburt

Es gibt viele Heilmittel für die Behandlung von schmerzhaften Gebärmutterkontraktionen, aber nur zwei sind bekannt, die Kontraktionen in regelmäßigen Abständen hervorrufen und damit die Wehen nachahmen. Ursprünglich stammen sie aus der Medizin der Indianer. Beide Mittel sind auch heute noch hauptsächlich im Gebrauch bei Beschwerden, die im Rahmen der Reproduktionszyklen von Schwangerschaft, Geburt und Menstruation auftreten. Ihre Symptome ähneln zwei Grundmustern von Funktionsstörungen bei den Wehen. Sie liefern somit einen Mittelwert, im Vergleich zu dem andere mögliche Heilmittel beurteilt und natürlich auch eingesetzt werden können, wenn die entsprechenden spezifischen Indikationen gegeben sind.

3.1 Caulophyllum

Tinktur aus der Wurzel von Caulophyllum thalictroides, N.O. Berberidaceae - Sauerdorngewächse, blauer Cohosch oder „Frauenwurzel".

3.1.1 Funktionsstörungen des Uterus

Die Muskelfasern der Gebärmutter haben die einzigartige Fähigkeit, sich isometrisch in ihrer kontrahierten Länge zu entspannen, so daß jede weitere Kontraktion die Größe des Organs verringert. Rhythmische Kontraktionen dieser Art, die entweder am Boden oder im oberen Bereich der Gebärmutter zentriert sind, vollbringen die geradezu athletischen Leistungen normaler Wehentätigkeit: Der untere Teil der Gebärmutter zieht sich zusammen, der Muttermund wird geöffnet, und das Baby wird durch die Vagina hindurch ausgetrieben. Nach der Geburt stoßen ähnliche Kontraktionen die Plazenta und alles, was vom Mutterkuchen noch übrig ist, aus und verringern dadurch weiteren Blutverlust. Das Symptomenbild von **Caulophyllum** ist beherrscht von anormalen Gebärmutterkontraktionen, die häufig auftreten und leicht zu erkennen sind. Sie sind oft äußerst schmerzhaft und anstrengend für die Patientin, meist im unteren Bereich zentriert, von starker, spastischer Art und von kurzer Zeitdauer; sie treten nicht an einem bestimmten Ort auf, sondern strahlen in alle möglichen Richtungen aus, in die Blase, die Leiste oder die Schenkel. Vor allem aber führen sie nicht dazu, daß sich der Muttermund öffnet, er bleibt vielmehr dick und fest geschlossen, und der Gebärmuttermuskel nimmt, wie jeder andere Muskel auch, nach jeder Kontraktion seine vorherige Länge wieder an.

Kontraktionen dieser Art sind häufig bei langwierigen und schwierigen Wehen, die in der Eröffnungsphase steckenbleiben. Bei der Vaginaluntersuchung ist kaum ein objektiver Fortschritt des Geburtsvorgangs zu erkennen. Angesichts der heftigen Schmerzen und der Erschöpfung der Gebärenden wird mancher Geburtshelfer es als peinlich empfinden, diese Diagnose stellen zu müssen. Vielleicht hat er auch wegen der starken Wehen nicht darauf geachtet, daß der Gebärmutterhals von schwammigem Tonus ist, ein Anzeichen dafür, daß die Wehen nicht muttermundswirksam sind.

Fallbeispiel 3.1

Nach einer unkomplizierten und gesunden ersten Schwangerschaft begannen bei einer 24jährigen Frau langwierige und unergiebige Wehen, die sie kaum über die Eröffnungsphase hinaus brachten. Nach einer Gabe von **Caulophyllum C200** setzte innerhalb von Minuten eine gute und aktive Wehentätigkeit ein, die in kurzer Zeit ohne weitere Probleme zur Geburt führte.

*

3.1.2. Muskelschwäche und Zittern

Fast immer sind die Kontraktionen von **Caulophyllum** mit Anzeichen allgemeiner Schwäche oder Erschöpfung verbunden, die manchmal so weit gehen, daß die Patientin sich kaum bewegen oder sprechen kann, und die in jedem Fall in keinem Verhältnis zum tatsächlichen Geburtsfortschritt stehen. Gleichzeitig treten häufig Zittern, Frösteln oder nervöse Erregung auf. In Beziehung auf alle diese Erscheinungen ist **Gelsemium** am ähnlichsten; es wird auch oft als Folgemittel nach **Caulophyllum** gegeben, wenn dieses indiziert ist, aber nicht hilft.

Fallbeispiel 3.2

Bei einer 31jährigen Frau verlief die erste Geburt ohne jede Probleme bis zu dem Zeitpunkt, an dem sich die Plazenta löste. Dann verstrich eine Stunde ohne Kontraktionen und ohne daß sie den geringsten Drang verspürte, die Nachgeburt auszutreiben. Nach sechs Tropfen **Caulophyllum Ø** bekam sie heftige Wehen, ihr rechter Arm zitterte stark und sie fiel erschöpft in einen traumähnlichen Zustand. Die Plazenta aber war immer noch nicht ausgeschieden. Nachdem alle anderen den Raum verlassen hatten, redete ich ihr leise und beruhigend zu, die Wehen ließen nach und die Plazenta rutschte ganz leicht heraus.

*

3.1.3 Neuralgische und rheumatische Schmerzen

Caulophyllum lindert auch neuralgische Schmerzen an verschiedenen Stellen, hauptsächlich in der Blase, der Vagina und im Darm. Wie die Gebärmutterkontraktionen sind diese Schmerzen kurz, stechend oder spastisch und wechseln ständig den Ort. Das Mittel hat auch eine rheumatische Tendenz mit Schmerzen, Schwellungen und Steifheit der Muskeln und vor allem der Finger, Zehen und der kleineren Gelenke.

3.1.4 Verschiedene andere Symptome

Das Mittel kann eine Schwäche der Beckenmuskulatur und der Mutterbänder bis zum tatsächlichen Gebärmuttervorfall hervorrufen oder heilen. Es wird auch in Verbindung mit einem starken, irritierenden Ausfluß gesehen. Alle diese Symptome sind im allgemeinen häufiger und stärker ausgeprägt während der Schwangerschaft, der Geburt und in der Menstruation.

Fallbeispiel 3.3

Eine 22jährige Frau hatte bis zur 39.Woche eine unproblematische Schwangerschaft. Dann klagte sie über häufigen Blasendruck und über „Braxton-Hicks"-Kontraktionen, die sie nachts aus dem Schlaf weckten und ein wundes Gefühl tief im Becken hinterließen. Außerdem litt sie an juckendem Ausfluß mit einer Reizung der Vulva, und ihre Finger waren so empfindlich und angeschwollen, daß ihr ihre Ringe unangenehm wurden. Nach wenigen Gaben **Caulophyllum C30** waren diese Schwierigkeiten schnell behoben, und sie konnte eine Woche später ohne jede weiteren Probleme entbinden.

*

Caulophyllum-Patienten sind gewöhnlich durstig, verfroren und kälteempfindlich. Kaffee bekommt ihnen sehr schlecht. Zwar sind sie oft empfindlich, nervös und launisch, aber sie zeigen selten so ausgeprägte und lebhafte emotionale Symptome wie **Pulsatilla** und **Ignatia**. In Wesen und Ausdruck entspricht das **Caulophyllum**-Bild eher jemandem, der sich erschöpft und überfordert fühlt angesichts einer großen Anstrengung, die es durchzustehen gilt und auf die man sich nicht genügend vorbereitet fühlt.

3.1.5 Therapeutik

Wenn keine spezifischen Indikationen auf andere Mittel hinweisen, ist **Caulophyllum** immer angezeigt bei typischen Fällen von Funktionsstörungen der Gebärmutter, wobei die vorherrschenden Merkmale Muskelschwäche und nervöse Erschöpfung sind. Am häufigsten wird man an dieses Mittel freilich während der Entbindung, bei frühzeitiger oder auch falscher Wehentätigkeit denken. Dasselbe Bild tritt aber auch durchaus unmittelbar nach der Geburt auf, während oder nach einer Fehlgeburt, während oder nach einem Abgang, bei Menstruationsschmerzen oder Schwierigkeiten mit der Periode vom Jugendalter bis zur Menopause.

Schließlich entspricht das Mittel auch chronischen Fällen, bei denen nervöse Übererregung und eine Schwäche des Fortpflanzungssystems zu Unfruchtbarkeit, wiederholten Fehlgeburten, vorzeitiger oder gestörter Wehentätigkeit oder zu Komplikationen nach der Geburt führen, die einer Erschlaffung des Uterus zuzuschreiben sind (starke Blutungen, nicht gelöste Plazenta, inkomplette Rückbildung etc.).

Wenn Frauen mit einer Krankheitsgeschichte dieser Art während der letzten zwei bis vier Wochen der Schwangerschaft täglich **Caulophyllum C6** oder **C12** erhalten, wird die Geburt sicherlich rascher und problemloser verlaufen. Dieselbe Behandlung kann einer Fehlgeburt oder frühzeitiger Wehentätigkeit vorbeugen, wenn dergleichen in der Vergangenheit schon einmal vorgekommen ist oder aber nun befürchtet werden muß.

Wegen seiner erwiesenen Wirksamkeit in solchen Situationen befürworten einige Homöopathen eine routinemäßige Verabreichung von **Caulophyllum** im letzten Monat vor der Entbindung vor allem bei der ersten Schwangerschaft, wenn die Aufregung und der Mangel an Erfahrung beim Geburtsvorgang zusätzliche Risikofaktoren sind. Viele anerkannte Fachleute behaupten sogar, daß eine solche Behandlung die durchschnittliche Länge der Geburt verkürzt und die Schmerzen ebenso wie das Risiko wesentlicher Komplikationen verringert [3].

Ich persönlich vermeide die routinemäßige Gabe von Mitteln ohne eine entsprechende Indikation über einen längeren Zeitraum. Ein solches Verfahren entspricht eher einer Arzneimittelprüfung als einer Behandlung, und es ist bekannt, daß dabei ebensoviele Symptome verursacht wie geheilt werden können. So kam es bei einer Patientin, die während des letzten Monats der Schwangerschaft täglich **Caulophyllum C6** bekommen hatte, zu einer Sturzgeburt auf dem Flur des Krankenhauses ohne jeden medizinischen Beistand. In der Folge traten so starke Blutungen auf, daß gegen die verantwortliche Hebamme ein Disziplinarverfahren angestrengt wurde [4]. Solche Reaktionen sind natürlich überaus selten, sie konnten selbst in dem zitierten Fall schnell behoben werden und hätten vielleicht überhaupt vermieden werden können, wenn das Personal entsprechend aufmerksam gewesen wäre. Wenn allerdings jede Frau, die es nur wünscht, an solchen Experimenten teilnehmen kann, dann kommt der Geburt nicht mehr die angemessene Bedeutung zu, die sie als mythische Erfahrung für jede Schwangere haben sollte.

Ist das typische Symptomenbild vorhanden, kann **Caulophyllum** auch bei der Behandlung einer Funktionsstörung des Uterus eingesetzt werden, und zwar während und nach einer Geburt, Fehlgeburt oder der Menstruation. In solchen Fällen fühlt sich der Gebärmutterboden sogar während der Kontraktion gewöhnlich ziemlich schwammig an, auch die üblichen Anzeichen der Erschöpfung und Nervosität sind wahrscheinlich vorhanden. **Caulophyllum C12** oder **C30** kann dann alle 15 bis 30 Minuten gegeben werden, bis sich eine deutliche Besserung einstellt. Am besten wirkt es sicherlich, wenn es so frühzeitig wie möglich gegeben wird, in einem späteren Stadium werden andere eindeutige Symptome eher auf ein anderes Mittel hinweisen, wie etwa **Gelsemium**.

Caulophyllum hat sich auch als nützlich erwiesen in der Behandlung von Neuralgien, Arthritis und Rheumatismus der kleineren Gelenke (z.B. Finger und Zehen), vor allem am Ende der Schwangerschaft, nach einer Geburt, Fehlgeburt oder nach einem Abgang. Auch in einzelnen Fällen von Scheidenentzündung mit einem starken, juckenden Ausfluß in der späten Schwangerschaft und bei jungen Mädchen vor der Pubertät hat es geholfen.

Da dieses Mittel am besten in den niedrigeren Verdünnungen wirkt und zudem entweder präventiv oder im Frühstadium des jeweiligen Falles eingesetzt wird, ist es schwierig, auffallende Einzelbeispiele darzustellen.

Seine mentalen und emotionalen Merkmale sind selten charakteristisch, und sogar die wohlbekannten physischen Symptome entsprechen ziemlich genau dem, was man unter den gegebenen Umständen sowieso erwarten würde. **Caulophyllum** ist also ein solides Werkzeug, das keine spektakulären Wirkungen hervorruft, die einem in Erinnerung bleiben würden. Trotzdem möchte ich es nicht missen.

3.2 Cimicifuga

Tinktur aus der Wurzel von Cimicifuga racemosa (oder Actaea racemosa), N.O. Ranunculaceae - Hahnenfußgewächse, schwarzer Cohosch oder schwarze Schlangenwurzel.

3.2.1 Funktionsstörungen des Uterus

Wie **Caulophyllum** ruft auch **Cimicifuga** anormale Uteruskontraktionen hervor, die einer Funktionsstörung während der Geburt gleichen. Auch seine anderen Symptome treten während und nach der Schwangerschaft, der Geburt und der Menstruation verstärkt auf. Ebenso kurz, stechend, spastisch, schmerzhaft und instabil wie diejenigen von **Caulophyllum**, schießen auch diese Kontraktionen von einer Seite zur anderen, in die Hüfte und hinunter in die Schenkel und werden am stärksten im unteren Gebärmutterhals und im Cervix empfunden, der starr verschlossen bleibt und sich nicht öffnet. Auch viele andere Erscheinungen erinnern an **Caulophyllum** wie Neuralgien, Rheumatismus und Arthritis, Zittern, nervöse und emotionale Erregung und schließlich die auffallende und verunsichernde Veränderlichkeit der Symptome, die ständig den Ort wechseln und sich auch untereinander austauschen.

3.2.2 Pessimismus, Angst und geistige Zerrissenheit

Das voll entwickelte Symptomenbild von **Cimicifuga** ist jedoch von der kleinsten Einzelheit bis zum Gesamteindruck so eindeutig, daß es selten mit **Caulophyllum** oder irgendeinem anderen Mittel verwechselt werden wird. Diese Einzigartigkeit ist vor allem in zwei wichtigen Merkmalen der geistigen und emotionalen Ebene greifbar. Sehr häufig und leicht zu erkennen tritt ein Gefühl der Mißstimmung, Traurigkeit und Niedergeschlagenheit auf, es zeigt sich in einer durchgängig negativen Einstellung, einer pessimistischen Erwartungshaltung gegenüber allem und jedem oder einer Vorahnung von Versagen oder Unheil in bezug auf die Schwangerschaft, die Geburt oder die folgende Elternschaft. „Ich kann das nicht" oder „Ich stehe das nicht durch" wäre wohl die verbale Formulierung dieses Zustands. Aussagen also, denen man sicher in der Aufregung einer ohnehin schwierigen Geburt häufig keine große Beachtung schenkt, weil solche Gefühle in dieser Situation ja auch oft genug vorkommen.

Fallbeispiel 3.4

Eine 28jährige Frau entband zum ersten Mal und hatte keinerlei Probleme bis auf die Tatsache, daß sie mehrfach wiederholte, sie sei überzeugt, es nicht bis zum Ende zu schaffen. Sie hatte die Eröffnungsphase schon völlig hinter sich und der Kopf des Babys steckte schon auf halbem Weg in der Vagina, als die Geburt plötzlich zu einem völligen Stillstand kam und sich ihre Prophezeiung damit scheinbar erfüllte. Nach einer Gabe **Cimicifuga C30** folgte die Geburt in wenigen Minuten, als wäre nichts geschehen.

*

In manchen Fällen verbalisiert die Patientin diese Niedergeschlagenheit mit den Worten, „Ich fühle mich wie in eine schwarze Wolke eingewikkelt", und ihre Gestik und Körpersprache vermitteln dabei den Eindruck, daß sie diese Wolke als physische Präsenz empfindet. Die Tatsache, daß eine geistige Befindlichkeit zu einem körperlichen Symptom wird, ist ein wichtiges Merkmal des Mittels in all seinen Erscheinungsformen. Das Gefühl einer „schwarzen Wolke" tritt wiederholt bei Kopfschmerzen, Depressionen und in vielen anderen Umständen auf.

Unter diesen depressiven Empfindungen verbirgt sich oft die lähmende Angst, daß einem etwas Schreckliches zustoßen wird. Die Patientin befürchtet, von dem Medikament, das sie nehmen soll, vergiftet zu werden und daran sterben zu müssen oder den Verstand zu verlieren und nie mehr wieder so sein zu können wie bisher. Sie wird verfolgt von schrecklichen Erinnerungen an eine frühere Geburt, Fehlgeburt oder einen Abgang, oder aber sie stammelt unzusammenhängende Wortfetzen und ist in Gestik und Verhalten so wirr und fahrig, daß man wirklich um ihren Verstand fürchten muß. Das **Cimicifuga**-Bild beinhaltet letztlich immer einen drohenden oder tatsächlichen geistigen Zusammenbruch, wobei die chronologische Folge der Erinnerung aufgesplittert wird in einen Wirrwarr unzusammenhängender und willkürlicher Gedanken und Gefühle - ein wirklich bedauernswerter Zustand, der von Arzt und Patient gleichermaßen gefürchtet wird.

Fallbeispiel 3.5

Eine 29jährige Frau wurde bald nach einer Fehlgeburt wieder schwanger. Nach zweimaligen Blutungen bis zum sechsten Monat verbrachte sie die letzten Wochen bis zum Entbindungstermin in stabiler Verfassung; nach 42 Wochen hatte die Geburt aber immer noch nicht eingesetzt. Die bevorstehende Entbindung im Krankenhaus, die Erinnerung an die Fehlgeburt und an die anschließende Gebärmutterausschabung und die Befürchtung, daß sie die noch größere Anstrengung der Geburt gänzlich um den Verstand bringen würde, versetzte sie in Angst und Schrecken. Als sie einige Tage später in meiner Praxis erschien, hatte sich der Muttermund schon 6 cm weit geöffnet. Sie selbst aber hatte sich nicht mehr in der Gewalt, ihre Augen hatten einen wilden Ausdruck, sie sprach bruchstückhaft, gestikulierte fahrig und war voller Sorge und Angst. Nach einigen Gaben **Cimicifuga C200** blieb sie zwar klinisch psychotisch, die Geburt schritt aber zügig voran und kam ohne Komplikationen zum Ende; danach erholte sie sich schnell.

*

Meiner Erfahrung nach ist dieses beängstigende Gefühl, den Verstand zu verlieren, ein wesentliches Kennzeichen dieses Mittels. Es entsteht aus der Erinnerung an eine unerträglich schmerzhafte oder unheilvolle Schwangerschaft, Geburt, Fehlgeburt, einen Abgang oder auch nur Menstruationsschmerzen in der Vergangenheit. Immer wieder konnte ich diese Zusammenhänge in der Praxis nachvollziehen und dadurch auch andere Symptome erklären. Die Angst, verrückt zu werden, sitzt schließlich so tief, daß sie sich die wenigsten Patientinnen selbst eingestehen, geschweige denn freiwillig darüber sprechen.

3.2.3 Aufsplitterung und Veränderlichkeit von körperlichen Symptomen

Gewöhnlich sind auch die körperlichen Symptome durch Veränderlichkeit und ständigen Wechsel charakterisiert. Die Schmerzen und Krämpfe von **Caulophyllum** und **Cimicifuga** sind zwar gleichermaßen intensiv, bei

Caulophyllum sind sie aber von etwas sanfterer Art und gehen leichter ineinander über, ähnlich wie bei **Pulsatilla**. Die körperlichen Symptome von **Cimicifuga** sind gröber, sie folgen einander abrupt und in einem zufälligen und nicht vorhersagbaren Muster. So ist es z.B. typisch, daß Wehenschmerzen zunächst intensiv und wirksam ausgeprägt sind, so daß die Geburt gut vorankommt; dann aber, kurz vor dem Höhepunkt, versiegen die Wehen, verändern sich zu einem lähmenden Ischias oder einer Neuralgie des Schließmuskels oder gehen über in negatives und psychotisches Verhalten. Wie **Ignatia, Lilium, Tigrinum** und **Platina** ist **Cimicifuga** eines der Hauptmittel für physische Symptome, die sich immer wieder verändern, einander ständig abwechseln oder in mentale und emotionale Zustände übergehen.

3.2.4 Nervöse Erregung und veitstanzähnliche Bewegungen

Das Nervensystem ist ähnlich übermäßig erregt wie bei **Caulophyllum**, dies zeigt sich in Krämpfen und Zittern. Aber die zwanghaften Bewegungen von **Cimicifuga** sind vehementer und ruckartiger, wobei die Hauptnervenknoten und das Extrapyramidalsystem häufig betroffen sind (Veitstanz, Athetose, Grimassen etc.). Die bruchstückhafte Abfolge großer Erinnerungsfetzen in abruptem und willkürlichem Wechsel läßt das **Cimicifuga**-Bild auf der physischen wie auf der mentalen Ebene äußerst wechselhaft und instabil erscheinen. Der Patientin selbst und allen Anwesenden muß dieser Zustand geradezu verrückt vorkommen. Es entsteht der Eindruck völliger Auflösung, einer tiefgreifenden geistigen Desorientierung, so daß bezüglich einer völligen Genesung in der Zukunft ernsthafte Zweifel entstehen.

3.2.5 Schmerzen: Kopfschmerz, Neuralgie, Rheumatismus, Arthritis

Die unterschiedlichen und oft lähmenden Kopfschmerzen von **Cimicifuga** sind entweder im Hinterkopf zentriert und strahlen in den Nacken aus, oder aber sie konzentrieren sich im Scheitel, man hat dann das Gefühl, „als würde einem die Schädeldecke davonfliegen“. Nicht weniger intensiv sind die Neuralgien, die von einer Stelle zur anderen schießen und als stechend beschrieben werden, wie „Nadelstiche“ oder wie „Elektroschocks an wechselnden Stellen". Auch diese können also überall auftreten und abrupt und ohne Vorwarnung den Ort wechseln. Andere Patienten leiden an einem Gefühl der Empfindungslosigkeit oder an rheumatischen Schmerzen, wie von einer Prellung, die entweder unbestimmt oder in ganz besonderen Knochen, Muskeln oder Gelenken lokalisiert sind. Viele dieser Symptome verstärken sich durch Bewegung, aber sie verlagern sich auch auf die Körperseite, auf der man liegt, und machen es so dem Patienten sehr schwer, sich auch nur für kurze Zeit wohl zu fühlen.

3.2.6 Verschiedene andere Symptome

Cimicifuga-Patienten tendieren im allgemeinen dazu, verfroren zu sein. Viele ihrer Symptome verstärken sich bei kaltem, feuchtem Wetter, lediglich die Kopfschmerzen verbessern sich bei Kälte. Typische nervöse Phänomene wie Übelkeit, Schlaflosigkeit, Zuckungen, Empfindungslosigkeit etc. sind häufige Begleiterscheinungen. Wie bei **Caulophyllum** sind Beschwerden der Gebärmutter oft begleitet von einem Gefühl der Senkung, zum Teil kommt es tatsächlich zum Gebärmuttervorfall und manchmal zu starken Blutungen.

3.2.7 Differenzierende Diagnose

Mit seiner einzigartigen Kombination von Funktionsstörungen der Gebärmutter, körperlich uneinheitlicher Symptomatik und geistiger Zerrissenheit wird man das voll entwickelte Symptomenbild von **Cimicifuga** selten mit dem eines anderen Mittels verwechseln. Obwohl die Symptome im Bereich des Uterus und des Nervensystems denen von **Caulophyllum** im Befund sehr ähnlich sind, unterscheiden sie sich gewöhnlich durch die unzusammenhängende und wirre Anordnung oder den Wechsel mit anderen Symptomen. **Bryonia** ist genauso arthritisch, **Pulsatilla** mindestens ebenso wechselhaft, **Natrium muriaticum** ähnlich niedergeschlagen und **Aconitum** sogar noch ängstlicher, aber in seinem wesentlichen Charakter unterscheidet sich **Cimicifuga** doch deutlich von diesen allen.

Am ähnlichsten ist vielleicht **Ignatia**, das ebenso durch Niedergeschlagenheit und Furcht ausgelöst wird und ähnlich verschiedene Kopfschmerzen, Neuralgien und jene typisch weiblichen Symptome aufweist, die sich schwer fassen lassen und selten stabil bleiben. Aber während **Ignatia**-

Beschwerden aus Kummer entstehen und oft widersprüchlich oder unmöglich erscheinen, wirken diejenigen von **Cimicifuga** wie furchterregende Vorahnungen von Wahnsinn, sie vermitteln den Eindruck von Desorientierung und Auflösung. Es gibt kein anderes Mittel, das auch nur annähernd diesem Grundmuster entspricht. Dennoch ist **Cimicifuga** relativ unbekannt, man denkt selten daran und in weniger fortgeschrittenen Fällen wird es oft übersehen.

3.2.8 Therapeutik

Cimicifuga sollte in Erwägung gezogen werden bei Funktionsstörungen des Uterus mit gleichzeitiger nervöser Erregung, neuralgischen oder rheumatischen Schmerzen. Das charakteristische Merkmal ist die uneinheitliche Symptomatik im körperlichen Bereich und die geistige Zerrissenheit. Dieses Bild findet sich bei langen und schwierigen Entbindungen, bei vorzeitigen und falschen Wehen, nach der Geburt, häufig im Zusammenhang mit Komplikationen bei der Nachgeburt (Blutungen, nicht gelöste Plazenta, Nachwehen, inkomplette Rückbildung), und in ähnlicher Weise tritt es auch während oder nach Fehlgeburten, einem Abgang, der Menstruation oder zur Menopause auf.

Fallbeispiel 3.6

Nachdem eine 28jährige Frau ihr zweites Kind in einer Hausgeburt entbunden hatte, stellten sich heftige Nachwehen ein, die ihr große Schmerzen bereiteten. Nach einigen Gaben von **Cimicifuga C30** ließen die Beschwerden sofort nach. Im Alter von 6 Monaten entwickelte das Baby eine akute Leukämie und starb nach wochenlanger Chemotherapie. Jeder wußte zwar, daß diese Behandlung sinnlos war, aber niemand hatte den Mut, sie dem kranken Kind vorzuenthalten. In ihrem Kummer erzählte mir die Mutter, daß sie sich immer schon als der Schwangerschaft unwürdig empfunden habe und oft Vorahnungen gehabt hätte, daß sie das Kind wieder verlieren würde. Bald danach wurde sie zum dritten Mal schwanger. Wiederum hatte sie eine erfolgreiche Hausgeburt, entwickelte aber unmittelbar danach eine unangenehme und schmerzhafte Arthritis am rechten Handgelenk, die wochenlang andauerte, kaum eindeutige Modalitäten aufwies, nach denen man hätte repertorisieren können, und die auch auf keines der Mittel ansprach, die ich ihr gab. Keiner von uns beiden hatte den Mut, es auszusprechen, aber ich betete insgeheim darum, daß sie nicht ein zweites

Mal ihr Kind verlieren würde. Nach ein paar Gaben **Cimicifuga C200** besserte sich ihr Handgelenk so rasch, als wäre es eine kleinere Verletzung gewesen, um die nur zuviel Aufhebens gemacht worden war.

*

Das Mittel kann auch präventiv eingesetzt werden, wenn ähnliche Beschwerden schon in der Vergangenheit aufgetreten sind oder sich unmittelbar ankündigen. Bei vorzeitiger Wehentätigkeit oder drohender Fehlgeburt kann **Cimicifuga C12** oder **C30** bis zu viermal täglich über Tage oder Wochen hinweg gegeben werden.

Fallbeispiel 3.7

In der 22.Woche ihrer ersten Schwangerschaft bekam eine 38jährige Frau, die sehr empfindlich auf ihre Umgebung reagierte, vorzeitige Wehen. Im Krankenhaus litt sie trotz Bettruhe und einer intravenösen Infusion mit Terbutalin weiterhin an häufigen und schmerzhaften Kontraktionen. Abwechselnd mit wenigen Gaben **Pulsatilla, Caulophyllum** und **Gelsemium** gab ich ihr hauptsächlich **Cimicifuga C30** über viele Wochen täglich einmal, keine spektakuläre oder aufwendige Behandlung also! Aber sie war ebenso überglücklich wie ich, als sie nach 37 Wochen einen gesunden Jungen zur Welt brachte.

*

Cimicifuga ist auch unübertroffen in der Prävention und Behandlung frühzeitiger Wehen bei Frauen, die in der Vergangenheit mißgebildete Kinder zur Welt gebracht haben. Unter diesen Umständen kann **Cimicifuga C30** oder **C200** bei Bedarf wöchentlich zu Beginn der Schwangerschaft gegeben werden und auch während der Zeit, in der die größten Risiken zu erwarten sind.

In akuten Fällen, wie einer tatsächlichen Fehlgeburt, Komplikationen bei der Geburt oder Blutungen nach der Geburt, kann **Cimicifuga C12** oder **C30** bei Bedarf jede halbe Stunde oder sogar noch öfter gegeben werden, jedoch mindestens drei- oder viermal, bevor das Mittel gewechselt wird.

Cimicifuga ist ein wichtiges, wenn auch bei weitem nicht das einzige Mittel für Depressionen nach der Geburt, und es kann durchaus auch in schweren Fällen hilfreich sein, die psychiatrische Unterstützung erfordern. Wieder einmal ist das Gesamtbild aller Symptome der beste Bewertungsmaßstab. Wenn erste Hilfsmaßnahmen wie **Cimicifuga C12** oder **C30** viermal täglich über einige Tage hinweg nicht ausreichen, sollte sofort der Rat eines entsprechenden Facharztes eingeholt werden.

Cimicifuga C12 oder **C30** kann auch indiziert sein für Kopfschmerzen, Neuralgien und Ähnliches und sollte dann vier bis sechs Stunden lang stündlich ebenso wie prophylaktisch nach jedem Auftreten der Symptome gegeben werden.

Schließlich sollte man **Cimicifuga** nicht übersehen bei der Behandlung chronischer Leiden wie Kopfschmerzen, Arthritis, Neuralgien, Depression, Unfruchtbarkeit oder wiederholte Fehlgeburten, vorzeitige Wehentätigkeit oder Funktionsstörungen während der Geburt, die zwar alle in derselben Art begonnen, sich aber weiterentwickelt haben oder aber nie gelöst wurden.

Fallbeispiel 3.8

Nach der Kaiserschnittgeburt ihrer Tochter vor fünf Jahren entwickelte eine 36jährige Frau heftige Schmerzen im linken Knöchel. Scharf und stechend, wie „bei einem eingeklemmten Nerv“, traten diese Schmerzen in dem Augenblick erstmals auf, als sie von dem Klumpfuß ihres Babys erfuhr. Die bloße Erwähnung dieser Mißbildung rief auch jetzt noch eigenartige Grimassen und bedrohliche Vorahnungen in ihr hervor, die sie nicht näher bestimmen konnte oder wollte. Weitere Symptome, die in unheimlicher Weise an den Schlaganfall ihrer Mutter erinnerten, traten auf, als letztere ins Krankenhaus gebracht wurde und anschließend Selbstmord beging. Solange wir diese unangenehmen Themen vermieden, war sie guter Dinge und optimistisch; sobald ich aber darauf zurückkam, reagierte sie entnervt und konfus. Ich hatte den Eindruck, daß sie exorzistische Beschwörung ebenso nötig hatte wie die richtigen Heilmittel. **Cimicifuga C10.000** und **C30** brachten zunächst eine kurze Verschlimmerung der Beschwerden, dann aber verschwanden die Schmerzen genauso wie die Ängste, die sich an deren Stelle aufgebaut hatten. Vor kurzem erst rief sie mich an und erzählte, daß sie seither bei guter Gesundheit sei und das Mittel über sechs Jahre lang kaum einmal gebraucht oder genommen habe.

*

Kapitel 4

Zwei typische Frauenmittel

Pulsatilla und **Sepia** sind bei Beschwerden der weiblichen Fortpflanzungsorgane allgemein und besonders während der Schwangerschaft und Geburt von großem Nutzen. Die Bandbreite ihrer Wirksamkeit ist aber so umfassend, daß sie für fast jede Befindlichkeit angezeigt sein können und sehr häufig auch für Männer und Kinder geeignet sind. Aus einem traditionellen Rollenverständnis heraus werden beide Mittel als typisch „weibliche" gesehen. Angesichts der Tatsache, daß sich gegenwärtig psychische und sexuelle Einstellungen beständig weiterentwickeln, sollten jedoch beide Mittel immer wieder einer Neubewertung unterzogen werden.

4.1 Pulsatilla

Tinktur aus der ganzen frischen und noch blühenden Pflanze, Pulsatilla nigricans, N.O. Ranunculaceae - Hahnenfußgewächse, Küchenschelle oder Europäische Windblume.

4.1.1 Schnelle Wechselhaftigkeit

So wie sie sich anmutig im Wind wiegt, entspricht die Windblume physischen, mentalen und emotionalen Symptomen, die äußerst veränderlich sind und sich jeder dauerhaften inneren oder äußeren Kraft anpassen. Wie auch immer die Symptomatik sein mag - man kann auf **Pulsatilla** tippen, wenn ein fast zu willfähriges Verhalten zu erkennen ist, eine Tendenz, sich den maßgebenden Einflüssen des Augenblicks unterzuordnen, egal woher sie kommen.

4.1.2 Aufrichtigkeit der Gefühle

Diese entgegenkommende und gefällige Art tritt oft im emotionalen Bereich in Erscheinung. Liebenswürdig und sympathisch, wie **Pulsatilla**-Patienten nun einmal sind, zeigen sie sich auch hoch erfreut, wenn ihre positiven Gefühle erwidert werden. Auch unangenehme oder schmerzhafte

Emotionen werden schnell erlebt, offen ausgesprochen und ebenso rasch wieder vergessen. Ein unfreundliches Wort kann sie zum Weinen bringen, die Nähe eines liebevollen Freundes spendet ihnen Trost, sie können aber auch mutig und zäh kämpfen, wenn es darum geht, ihre Liebsten zu verteidigen.

Im allgemeinen sind die Emotionen von **Pulsatilla** der Situation angemessen oder entsprechen zumindest dem, was die meisten Menschen unter solchen Umständen empfinden würden. So kann **Pulsatilla** in glücklichen Momenten mit fröhlichem Lachen und Freudentränen reagieren, während ihr in einer traurigen Situation sehr schnell aufrichtige Tränen der Anteilnahme kommen. Auch wenn man aus Gründen der Diplomatie die wahren Gefühle nicht zeigen will, sind diese durch die Verstellung hindurch zu erkennen: Aussehen und Verhalten sind ein ehrlicher Spiegel der inneren Welt.

Manchmal sind diese Emotionen tatsächlich so offensichtlich, daß viele Patienten sich wünschen, sie besser kontrollieren zu können. Vor allem während der Schwangerschaft oder auch vor der Periode klagen **Pulsatilla**-Frauen häufig darüber, daß sie „zu emotional“ sind, zu schnell von ihren Gefühlen aus dem Gleichgewicht gebracht werden und demzufolge auch sehr anfällig sind für Beschwerden, die sich aus Streß-Situationen ergeben. Durch diesen Überschwang an emotionaler Energie sind sie der Manipulation durch andere hilflos ausgesetzt, oder sie fühlen sich angesichts widerstreitender Wünsche und Verpflichtungen verunsichert und unschlüssig.

Fallbeispiel 4.1

Im fünften Monat ihrer ersten Schwangerschaft bekam eine 23jährige Frau einen farb- und geruchlosen Ausfluß und klagte darüber, daß ihre Scham und Vagina vom Geschlechtsverkehr wund und gereizt wurden. Sie hatte ihren Partner nur wenige Monate, bevor sie schwanger wurde, kennengelernt und fühlte sich bei ihm zum ersten Mal in ihrem Leben sexuell erregt und verlangte mehr denn je nach körperlicher Nähe und Zärtlichkeit. Viel beunruhigender als den Wundschmerz in der Scheide empfand sie aber das Gefühl, außerhalb des eigenen Körpers zu stehen und sich als Person aufzulösen. Dieses Gefühl hatte sie immer beim Akt der Vereinigung. Sogar im höchsten Glücksmoment fühlte sie sich hin- und hergerissen zwischen Hilflosigkeit, Verwirrung, Ergebenheit und Ekstase inmitten von ursprünglichen Kräften, die sie weder verstehen noch kontrollieren konnte und die ihr, sobald sie nur davon sprach, die Tränen in die Augen trieben. Ihre Scheidenentzündung verschwand schnell nach ein paar Gaben

Pulsatilla C200. Im weiteren Verlauf der Schwangerschaft ließen ihre Einbildungen nach, und sie empfand auch kein Schuldgefühl mehr. Fünf Monate später hatte sie eine normale Geburt.

*

Das Wesensmerkmal wechselnder Stimmungslagen, die meist dem geringeren Widerstand folgen, tritt oft auch in Form einer flatterhaften Unbeständigkeit auf, einer Bereitschaft, sich von jeder kräftigen Gefühlsregung mitreißen zu lassen. **Pulsatilla** ist eines der hauptsächlichen Mittel für Beschwerden, die aus irgendeiner Art emotionaler Belastung, Erregung oder auch nur einfacher Aufregung entstehen, wie das Herzklopfen bei Verliebten oder Schlaflosigkeit nach einem anstrengenden Termin, einer Geburtstagsfeier oder einer anregenden Unterhaltung.

4.1.3 Hitzegefühl, Kälteempfindlichkeit und Kreislaufprobleme

Auch für körperliche Symptome ist die schnelle Wechselhaftigkeit in der Reaktion auf innere oder äußere Kräfte charakteristisch. So fühlen sich **Pulsatilla**-Patienten leicht „erhitzt" oder ringen nach frischer Luft, wenn sie sich in einem warmen, ungelüfteten Raum befinden, genauso empfindlich können sie aber auch auf Kälte reagieren, sie neigen zu Frostbeulen oder Gefäßkrampf (Raynaudsches Syndrom). **Pulsatilla**-Füße sind am Abend so kalt, daß man mit dicken Wollsocken ins Bett geht, dann aber werden sie so heiß, daß man die Socken nicht mehr verträgt, und so geht das die ganze Nacht hin und her.

Die Affinität des Mittels zu den kleinen Arteriolen, Venolen und Kapillaren zeigt sich an dem Phänomen der „Sprenkelung" des Gewebes: Das sind Stellen verstärkter oder geringerer Kapillardurchblutung, die nebeneinander bestehen und ineinander übergehen. Der zusammenfließende Hautausschlag bei voll entwickelten Masern ist ein weiteres Beispiel für dieses Phänomen. Noch häufiger sind „Hitzewallungen" (z.B. auch Erröten) oder plötzliches Frösteln im Körper oder an einer bestimmten Körperstelle. Ob nun erhitzt oder verfroren, **Pulsatilla**-Patienten vertragen warme Räume gewöhnlich schlecht, hüllen sich ein, wenn es ihnen kalt ist, und suchen bei fast jeder symptomatischen Beschwerde Linderung und Erleichterung an der frischen Luft.

Fallbeispiel 4.2

Im siebten Monat ihrer ersten Schwangerschaft stellten sich bei einer Frau im Alter von 29 Jahren in der Sommerhitze eine Reihe von Beschwerden ein. Sie fühlte sich am ganzen Körper verschwitzt und klebrig und verbrachte die schlimmsten Tage ohne jeden Auftrieb absolut untätig. Nur tägliches Schwimmen und häufiges kaltes Duschen brachten ihr Erleichterung. Außerdem litt sie an einer Versteifung und Schmerzen in der linken Hüfte und im Kreuzbein sowohl bei der Arbeit als auch nachts im Bett, so daß sie sich immerzu herumwälzte, um Besserung zu finden. Sie hatte ständig Sodbrennen, vor allem am Abend nach einer Mahlzeit. Sie war selten durstig, bemerkte aber, daß es ihr besser ging, wenn sie etwas trank. Beim kleinsten Anlaß brach sie in Tränen aus, und sie verlangte nach mehr Zärtlichkeit und Aufmerksamkeit von ihrem Ehemann als je zuvor. **Pulsatilla C30** war in dieser typischen Situation sehr effizient. Der Rest der Schwangerschaft und die Geburt verliefen ohne jede Komplikation.

*

4.1.4 Ruhelosigkeit

Ein anderer Aspekt des wechselhaften **Pulsatilla**-Bildes ist die Unfähigkeit, ruhig sitzen oder liegen zu bleiben; stattdessen ist **Pulsatilla** ständig in Bewegung, macht Hausarbeit, muß hier etwas flicken, da etwas richten, nur um „sich zu beschäftigen". Tatsächlich empfinden **Pulsatilla**-Patienten, egal mit welchen Symptomen, fast immer eine Erleichterung durch Bewegung oder körperliche Betätigung, wie etwa einen Spaziergang oder einfach nur eine Veränderung der Lage. Auch die häufigen arthritischen und rheumatischen Schmerzen, Kopfweh, Krämpfe u.ä. wandern umher und beschränken sich nicht auf ein genau begrenztes Gebiet.

4.1.5 Entzündung der Atemwege

Pulsatilla verursacht und heilt gewöhnlich Schleimhautentzündungen der Augen, Ohren, des Nasenrachenraums, der Atemwege und des Urogenitalbereichs, häufig mit reichlichen schleimigen Ausscheidungen. Diese sind im typischen Fall ziemlich dickflüssig und gelblich, wie man sie bei einer „reifen" Erkältung oder voll ausgeprägten Masern antrifft, wofür **Pulsatilla** übrigens geradezu kennzeichnend ist. Bei entsprechender Indikation ist es ein hervorragendes Heilmittel für einfache Erkältungen, Infektionen der oberen Atemwege, Ohrenentzündungen und Bindehautentzündungen bei Babies, Kindern und Erwachsenen beiderlei Geschlechts. Wenn die Symptome übereinstimmen, hilft es auch bestens bei akuter und chronischer Blasen- und Scheidenentzündung.

Fallbeispiel 4.3

Ein Mädchen mit sechs Monaten hatte schon fast eine Woche lang eine Erkältung, mit 40°C Fieber, Ruhelosigkeit und einem leichten gelben Ausfluß aus dem rechten Ohr. Doch obwohl es krank war, spielte es zufrieden, ließ sich leicht von seiner Mutter beruhigen, wenn es gerade wieder schlechter ging und schenkte sogar mir ein hübsches Lächeln, als ich es untersuchte. **Pulsatilla C30** wirkte wie ein Wundermittel in diesem typischen Fall.

*

4.1.6 Verdauungsstörungen

Die Verdauung und der Darm sind leicht gestört und weisen oft Symptome auf, die von Übelkeit, Sodbrennen, Verdauungsstörung und Blähungen bis zu Darmkrämpfen, Hämorrhoiden, Verstopfung oder Durchfall reichen. **Pulsatilla**-Patienten ziehen eindeutig kleinere leichte Mahlzeiten vor und vertragen übermäßiges Essen nur schlecht, vor allem auf schwere, üppige Nahrung reagieren sie empfindlich (Fleisch, Fett, Saucen, Nachspeisen), aber manchmal auch auf Milch, Brot, Früchte, Zwiebeln oder rohes Gemüse. Sie empfinden häufig keinen Durst, da es ihnen aber besser geht, wenn sie ausgiebig Flüssigkeit zu sich nehmen, sollte man sie immer wieder daran erinnern, zu trinken.

Fallbeispiel 4.4

Nachdem ihr erstes Kind innerhalb weniger Stunden nach der Geburt an einer Gehirnblutung gestorben war, wurde eine 28jährige Frau nach wenigen Monaten wieder schwanger. Im vierten Monat bekam sie starkes Sodbrennen, vor allem nach den Mahlzeiten. Solange sie beschäftigt war, ging es ihr einigermaßen gut, aber sobald sie sich ausruhen oder schlafen wollte, spürte sie die Magensäure verstärkt. Bei der kleinsten Uneinigkeit brach sie in Tränen aus, das Fenster mußte geöffnet bleiben, um das Zimmer ausreichend zu belüften, außerdem schwollen bei frischer Luft ihre Füße nicht so leicht an. Sie zeigte also einige der klassischen Indikationen für das Mittel und reagierte ausgezeichnet auf einige Gaben von **Pulsatilla C200**. Die Schwangerschaft verlief weiterhin problemlos, und sie brachte ein gesundes Kind zur Welt.

*

4.1.7 Unregelmäßigkeiten im Genital- und Fortpflanzungsbereich und hormonelle Störungen

Pulsatilla hat eine besondere Affinität zu den Genitalien und zum Sexualverhalten beider Geschlechter. Es ist eines der Hauptmittel bei akuten und chronischen Entzündungen der Prostata, Nebenhoden, Hoden und der männlichen Genitalien im allgemeinen. Bei Frauen wirkt **Pulsatilla** sowohl auf die inneren wie auf die äußeren Geschlechtsorgane (Scham, Scheide, Gebärmutter, Eileiter, Eierstöcke, Brüste) und die hormonelle Regelung des Fortpflanzungssystems insgesamt. Auch im tierärztlichen Bereich hilft es, den Paarungszyklus zu regulieren, wenn es Unregelmäßigkeiten gibt. Aufgrund seiner engen Beziehung zur Mikrozirkulation und zu wechselhaften emotionalen Zuständen ist es auch beim Menschen in diesen Bereichen wirksam. Wenn die Symptome übereinstimmen, wirkt **Pulsatilla** bei fast jeder Störung von Menstruation und Menopause, bei Problemen mit der Fruchtbarkeit, in der Schwangerschaft, bei der Geburt und beim Stillen.

Fallbeispiel 4.5

Fünf Jahre nach einer erfolgreichen Schwangerschaft brauchte eine Frau im Alter von 27 Jahren Hilfe wegen unregelmäßiger Monatsblutungen. Seit der Entbindung war ihre Periode nie regelmäßig gekommen, manchmal war sie sogar monatelang ganz ausgeblieben. Der Zyklus dauerte im Durchschnitt 35 bis 50 Tage, und in den letzten acht Monaten hatte sie nur zweimal die Periode gehabt, obwohl ihre Brüste jeden Monat sehr empfindlich wurden, wenn sie ihre Tage erwartete. Sie war ungewöhnlich schnell in Tränen aufgelöst und vergoß sie reichlich, als sie davon sprach, wie sehr sie sich noch Kinder wünschte. Ansonsten klagte sie lediglich über leichte Verdauungsstörungen nach zu reichlichem Essen und eine Reihe von Erkältungen mit Ohrenschmerzen bei schlechtem Wetter. Zwei Wochen nach einer Gabe **Pulsatilla C10.000** hatte sie eine normale Periode, und es gab weiterhin keine Probleme mehr mit der Menstruation, bis ich sie ein Jahr später aus den Augen verlor.

*

Pulsatilla-Symptome schließen in ihrer typischen Wechselhaftigkeit alles ein: von spärlichen oder ausbleibenden Perioden bis zu besonders starken Blutungen, schmerzhafter Menstruation und prämenstrualem Syndrom. Es bringt die Milch zum Versiegen, wenn ein Baby stirbt oder zur Adoption weggegeben wird, und es regt die Milchproduktion an, wenn diese nach einer Brustentzündung ausbleibt. Es hat schon viele Schwangerschaften gerettet, die durch Blutungen in den ersten drei Monaten gefährdet waren. Es erleichtert aber auch einen Abgang, wenn z.B. das Ei geschädigt ist. Homöopathische Heilmittel können, je nach der einzigartigen Empfindsamkeit des Patienten, in zweierlei Richtungen wirken, und so weisen sie sehr häufig dem kranken Organismus den richtigen Weg.

Alle **Pulsatilla**-Symptome treten gewöhnlich vor der Periode und während der Schwangerschaft am stärksten hervor. Dieses Mittel ist in der Tat unentbehrlich in der Behandlung einer großen Palette von Beschwerden im Bereich des weiblichen Zyklus. Es ist von unschätzbarem Wert für die Homöopathie.

4.1.8 Therapeutik

Wenn die charakteristischen Indikationen vorliegen, ist **Pulsatilla** ein hervorragendes Heilmittel für die üblichen Beschwerden während der Schwangerschaft. Es eignet sich besonders gut bei Übelkeit und Erbrechen, vor allem, wenn zu üppiges Essen die Ursache ist und frische Luft eine Besserung bringt.

Fallbeispiel 4.6

Eine 25jährige Frau war in der achten Woche schwanger mit ihrem dritten Kind. Sie litt an starker Übelkeit und mußte sich zum Essen zwingen. Besonders schlecht vertrug sie rohes Gemüse, das sie nie behalten konnte. Schon wenn sie nur geringe Mengen aß, fühlte sie sich schlechter, und sie fand lediglich in der Kühle des Abends Linderung. **Pulsatilla C30** zweimal täglich wirkte wahre Wunder für sie: Die Übelkeit war innerhalb einer Woche verschwunden, ihre Vitalität kehrte zurück, und sie hatte keine weiteren Probleme mehr.

*

Pulsatilla ist bei der entsprechenden Indikation auch häufig für Beschwerden in der späten Schwangerschaft hilfreich, wie z.B. bei Krampfadern, Scheidenentzündung, Blutungen, Verdauungsstörungen und emotionalen Problemen, um nur einige zu nennen.

Fallbeispiel 4.7

Im sechsten Monat ihrer ersten Schwangerschaft konsultierte mich eine 20jährige Frau wegen Angstgefühlen, Kurzatmigkeit und einem Spannen in der Brust, das am Abend am stärksten war und sie oft am Einschlafen hinderte. Sie war zu jener Zeit allein und lebte bei ihren Eltern, die sie sehr unterstützten. Aber sie erhielt immer wieder lästige Anrufe vom Vater des Kindes, der sie um eine Versöhnung anflehte, obwohl er sie verlassen hatte und auch sonst sehr unzuverlässig gewesen war. Sie empfand sich als „albern", weinte ohne Grund, schlief auch im Winter bei offenem Fenster und litt oft an Verdauungsstörungen nach zu üppigem Essen oder nach gebratenen oder fetten Speisen. **Pulsatilla C30** wirkte schnell, und sie fühlte sich beim nächsten Besuch sichtlich wohler. Etwa in der 35. Woche bekam sie eine starke Kopfgrippe mit Nebenhöhlenentzündung und hoher Sekretbildung, so daß sie häufig nachts aufwachte und kalte Luft einatmen mußte, um Erleichterung zu finden. Auch hier war **Pulsatilla C30** wieder das richtige Mittel. Vier Wochen später hatte sie eine normale Geburt.

*

Bei entsprechender Indikation ist **Pulsatilla** ein hervorragendes Mittel bei schweren Geburten, wenn keine zusätzlichen charakteristischen Symptome auf eine anderes Mittel verweisen, eignet es sich auch bei unvollständigen Fehlgeburten oder für den Fall, daß die Plazenta trotz anhaltender Schmerzen und Blutungen nicht ausgeschieden wird. **Pulsatilla C30** kann dann alle 15 bis 30 Minuten gegeben werden.

Pulsatilla wird fast immer auf der Grundlage des Gesamtbildes aller Symptome verschrieben. Es verfügt über eine so große Bandbreite therapeutischer Anwendungsmöglichkeiten, daß eine detaillierte Betrachtung seiner Verwendung in ganz bestimmten Situationen hier nicht geleistet werden kann. Ich will mich auf drei spezielle Anwendungsbereiche beschränken, denen das Mittel so eng entspricht, daß es fast schon routinemäßig verabreicht werden kann, sollten tatsächlich keine anderen Symptome zu beobachten sein.

Erstens hilft **Pulsatilla**, die Periode auszulösen, wenn diese aufgrund einfacher emotionaler Erregung oder aus der Furcht, schwanger zu sein, ausbleibt. Die Verabreichung von **Pulsatilla C30** drei Tage lang viermal täglich würde im entgegengesetzten Fall auch eine Schwangerschaft unterstützen, wenn eine Befruchtung stattgefunden hat.

Zweitens ist **Pulsatilla** wohlbekannt dafür, Babies in Steiß- oder Querlage während der Schwangerschaft drehen zu können. Wenn sich die Patientin wohlfühlt und keine Anzeichen für andere Mittel vorliegen, kann **Pulsatilla C30** drei Tage lang dreimal täglich gegeben werden, eventuell muß eine Woche später noch **Pulsatilla C200** folgen.

Fallbeispiel 4.8

Eine Frau im Alter von 32 Jahren erlebte eine gesunde, komplikationslose erste Schwangerschaft. In der 34.Woche zeigte eine pränatale Untersuchung, daß der Fötus Steißlage hatte. Die Ultraschalluntersuchung bestätigte diesen Befund. Zwei Wochen später war die Steißlage unverändert, aber die Patientin hatte weiterhin keinerlei Beschwerden, sie nahm nun **Pulsatilla C6** vier Tage lang dreimal täglich und verspürte daraufhin heftige Bewegungen des Kindes, das sich jedoch nicht drehte. In der darauffolgenden Woche nahm sie in derselben Weise **Pulsatilla C30** und verspürte die gleiche Wirkung. Nach 39 Wochen wurde ihr **Pulsatilla C200** verordnet, sie bemerkte keinerlei Kindsbewegung, wachte aber am Morgen des vierten Tages mit dem sicheren Gefühl auf, daß sich das Kind gedreht hatte. Weniger als eine Woche später gebar sie ihr Baby in der normalen Lage mit dem Kopf nach unten ohne jede Probleme.

*

In solchen Fällen sollte das Mittel nicht vor der 35. oder 36. Woche gegeben werden, erst dann kann man davon ausgehen, daß sich das Kind nicht noch einmal dreht, sondern in der richtigen Position bleibt, wenn das Mittel gewirkt hat. Andererseits sind die Erfolgsaussichten wesentlich geringer, wenn das Mittel erst nach der Senkung und Fixierung der Geburtseinstellung im Becken gegeben wird.

Wenn **Pulsatilla** unter diesen Umständen verordnet wurde, war es in 30 bis 40% der Fälle erfolgreich, die Geburt erfolgte dann gewöhnlich innerhalb einer oder zwei Wochen und verlief leicht und unproblematisch. Meiner Erfahrung nach können Babies, die in der Steißlage bleiben, obwohl **Pulsatilla** oder ein entsprechendes anderes Mittel gegeben wurde, durchaus erfolgreich in dieser Position entbunden werden.

Schließlich und drittens ist **Pulsatilla** das Mittel, das als erstes in Erwägung gezogen werden muß, um die Milchproduktion zu unterdrücken oder ein Brustödem zu vermeiden, wenn die Mutter nach der Geburt nicht stillen kann oder will. Man sollte auch an **Pulsatilla** denken, wenn die Milch nach einer Brustinfektion versiegt. **Pulsatilla C30** oder **C200** viermal täglich und über einen Zeitraum von bis zu einer Woche wird in jeder der genannten Situationen hilfreich sein.

Fallbeispiel 4.9

Eine 24jährige Frau hatte nach der ersten Schwangerschaft eine normale Entbindung, aber das Baby entwickelte eine kongestive Herzinsuffizienz und starb drei Stunden nach der Geburt. Mit Hilfe von **Pulsatilla C200**, das sie dreimal täglich vier Tage lang einnahm, versiegte die Milch innerhalb kurzer Zeit, ohne daß die Brüste stark anschwollen oder schmerzten. Ein Jahr später wurde sie wieder schwanger und brachte zu Hause ein gesundes Mädchen ohne jede Komplikation zur Welt.

*

Sulphur ist komplementär zu **Pulsatilla**, d.h. die beiden Mittel sind sehr eng miteinander verwandt und harmonisieren gut, wenn sie nacheinander gegeben werden. **Sulphur** wird also häufig verwendet, um die Wirkungsweise von **Pulsatilla** noch zu vervollständigen oder auszuweiten.

4.2 Sepia

Trituration aus der Tinte von Sepia officinalis, N.O. Cephalopoda - Tintenfisch.

Wie bei **Pulsatilla** treten alle Symptome und Beschwerden von **Sepia** verstärkt während oder nach der Schwangerschaft oder der Menstruation auf.

4.2.1 Gebärmuttervorfall und das dabei entstehende schmerzhafte Ziehen nach unten

Sepia verursacht und heilt gewöhnlich ein Gefühl der Schwere im Bekken, einen ziehenden Schmerz, so als ob die Gebärmutter aus der Scheide rutscht. In einer stärkeren Form ist diese Empfindung ein regelmäßiger Bestandteil der zweiten Geburtsphase: Der Drang zu pressen wird in dem

Augenblick zwingend, wo der Kopf des Kindes die Muskeln des Beckenbodens scheinbar weiter dehnt, als es ihre Elastizität erlaubt. Viele Frauen verspüren solche drückenden Schmerzen vor oder während der Periode.

Sepia ist auch nützlich für die Prävention oder Behandlung eines tatsächlichen Vorfalls oder einer Rückwärtsbeugung der Gebärmutter. Selbst wenn keine Stellungsanomalie vorhanden ist, klagen Frauen, die **Sepia** brauchen, häufig darüber, daß sie beim Geschlechtsverkehr ziehende oder bohrende Schmerzen im Rücken oder im Leib verspüren.

Fallbeispiel 4.10

Nach einer Fehlgeburt, drei Abgängen und einer Entbindung im Krankenhaus, brachte eine 32jährige Frau ihr zweites Kind zu Hause auf die Welt. Die Geburt war mit Rizinusöl „eingeleitet" worden und erfolgte so rasch, daß schon alles vorbei war, als ich bei der Patientin ankam. Einen Monat später klagte sie darüber, daß sie jedesmal, wenn sie zu schnell aufstand, das Gefühl hatte, ihre Gebärmutter würde aus der Scheide rutschen. Sie mußte sich schnell wieder hinsetzen und die Beine übereinanderschlagen, dann ging es ihr wieder besser. Die Untersuchung ergab eine deutliche Rückwärtsbeugung und Senkung der Gebärmutter, aber keinen wirklichen Vorfall. Sie hatte auch einen Scheidenausfluß und berichtete, daß sie emotional viel unausgeglichener und immer am Weinen war: Sie mußte ja jetzt für ihren Mann und die zwei Kinder sorgen und hatte kaum mehr Zeit für sich selbst. **Sepia C200** linderte rasch ihre körperlichen Beschwerden und half ihr auch, mit ihren neuen Pflichten und Bedürfnissen ruhiger und souveräner umzugehen.

*

4.2.2 Erschlaffung von Muskeln und Gewebe

Das **Sepia**-Bild enthält oft auch analoge Indikationen für andere Muskeln und Gewebe, die ihre Elastizität und ihren Tonus verloren haben. Schlaffe Muskulatur im Gesicht und am Bauch, hängende Augenlider, Hängebrüste, hervortretende Hämorrhoiden, dick anschwellende Krampfadern und auch verschiedene innere Organe fühlen sich schwer an und fallen im fortgeschrittenen Stadium tatsächlich vor. Das allgemeine Erscheinungsbild und Verhalten entspricht der Vorstellung von einer Frau, die sich in der aufopfernden Sorge um andere frühzeitig verbraucht und zu wenig Ruhe und Erholung für sich selbst hat.

Ähnliches ist auch bei den geistigen Fähigkeiten zu beobachten. **Sepia**-Patientinnen klagen regelmäßig darüber, daß sie sich nichts mehr merken können, daß sie unfähig sind, klar und kreativ zu denken oder sich ihren gewohnten intellektuellen Aufgaben zu widmen, so als ob die geistige Kompetenz von der Last der Verpflichtungen als Mutter oder Ehefrau erdrückt und geschmälert würde.

4.2.3 Depression und Reizbarkeit

Sepia ist ein grünlich-schwarzes Pigment, das häufig in der Malerei verwendet wird. Es ist die tintenähnliche Substanz, die der Tintenfisch in dem Augenblick ausscheidet, in dem er sich bedroht oder angegriffen fühlt, im Schatten der dunklen Flüssigkeit kann er sich in Sicherheit bringen. Die emotionale Ebene der **Sepia**-Patienten scheint ebenfalls überschattet zu sein: Depression, Reizbarkeit, ein Mangel an Begeisterungsfähigkeit für Hobbies, und der Verlust der liebevollen Bindung an Freunde und Partner bestimmen das Bild. Ehepartner und Kinder stellen oft bedauernd fest, daß die gewohnten Pflichten nur mit dem geringsten Aufwand und äußerst lustlos erfüllt werden. Das sexuelle Verlangen ist minimal oder verschwindet völlig, wenn auch nur der geringste Hinweis auf eine Verpflichtung oder eine entsprechende Erwartungshaltung besteht. **Sepia** ist grundsätzlich bestrebt sich zurückzuziehen, um allein und unbelästigt von den wirklichen oder eingebildeten Forderungen anderer sein zu können.

Andererseits gibt es **Sepia**-Frauen, die ihre familiäre Verantwortung übermäßig gewissenhaft erfüllen und dann tatsächlich ein ernsthaftes Schuldgefühl entwickeln, wenn sie dies einmal nicht tun wollen. Diese typische Ambivalenz erklärt auch, warum das Unbehagen von **Sepia** selten nur mit Worten alleine zu lindern ist.

Ebenso wie **Pulsatilla** ist **Sepia** wechselhaft und weinerlich, wenn über die Symptome gesprochen wird. **Sepia**-Patienten lassen sich aber viel weniger leicht beruhigen, vielmehr neigen sie zu Wutausbrüchen und bleiben unnahbar und „unzugänglich", selbst wenn der jeweilige Ausbruch vorbei ist. Sie ähneln in dieser Beziehung eher **Natrium muriaticum** oder **Ignatia**. Die allgemeine Stimmung von Unmut und Depression verleiht ihren Problemen eine dunklere Färbung, die dem freundlicheren und unbeschwerten **Pulsatilla**-Typ völlig fremd ist.

Fallbeispiel 4.11

Neun Monate nach der Geburt ihres zweiten Kindes wurde eine 37jährige Frau wieder schwanger und hatte einen Abgang. Bald danach entwickelte sie einen losen Husten mit einem dicken, gelblichen Auswurf, an dem sie fast erstickte, wenn sie versuchte, ihn auszuhusten oder zu schlucken. Sie war zwar wohlhabend genug, um sich eine Haushaltshilfe zu leisten, aber sie fand die alltägliche Sorge um das Kleinkind langweilig und erhielt auch wenig Unterstützung von ihrem Mann, der als vielbeschäftigter Unternehmer wenig zu Hause war. Unter bitteren Tränen beklagte sie, wie sehr sie sich von Ehe und Familie und von den Männern im allgemeinen enttäuscht fühlte. Sie war realistisch genug, um vorherzusehen, daß das wahllose Flirten ihres Mannes früher oder später zu Eheproblemen führen würde. Die Untersuchung erbrachte eine Rückwärtsbeugung der Gebärmutter und eine große Hämorrhoide, die nach jeder Darmtätigkeit hervortrat. Drei Gaben von **Sepia C200** innerhalb von 24 Stunden wirkten Wunder für sie: Der Husten verschwand, die Hämorrhoide ging zurück, sie begann, regelmäßig Sport zu treiben, und sie war nun in der Lage, ihre persönlichen Probleme mit viel mehr Energie und in einer aktiveren Grundhaltung anzugehen. Als die Hämorrhoide ein Jahr später wieder hervortrat, half das Mittel beim zweiten Mal sogar noch besser.

*

Die Versorgung eines Neugeborenen in einer Kleinfamilie mit einem Ehepartner und vielleicht noch anderen Kindern ist ein 24-Stunden-Job, der zwangsläufig irgendeine Form des **Sepia**-Zustandes hervorruft, wenn nicht entsprechende Vorkehrungen getroffen werden. In der Behandlung der geläufigen Beschwerden nach der Geburt wie Rückenschmerzen, Hämorrhoiden, Müdigkeit, Depressionen u.ä. findet **Sepia** nicht seinesgleichen.

4.2.4 Übelkeit und Verdauungsstörungen

Sepia hat bei Übelkeit und Erbrechen in der Schwangerschaft hervorragende Wirkung, es eignet sich auch für Patienten, die schon empfindlich reagieren, wenn sie selbst Lieblingsspeisen riechen oder auch nur an sie denken, auch bei einer Überempfindlichkeit gegenüber körperlicher Betätigung oder Autofahren ist es angezeigt. Das **Sepia**-Bild verstärkt sich durch übermäßiges Essen und vor allem durch fette Speisen, andererseits intensivieren sich die Übelkeit und andere Erscheinungen von **Sepia** durch Fasten oder das Überspringen einer Mahlzeit und bessern sich durch Essen. Diese Ambivalenz ist auch bei den physischen Symptomen ein hervorstechendes Merkmal.

Fallbeispiel 4.12

Eine 35jährige Frau wurde bald, nachdem sie ihr zweites Kind mit 22 Monaten abgestillt hatte, wieder schwanger. Schon in der sechsten Woche fühlte sie sich erschöpft und litt vor den Mahlzeiten an Übelkeit. Sie mußte eine Kleinigkeit essen, damit es ihr wieder besser ging, andererseits wurde es ihr beim Geruch von gebratenem Hähnchen oder anderer Lieblingsspeisen so schlecht, daß sie sich hinlegen und schlafen mußte. Auch auf den Geruch von Seife und Parfum war sie empfindlich. Ihr Zustand besserte sich, wenn sie sich körperlich betätigte, aber die Symptome waren unter Umständen so stark, daß sie sich wie gelähmt fühlte und mürrisch und apathisch wurde. **Sepia C30** brachte bald eine erstaunliche Veränderung: innerhalb von zwei Wochen war sie wieder voller Vitalität, hatte Appetit und empfand nur noch gelegentlich Übelkeit, wenn sie starkes Parfum roch. Sie blieb weiterhin bei guter Gesundheit und brachte ihr Kind zu Hause und ohne Probleme zur Welt.

*

4.2.5 Verlangen nach körperlicher Betätigung

Den meisten **Sepia**-Patienten tut es gut, wenn sie etwas essen und sich in Ruhe zurückziehen können, aber auch körperliche Ertüchtigung ist von wohltuender Wirkung. Wenn der Patient noch dazu fähig ist, wird kräftige körperliche Betätigung, welcher Art auch immer, helfen, schlaffe Muskulatur, Niedergeschlagenheit und die meisten anderen Symptome zu lindern. Besserung bei Bewegung ist in der Tat ein umfassendes Merkmal des gesamten **Sepia**-Bildes, nach dem bei jeder Patientin Ausschau gehalten werden sollte, für die **Sepia** ernsthaft in Erwägung gezogen wird. Andererseits wird eine leichte körperliche Bewegung, wie sie einem **Pulsatilla**-Patienten gut tut, selten ausreichen: **Sepia** ist ja eigentlich das Gegenteil von Beweglichkeit und verlangt daher nach mehr als nur einfacher Bewegung, um reaktiviert zu werden. Wenn **Sepia**-Patienten sich nicht regelmäßig körperlich ausarbeiten, nicht laufen, tanzen, schwimmen oder Ballspiele machen, wird ihre allgemeine Gesundheit darunter leiden und entsprechende Symptome hervorbringen.

4.2.6 Symptome im urogenitalen Bereich

Alle **Sepia**-Symptome verstärken sich gewöhnlich vor der Menstruation, während der Schwangerschaft und nach der Geburt. Wie **Pulsatilla** ist auch **Sepia** ein wichtiges Heilmittel für das prämenstruale Syndrom. Wenn das charakteristische Bild der Symptome vorhanden ist, wird es mit vielen typisch weiblichen Beschwerden während und außerhalb der Schwangerschaft assoziiert, wie Scheidenentzündung, Blasenkatarrh, Genitalherpes, Schmerzen beim Geschlechtsverkehr und psychosexuelle Probleme.

Fallbeispiel 4.13

Eine Frau im Alter von 26 Jahren kam in meine Sprechstunde wegen unregelmäßiger Zyklen, die im Durchschnitt 35 bis 40 Tage auseinander lagen. Oft hatte sie in der Mitte des Zyklus einen bräunlichen Ausfluß. Vor drei Jahren hatte sie eine Hausgeburt gehabt und ihr Kind ein Jahr lang gestillt. Während dieser Zeit entwickelten sich Hämorrhoiden, sie litt an Verstopfung und ihre Periode wurde unregelmäßig. Sie sprach nur widerwillig über ihr Privatleben, aber sie zeigte offene Verbitterung über ihren Mann, der zwar das Kind liebte, ihr gegenüber aber höchst kritisch war und ihre Ansichten mit Verachtung strafte. Sie konnte es nicht mehr ertragen, mit ihm zu schlafen. Nach einigen Gaben **Sepia C1000** stabilisierte sich rasch ihre Periode, die anderen Symptome besserten sich spürbar und sie selbst gewann mehr Selbstvertrauen im Verhältnis zu ihrem Mann. Es war keine weitere Behandlung mehr nötig.

*

4.2.7 Verschiedene andere Symptome

Patienten, die **Sepia** brauchen, sind gewöhnlich verfroren und reagieren empfindlich auf Kälte. Trotz der Vielfalt anderer Symptome, die **Sepia** hervorruft und heilt (Erkältungen, Allergien, Kopfschmerzen, Rückenbeschwerden, Verstopfung, Hämorrhoiden, Schlaflosigkeit etc.) sollte das Mittel nur gegeben werden, wenn die beiden wesentlichen Merkmale der Stagnation und der Ambivalenz erkennbar sind.

4.2.8 Therapeutik

Sepia gilt wie **Pulsatilla** als eines der hervorragenden Mittel für jede Phase der Schwangerschaft und der Geburt und kann bei fast allen Beschwerden eingesetzt werden, wenn die charakteristischen Indikationen vorhanden sind.

Sepia ist unübertroffen in der Behandlung von Übelkeit und Erbrechen während der Schwangerschaft. Das Gesamtbild aller Symptome enthält aber auch wichtige Schlüsselelemente, die das Phänomen an sich erklären helfen. Schon die Tatsache, daß der Embryo immunologisch ein Fremdkörper im Leib der Mutter ist und daß die Plazenta während ihres Wachstums die Gebärmutterwand hormonell aufbraucht, verlangt von der Schwangeren, ihre eigenen Bedürfnisse denen des Kindes, der Familie, ja eigentlich der Spezies Mensch insgesamt unterzuordnen. Ein solcher Anpassungsprozeß wird wohl kaum ohne jeden Widerstand erfolgen können. In diesem Sinne sind Übelkeit und Erbrechen während der Schwangerschaft als biologischer Prototyp der grundlegenden Konfliktsituation von **Sepia** zu verstehen.

Fallbeispiel 4.14

Eine streng gläubige Frau im Alter von 22 Jahren wurde während ihrer Flitterwochen, also sozusagen als sie das erste Mal mit ihrem Mann schlief, schwanger. Empfängnisverhütung oder Abtreibung standen natürlich nicht zur Diskussion, aber dennoch war sie keineswegs begeistert, schon so früh ein Kind zu bekommen. In der sechsten Woche bereitete ihr der Geruch von Essen starke Übelkeit, und sie mußte sich oft schon vor dem Frühstück übergeben. Wenn sie dann ein Knäckebrot oder etwas Leichtes aß, ging es ihr besser. Nach der Arbeit wurde es ihr oft bei der Heimfahrt im Auto schlecht, aber sie mußte erst erbrechen, wenn sie Hunger bekam und das Essen roch. **Sepia C30** zweimal täglich verbesserte ihr Befinden innerhalb einer Woche. Als die Symptome in der zehnten Woche verstärkt wiederauftraten, wirkte das Mittel ein zweites Mal hervorragend. Im weiteren Verlauf der Schwangerschaft gab es keine Probleme mehr, und sie konnte ohne Komplikationen zu Hause entbinden.

*

Sepia kann auch für Übelkeit und Erbrechen in der späteren Schwangerschaft hilfreich sein. In ernsteren Fällen aber, die einen Aufenthalt im Krankenhaus und intravenöse Unterstützung erfordern, sind oft noch zusätzliche Mittel nötig. Bei allgemeiner Indikationslage ist **Sepia** ebenso nützlich für andere typische Beschwerden der späten Schwangerschaft wie Krampfadern, Hämorrhoiden, Genitalherpes und Scheidenentzündung.

Fallbeispiel 4.15

In der 16.Woche ihrer vierten Schwangerschaft kam eine 29jährige Frau wegen ihrer Krampfadern in meine Sprechstunde. In der letzten Schwangerschaft hatte ihr **Pulsatilla** sehr gut geholfen, dieses Mal blieb das Mittel ohne Wirkung. Bei der Hausarbeit hatte sie das Gefühl, daß die Gebärmutter in die Vagina hineinrutschte, an der Scham und im rechten Bein hatte sie starke Krampfadern und kleine Knoten. Eine Pilzinfektion an den Beinen juckte sehr in der Nacht. In der 20.Woche, nach einigen Gaben **Sepia C200**, waren die Krampfadern viel kleiner geworden und schmerzten nicht mehr so sehr, die Pilzerkrankung ging zurück, und sie hatte keine größeren Beschwerden mehr. Zwei Monate später verließ sie ihren Mann und wohnte bei den Eltern in einer anderen Stadt. Es ging ihr aber weiterhin gut, und sie entband termingerecht ohne Komplikationen.

*

Fallbeispiel 4.16

Eine 27jährige Frau im fünften Monat kam zu mir wegen Genitalherpes. Sie hatte seit dem ersten Ausbruch vor fünf Jahren immer wieder Anzeichen von Herpes zu Zeiten großer Belastung gehabt, aber im ersten Drittel der Schwangerschaft war die Krankheit mehrere Male sehr schmerzhaft und länger als je zuvor zum Ausbruch gekommen. Sie schien glücklich mit ihrem zweiten Mann verheiratet, aber nach dem Scheitern ihrer ersten Ehe hatte sie jedes sexuelle Interesse verloren und scheute jegliche Art physischer Intimität. Erst vor kurzem war sie in die Stadt gezogen, um ihr Studium zu beenden, während ihr Mann 70 Meilen entfernt zu Hause blieb, um das Geschäft zu führen. Sie fühlte sich am wohlsten, wenn sie ihren Lieblingsbeschäftigungen, Tennisspielen, Laufen und Schwimmen, nachgehen konnte und wenn sie daran dachte, regelmäßig zu essen. Nach einer Gabe **Sepia C1000** hatte sie den kürzesten und schmerzhaftesten Herpesausbruch ihres Lebens, eine klassische homöopathische Verschlimmerung [1], danach aber blieb sie bei guter Gesundheit und entband termingerecht. Drei Monate später mußte sie noch einmal **Sepia C1000** nehmen, weil kleine Anzeichen von Herpes aufgetreten waren. Die folgenden zwei Jahre, während derer ich sie betreute, hatte sie keine Probleme mehr.

*

Die grundlegenden Merkmale der Stagnation und der Ambivalenz sind ebenso häufig in der Phase nach der Geburt anzutreffen, und auch hier ist **Sepia** unübertroffen in seiner wohltuenden Wirkung auf das ganze Spektrum typischer Beschwerden wie unvollständige Rückbildung, Müdigkeit, Rückenschmerzen, Hämorrhoiden, Rückwärtsbeugung der Gebärmutter, Zystozele, Rektozele, Depression und Erschöpfung.

Fallbeispiel 4.17

Im Alter von 26 Jahren hatte eine Frau ihr zweites Kind ohne jede Schwierigkeit zu Hause entbunden, obwohl sie zu Beginn der Schwangerschaft an Übelkeit und Genitalherpes gelitten hatte. Beide Symptome waren durch **Sepia C30** gelindert worden. Bei der regulären Untersuchung nach der Geburt klagte sie über extreme Müdigkeit und einen Mangel an Vitalität. Das Gefühl, „Wasser in den Adern" zu haben, besserte sich nur, wenn sie sich Zeit für sich selbst nahm und vor allem, wenn sie Tennis spielte. **Sepia C200** wurde dreimal innerhalb von 24 Stunden verabreicht und wirkte in dieser typischen Situation wunderbar.

*

Natrium muriaticum ist komplementär. **Nux vomica** ist sehr ähnlich und sollte in Erwägung gezogen werden, wenn während der Behandlung akute Beschwerden entstehen.

Kapitel 5

Sechs Heilmittel für akute Fälle

Die Heilmittel in diesem Abschnitt werden bei der Behandlung vieler akuter Fälle angewendet wie Verletzungen, Fieber, Kopfschmerzen, schmerzhafte Wehen, Blutungen und ähnliches. Sie haben keine besondere Affinität zu Schwangerschaft oder typisch weiblichen Gesundheitsproblemen, vielmehr helfen sie bei Beschwerden, die plötzlich auftreten und sich rasch entwickeln.

5.1 Arnica

Tinktur aus der frischen Pflanze, Arnica montana, N.O.Compositae - Korbblütler, Bergwohlverleih.

5.1.1 Stumpfe Verletzung: Quetschung, Blutung und Schock

Seit Jahrhunderten wird **Arnica** eingesetzt, um die Wundheilung zu beschleunigen. Es verursacht und heilt ein Syndrom, wie man es häufig nach Autounfällen oder einem Sturz vom Pferd sieht. Zuerst verursacht eine Verletzung der Blutgefäße und Kapillaren ein Gefühl der Quetschung und des Wundseins und kann zu Blutungen, Prellungen, der Bildung von Blutergüssen und dergleichen führen. Patienten mit einer solchen Verletzung reagieren, selbst wenn sie bewußtlos oder sehr benommen sind, gewöhnlich sehr empfindlich auf Berührung oder sogar auf zu große Nähe.

Weiterhin kann jeder kräftige Aufprall die Reflexmechanismen abschwächen, durch die sich in Notfällen verletzte Blutgefäße automatisch zusammenziehen, um so den Blutverlust gering zu halten. Diese Reflexe bewirken einen Ausstoß von Adrenalin und anderen Hormonen, um den Organismus zu mobilisieren und ihn am Leben zu erhalten. Verletzte Patienten im Schock wirken oft benommen, sie reagieren nicht auf ihre Umgebung, und sie können aus scheinbar kleinen Wunden übermäßig stark bluten. **Arnica** ist unübertroffen in seiner Fähigkeit, betäubte Vitalkräfte wiederzubeleben und damit Leben zu retten, es gehört daher unbedingt in jeden Notfallraum, in jede Ambulanz, jeden Medikamentenschrank und jeden Erste-Hilfe-Koffer. Es ist zwar nicht klar, wie die genaue Wirkung zustande kommt, aber seine grundlegenden Merkmale und Indikationen sind absolut eindeutig und leicht zu erkennen.

5.1.2 Therapeutik

Während der Schwangerschaft und der Geburt gibt es zahlreiche Anwendungsmöglichkeiten. **Arnica** kann der Mutter nach der Geburt gegeben werden bei offensichtlichen Blutergüssen an Schamlippen und Vagina, oder sogar vorsorglich nach einer anstrengenden Geburt, einer schwierigen Zangengeburt oder einfach bei einem großen Baby, für das der Geburtskanal zu eng ist, so daß also eine Verletzung der weichen Gewebe zu erwarten ist.

Fallbeispiel 5.1

Nach einer guten starken Wehentätigkeit brachte eine 27jährige Frau ihr erstes Kind zur Welt, einen Jungen mit neun Pfund. **Arnica C30**, zwei Tage lang viermal täglich, verringerte spürbar das Wundgefühl, die Blutergüsse und die Unannehmlichkeiten, die in dieser Situation üblich sind.

*

Fallbeispiel 5.2

Eine 25jährige Frau entband ihr erstes Kind nach sehr kurzen Wehen ohne jede Probleme. Sie hatte allerdings einen sehr großen Dammriß, der langwieriges Nähen erforderlich machte, und eine starke Schwellung mit Blutergüssen in den umliegenden Geweben zur Folge hatte. **Arnica C30** alle vier Stunden verhalf zu einer raschen Heilung. Die Patientin hatte kaum Schmerzen und erholte sich innerhalb weniger Tage von dieser unangenehmen Verwundung.

*

Unter ähnlichen Umständen hilft **Arnica** bei der Prävention oder Behandlung typischer Komplikationen nach der Geburt wie Blutungen, zurückgehaltene Plazenta und Nachwehen. Es wirkt kräftigend auf wunde Muskeln, ein betäubtes Sensorium und abgeschwächte Reaktionsfähigkeit, wie sie oft in der Folge außergewöhnlicher Anstrengung auftreten. In solchen Fällen kann **Arnica C30** einige Tage lang alle zwei bis drei Stunden oder sogar öfter und auch später je nach Bedarf gegeben werden.

Nach einer schwierigen oder schmerzhaften Geburt kann **Arnica** auch für das Baby von Nutzen sein. **Arnica C30** kann alle ein bis zwei Stunden wiederholt werden, um eine große Quetschung oder eine Kopfblutgeschwulst zu behandeln. Bei Atemdepression, Benommenheit und mangelndem Reaktionsvermögen, die eine Wiederbelebung nötig machen, kann es sogar alle 15 bis 20 Sekunden verabreicht werden.

Fallbeispiel 5.3

Nach einer schwachen ersten Phase der Geburt bekam eine 24jährige Frau eine Gabe **Caulophyllum C1000**, Minuten später entwickelten sich starke Wehen, und bald darauf kam ihr erstes Kind zur Welt. Das Baby, ein Mädchen mit sieben Pfund, reagierte ziemlich schlecht bei einem Apgar-Wert von 6, es hatte die Nabelschnur eng um den Hals gewickelt und einen großen Bluterguß am Schädel. Wenige Sekunden nach einer Gabe **Arnica C30** wurde es wieder rosig, begann, sich zu bewegen und normal zu atmen. Nach fünf Minuten erreichte es 10 Punkte auf der Apgar-Skala. Als ich zwei Stunden später ging, war der Bluterguß schon fast völlig verblaßt.

*

Arnica eignet sich auch hervorragend bei Stürzen, Prellungen, Zahnextraktionen und vor oder nach jeder Art von chirurgischem Eingriff. Nach einer Operation müssen vielleicht noch andere Mittel folgen wie **Staphysagria**. Als begleitende Maßnahme kann **Arnica C30** bei einem Kaiserschnitt oder jeder anderen größeren Operation am Abend zuvor beim Einschlafen gegeben werden, beim Aufwachen am Tage des Eingriffs und sobald als möglich danach und dann alle zwei Stunden. Eventuell wird man am Abend auf **Staphysagria C30** wechseln, das bei Schmerzen an der Schnittwunde dann alle drei bis vier Stunden über vier oder fünf Tage hinweg gegeben werden kann. **Arnica** hat auch als Lotion eine wohltuende Wirkung. Sie wird äußerlich angewendet auf gequetschte oder wunde Stellen (aber niemals in die offene Wunde) und kann bei Rückenschmerzen eingerieben werden.

Schließlich sollte das Mittel auch in Erwägung gezogen werden für unbestimmte Beschwerden, die ihren Ursprung vor langer Zeit im Zusammenhang mit einer Verletzung oder einem Trauma haben und für die damals **Arnica** indiziert gewesen wäre.

5.2 Aconitum

Tinktur aus der ganzen Pflanze zu Beginn der Blüte, Aconitum napellus, N.O. Ranunculaceae - Hahnenfußgewächse, Eisenhut.

5.2.1 Plötzliches und heftiges Einsetzen

Im Rohzustand ist **Aconitum** ein starkes Herzgift mit drei charakteristischen Merkmalen. Das erste ist die außerordentliche Schnelligkeit und Heftigkeit seiner Wirkung. Auch alle Symptome und Krankheitsbilder, für die **Aconitum** das Homöopathikum ist, treten gewöhnlich plötzlich und sehr stark auf und verschwinden ebenso unvermittelt. **Aconitum** ist also vor allen Dingen ein Heilmittel für akute Krankheiten insbesondere im Anfangsstadium und kommt meist bei Patienten zum Einsatz, die sonst immer gesund sind und daher auch in dieser akuten und heftigen Weise reagieren können.

5.2.2 Angstzustände und Herzpochen

Das zweite große Charakteristikum von **Aconitum** ist seine Fähigkeit, den Herz- und Blutkreislauf zu schneller und heftiger Tätigkeit anzuregen. Starkes Herzklopfen, beschleunigte Herzfrequenz und hoher Blutdruck werden gewöhnlich begleitet von panischer Angst und Todesfurcht. Bei den meisten Patienten, die **Aconitum** brauchen, ist der Herzschlag sehr schnell und so unangenehm stark, daß er deutlich durch die Brustwand zu spüren ist, der Puls ist hart und springend, und der Patient hat immer dieses Gefühl der Unruhe, Angst oder Todesfurcht, das an sich schon gefährlich sein kann. Einem Patienten dagegen, der seine Krankheit ruhig erträgt und dessen Herz und Kreislauf davon nicht beeinträchtigt sind, wird **Aconitum** nicht viel helfen. Bei entsprechender Indikation wird es auch bei chronischen Krankheiten wirken, die durch einen plötzlichen Schrecken oder eine andere **Aconitum**-Erfahrung in der Vergangenheit ausgelöst wurden.

5.2.3 Fieber und Entzündung

Das dritte Kennzeichen von **Aconitum** ist seine Ähnlichkeit mit Fieber und entzündlichen Zuständen vor allem bei Kindern. Als einfache Reaktion auf eine Belastungssituation entwickelt sich Fieber oft schon Tage oder Stunden, bevor die Schleimhäute Mukus ausscheiden, auf dem dann Mikroorganismen kultiviert werden könnten. Am häufigsten begegnet man dem typischen **Aconitum**-Fieber bei kleinen Kindern, die entweder einem kalten Wind oder starker Sonnenbestrahlung ausgesetzt waren; das Fieber kann dann schnell 40°C erreichen, so daß das Kind vor Herzklopfen und Angst nicht schlafen kann. Auch andere Anzeichen der Entzündung wie Schmerzen, Rötung und frühe Lokalisierung (Mandelentzündung, Bronchiolitis, Krupp oder Lungenentzündung) können vorhanden sein, sie alleine würden aber nicht ausreichen, um das Mittel zu indizieren. Haut und Schleimhäute sind im typischen Fall rot und trocken, Schwitzen tut gut, aber es kommt nur an den bedeckten Körperstellen dazu, manchmal ist der Patient äußerst durstig.

Fallbeispiel 5.4

Ein gesundes Mädchen mit 10 Monaten wachte in der Nacht mit 40°C Fieber und einem kruppösen Husten auf. An diesem Tag hatten die Eltern es zu einem Winterausflug mitgenommen, dabei aber nicht ausreichend für den beißend kalten Wind vorgesorgt, der plötzlich aufkam. Als ich zu dem Kind kam, war es voller Angst, hatte ein rotes Gesicht, einen Pulsschlag von 140 in der Minute, atmete rasch und flach und hatte einen harten trokkenen Husten, der einem Bellen glich. Die Lungen waren völlig frei. Wir gaben ihm eine Dosis **Aconitum C30** und mußten diese Gabe nicht mehr wiederholen. Innerhalb von 15 Minuten war es fest eingeschlafen und wachte bis zum nächsten Morgen nicht mehr auf. Das Fieber war bis zu diesem Zeitpunkt auf 38,6°C gesunken, der Puls lag bei 100 und war gleichmäßig. Am Nachmittag des gleichen Tages war es fieberfrei und spielte zufrieden, so als ob es nie krank gewesen wäre.

*

5.2.4 Therapeutik

Bei entsprechender Indikation wird **Aconitum** am häufigsten zur Behandlung akuter fieberhafter Infekte bei Babies und Kleinkindern eingesetzt (Mandelentzündung, Bronchiolitis, Krupp, Lungenentzündung etc.), es kann unter diesen Umständen etwa alle 30 Minuten gegeben werden. Es sollte zu Beginn jeder fieberhaften Erkrankung in Erwägung gezogen werden, die schnell und heftig auftritt, besonders nach einem Schrecken oder nach dem Aufenthalt in sehr heißer Sonne oder sehr kaltem Wind. Die Indikation für **Aconitum** beinhaltet in solchen Fällen auch immer die Anzeichen von Angst, Ruhelosigkeit und einen raschen, pochenden Herzschlag.

Wenn diese Elemente vorhanden sind, kann **Aconitum** auch während der Geburt hilfreich sein. Wenn also die Schmerzen sehr heftig sind, so daß sie Angst machen, oder wenn die Geburt in der Folge einer solchen Angst oder nachdem die Gebärende einem kalten Wind ausgesetzt war, nicht mehr voranschreitet. Nach der Entbindung ist es schon eingesetzt worden bei heftigen Blutungen während der Nachgeburt, wobei das Blut hellrot hervorschoß, die Patientin Angst und Ruhelosigkeit empfand und einen pochenden Puls hatte. Ebenso hat es aber auch schon Neugeborene in akutem Depressionszustand gerettet, wobei die Indikationen dann genau entgegengesetzt sind: Blässe, flacher Atem, schlaffer Tonus, Verlangsamung der Herzfrequenz und Benommenheit. In solchen Fällen kann **Aconitum C30** alle 10 bis 30 Sekunden gegeben werden.

Bei akuten Krankheiten folgt oft **Hepar sulphuris** auf **Aconitum**, um seine Wirkung zu vervollständigen. **Sulphur** ist komplementär.

5.3 Belladonna

Tinktur aus der ganzen Pflanze zu Beginn der Blüte, Atropa belladonna, N.O. Solanaceae - Nachtschattengewächse, Tollkirsche.

5.3.1 Plötzliches und heftiges Einsetzen

Belladonna ist ein weiteres starkes Pflanzengift, das ebenso rasch und heftig wirkt wie **Aconitum**, beide Mittel entsprechen also akuten entzündlichen Krankheiten, die plötzlich und mit großer Heftigkeit zum Ausbruch kommen.

5.3.2 Erregung des Gehirns und des autonomen Nervensystems

Von **Aconitum** unterscheidet sich **Belladonna** dadurch, daß seine Wirkung auf das Gehirn und das autonome Nervensystem abzielt. **Belladonna** bedeutet im Italienischen „schöne Dame“ und leitet seinen Namen von einem mittelalterlichen Schönheitsrezept ab: Man verwendete die Beeren der Tollkirsche, um die Pupillen zu erweitern und damit die Augen strahlender erscheinen zu lassen.

In physiologischer oder toxischer Dosierung blockiert die Tollkirsche die maßgebenden parasympathischen Nervenknoten, die die Ausscheidung der Körperflüssigkeit und die Wirkungsweise der wichtigen unwillkürlichen Muskeln kontrollieren. Typische Anzeichen einer Tollkirschenvergiftung beinhalten Sehtrübung, erweiterte Pupillen, Augenrollen, Störungen beim Schlucken oder in der Peristaltik und extreme Trockenheit der Haut und der Schleimhäute. Die hauptsächlichen Alkaloide der Tollkirsche, Atropin und Skopolamin, werden immer noch vor einer Operation verwendet, um die Schleimhäute auszutrocknen und grundlegende vegetative Prozesse auszusetzen.

Belladonna kann das Gehirn auch übermäßig erregen bis hin zum Delirium, zu Wahnvorstellungen oder Zuckungskrämpfen, wobei einzelne Sinneswahrnehmungen besonders geschärft sind (Sehen, Hören, Riechen, Schmecken) und es manchmal zu unkontrolliertem Phantasieren und Verhalten kommen kann. Selten aber ruft es Angst hervor oder die heftigen Herzsymptome, die so charakteristisch für **Aconitum** sind.

5.3.3 Fieber und Entzündung

Wie bei **Aconitum** sind die meisten akuten Beschwerden, die nach **Belladonna** verlangen, begleitet von Fieber und den vier wesentlichen Anzeichen einer Entzündung: Rötung, Hitze, lokalisierter Schmerz und Schwellung.

Belladonna ist auch hervorragend geeignet für Kopfschmerzen und andere Schmerzen, die zusammen mit akuten Entzündungen auftreten. Wo immer sie auch lokalisiert sein mögen, die typischen Schmerzen von **Bel-**

ladonna sind reißender, klopfender oder pulsierender Art. Die Patienten reagieren extrem empfindlich auf jede Art von Erschütterung, und sei es auch nur, daß sich jemand zu nah neben sie auf das Bett setzt. Die betroffenen Körperstellen fühlen sich gewöhnlich heiß und trocken an, sehen hellrot aus, und die von der Schwellung angespannte Haut glänzt, egal ob es sich um einen akuten Furunkel, eine Brust-, Ohr- oder Halsentzündung handelt. Alle diese **Belladonna**-Schmerzen und Entzündungen sind im wesentlichen kongestiv und verschlimmern sich gewöhnlich durch Hitze, besonders durch unmittelbare Sonneneinstrahlung, durch Licht, Lärm oder jede Art übermäßiger nervöser Erregung.

Fallbeispiel 5.5

Eine Frau im Alter von 30 Jahren hatte ihr erstes Kind problemlos zu Hause entbunden. Sechs Monate nach der Geburt ging sie wieder als Buchhalterin zur Arbeit. Nun bemerkte sie aber plötzlich ungewöhnliche Symptome wie unvermittelte Hitzewallungen, heftige Magenschmerzen und eine ausgeprägte Empfindlichkeit auf helles Licht. Eines Nachmittags bekam sie unter den grellen Lichtern eines Einkaufsparks so starke Kopfschmerzen, daß ihr schwarz wurde vor den Augen, sie empfand einen Druck in den Schläfen und hinter den Augen, als ob ihr Kopf zerspringen würde. Dieses Gefühl wurde verstärkt durch helles Licht, Lärm oder jede Art von Erschütterung wie bei einer holprigen Autofahrt. **Belladonna C30** linderte die Kopfschmerzen auf der Stelle, und auch die anderen Symptome verschwanden, und sie konnte ohne weitere Beeinträchtigung ihre Arbeit fortsetzen.

*

Fallbeispiel 5.6

Zehn Monate nach der Geburt ihres zweiten Kindes bekam eine 31jährige Frau einige große, rote, heiße und empfindliche Schwellungen an beiden Beinen, und zwar in der Folge einer Erkältung. Innerhalb von 36 Stunden hatten sie sich zu einer häßlichen vielherdigen Zellgewebsentzündung entwickelt mit leichter Temperatur, einem Puls von 120 in der Minute und glänzenden roten Feldern, die, auch ohne berührt zu werden, schmerzten und bei jedem Schritt als heftig klopfend empfunden wurden. Mit Hilfe von **Belladonna C30** verschwand diese gefährliche Infektion spurlos innerhalb weniger Stunden.

*

5.3.4 Therapeutik

Belladonna sollte in allen akuten Fällen in Betracht gezogen werden, bei denen die Hauptanzeichen - akute Entzündung und Betroffenheit des zentralen Nervensystems - deutlich vorhanden sind. Bei schwierigen Entbindungen ist es sehr nützlich für sportliche Frauen oder Erstgeburten, wenn der Muttermund starr bleibt und sich nicht genügend öffnet, wenn die Patientin empfindlich auf Erschütterung reagiert, mit den Augen rollt oder andere typische **Belladonna**-Symptome zeigt.

Fallbeispiel 5.7
Eine 31jährige Frau hatte schon starke Wehen, trotzdem blieb der Muttermund dick und starr und öffnete sich nicht weiter als 7 cm. Sie befand sich in hervorragender physischer Verfassung und zeigte keinerlei Anzeichen von Erschöpfung, aber sie konnte es nicht ertragen, wenn jemand auf ihrem Bett saß; immer wieder kroch sie auf allen Vieren über das Bett, hatte die Augen weit aufgerissen und wirkte wie ein wildes Tier, das man in einen Käfig eingesperrt hatte. Eine Gabe **Belladonna C30** half ihr über diese letzte Schwelle, und innerhalb von 30 Minuten war der Muttermund völlig geöffnet, und das Baby folgte bald darauf.

*

Nach einer Geburt oder Fehlgeburt ist **Belladonna** auch angebracht bei übermäßig starken Blutungen, wobei das Blut heiß und hellrot hervorschießt. Unter diesen Umständen kann **Belladonna C30** alle fünf bis zehn Minuten gegeben werden.

Im allgemeinen wird **Belladonna** am häufigsten für akute Entzündungszustände mit Fieber besonders bei Kindern eingesetzt (Infektionen der oberen Atemwege, Rachenentzündung, Mandelentzündung, „Streptokokken-Hals“). Es eignet sich insbesondere zur Prävention und Behandlung von Scharlach, dem es in vielen Einzelheiten sehr ähnlich ist. Ebenso wirksam ist es als Heilmittel für stillende Mütter, die an einer akuten Brustentzündung mit hohem Fieber und extremer Empfindlichkeit der Brust leiden.

Fallbeispiel 5.8
Eine 22jährige Frau hatte während ihrer Schwangerschaft etwas an Verstopfung gelitten, was aber durch eine Gabe **Calcarea carbonica C200** schnell behoben werden konnte; sie konnte zu Hause ohne große Probleme entbinden. Etwa einen Monat später bekam sie plötzlich hohes Fieber

(39,4°C) mit heftigen Kopfschmerzen und einem harten, schmerzhaften Knoten in der rechten Brust, die höchst empfindlich auf Berührung und Erschütterung reagierte. Ihre Pupillen waren stark vergrößert, und sie schien den Eindruck zu haben, weit von mir entfernt zu sein. **Belladonna C30** alle drei Stunden war in dieser Situation sehr wirkungsvoll: Am nächsten Morgen waren die Kopfschmerzen und das Fieber verschwunden, und innerhalb von 24 Stunden war sie ohne Beschwerden wieder in der Lage, zu stillen. Sie stillte mehr als ein Jahr lang und hatte keinen Rückfall.

*

Fallbeispiel 5.9

Eine Frau im Alter von 31 Jahren entband ihr erstes Kind ohne besondere Ereignisse zu Hause. Lediglich die zweite Geburtsphase dauerte etwas länger. **Caulophyllum C1000** half hier aber sehr rasch. Drei Wochen nach der Entbindung bekam sie eine Brustentzündung, sie nahm mit mäßigem Erfolg Antibiotika ein. Schon in der darauffolgenden Woche kam die Entzündung an der gleichen Stelle wieder, und nun verlangte sie nach homöopathischer Hilfe. In der linken Brust hatte sie zwei harte Knoten, die darüberliegende Haut spannte sich rot und glänzend, und sie konnte es nicht ertragen, berührt oder gestoßen zu werden. 38,7°C Fieber und ein klopfender Kopfschmerz an der linken Stirnseite vervollständigten das Bild. Mit **Belladonna C30** wurde diese starke und hartnäckige Erkrankung innerhalb weniger Stunden beseitigt. Es ergaben sich keine Folgeerscheinungen. **Calcarea carbonica** ist komplementär.

*

5.4 Chamomilla

Tinktur aus der ganzen frischen Pflanze, Matricaria chamomilla, N.O. Compositae - Korbblütler, Kamille.

5.4.1 Reizbares Wesen und Unfähigkeit, Schmerz zu ertragen

Wie **Aconitum** und **Belladonna** hilft **Chamomilla** hauptsächlich bei akuten entzündlichen Erkrankungen mit oder ohne Fieber, die plötzlich und heftig, vor allem bei Neugeborenen und kleinen Kindern auftreten. Aber die Heftigkeit von **Chamomilla** bezieht sich in erster Linie auf das

Wesen des Patienten und zeigt sich fast immer als Unfähigkeit, den Schmerz zu ertragen: Ob es sich nun um Koliken, Zahnen oder Ohrenschmerzen handelt, auch ein ansonsten gesundes, kräftiges und braves Kind wird leicht mißlaunig, quengelig und anspruchsvoll, wenn es **Chamomilla** braucht.

Wenn ein **Chamomilla**-Kind schreit, dann ist das nicht ein Schreien aus Hunger oder aus Liebebedürftigkeit, sondern ein wütendes Protestgebrüll, so daß sich einem die Haare zu Berge stellen. Auch die liebevollsten Eltern können die Bedürfnisse dieses Kindes nicht befriedigen. Das Kind krümmt entweder seinen Rücken, stößt mit den Beinen, wirft die Arme hin und her oder windet sich wie ein Wurm. Nur wenn es herumgetragen wird, läßt es sich beruhigen und schläft vielleicht sogar ein; sobald es aber wieder hingelegt wird, fängt es genauso heftig zu schreien an wie zuvor.

Fallbeispiel 5.10

Mit sechs Wochen litt ein kleines Mädchen an Bauchkrämpfen; beim Stillen am Abend war es quengelig und gebläht, trank so schnell es konnte, zog die Beine an oder krümmte den Rücken und schrie vor Schmerzen. Nur wenn es in den Armen der Mutter herumgetragen wurde, beruhigte es sich, sobald es zum Schlafen niedergelegt werden sollte, fing es aber wieder an zu schreien. Als die Mutter aufhörte, Milchprodukte zu essen, ging es dem Baby ein paar Tage lang besser, dann aber war es wieder schlimmer als je zuvor. **Chamomilla C30** beruhigte dieses Kind sehr schnell. Die Mutter berichtete, daß einige Nächte ohne alle Symptome folgten. Mit acht Wochen bekam sie **Chamomilla C200**, was sogar noch besser wirkte. Als die Mutter ein Käseomelette gegessen hatte, bekam das Kind den schlimmsten Anfall seines Lebens. Er dauerte jedoch nur zwei Stunden, und das Baby hatte daraufhin nie mehr wieder eine Kolik. Eine weitere Behandlung war nicht nötig.

*

5.4.2 Verdauungsstörungen

Zahnen, Koliken und andere typische **Chamomilla**-Beschwerden, die im Mundraum oder im Verdauungssystem lokalisiert sind, werden häufig begleitet von Störungen im Verdauungsapparat wie Blähungen, Bauchgeräusche, krampfartige Schmerzen, grünlicher Durchfall u.ä.

Fallbeispiel 5.11

Ein kleiner Junge mit 5 Monaten wurde wegen Bauchkrämpfen in die Sprechstunde gebracht. Er schlief tagsüber gut und war lieb und brav. Nachts aber wachte er auf, brüllte vor Schmerzen, spuckte saure Milch und war nur zu trösten, wenn er herumgetragen wurde. **Chamomilla C30** behob diese gängigen Beschwerden rasch, es wurde zweimal täglich gegeben. Die Beschwerden traten nicht wieder auf.

*

Fallbeispiel 5.12

Ein Junge mit 13 Monaten hatte schon seit fünf Tagen 39,4°C Fieber mit Durchfall und Erbrechen. Er bekam gerade wieder neue Zähne und hatte in dieser Situation früher oft Ohrenentzündungen gehabt. Das Kind hatte immer wieder Schreianfälle, bei denen es den Rücken krümmte und die Faust in den Mund steckte. Es verlangte danach, gestillt zu werden und wollte dann nur herumgetragen werden. **Chamomilla C30** half hier wie in so vielen ähnlichen Fällen rasch und sicher.

*

5.4.3 Therapeutik

Chamomilla kann für fast jeden akuten Krankheitszustand verschrieben werden, wenn der Patient glaubt, die Schmerzen nicht aushalten zu können und entsprechend reizbar ist und/oder wenn Verdauungsprobleme im Vordergrund stehen. Keinesfalls ist es nur auf Kinder beschränkt; es wirkt auch hervorragend bei Frauen, die während der Entbindung ungehalten und reizbar werden: Sie bitten die Anwesenden ständig um Hilfe und Aufmerksamkeit, können es aber dann doch nicht annehmen, wenn man ihnen tatsächlich helfen will. Eine Frau in einer solchen Situation ist zum Beispiel durchaus in der Lage, ihren Arzt, die Hebamme, den Ehemann oder Freunde aus dem Zimmer zu schicken; sie verlangt nach einem großen und breiten Bett, und sie will die gesamte Entbindung so gestalten, wie sie sich das vorstellt. Das sollte sie auch dürfen, aber eine Gabe **Chamomilla C30** alle 15 bis 30 Minuten schadet nichts und hilft doch, das Geschehen voranzutreiben.

Fallbeispiel 5.13

Nach einer langsamen Eröffnungsphase setzten bei einer 33jährigen Frau die Wehen zur Geburt des sechsten Kindes ein. Sie hatte zunächst starke Blutungen, dann aber wurden die Wehen immer stärker und bei jeder neuen Wehe beschimpfte sie in den übelsten Tönen ihren Ehemann, der wohl des öfteren seine eigenen Wege ging; er verließ den Raum nur zu gerne. Ein paar Gaben von **Chamomilla C30** beruhigten sie, sie konzentrierte sich auf die Geburt, und das Baby kam bald darauf und ohne Probleme zur Welt.

*

Für Neugeborene und kleine Kinder, die gerade zahnen, Bauch-, Ohrenschmerzen oder andere Beschwerden haben, die nicht unbedingt ärztliche Hilfe erforderlich machen, kann **Chamomilla C30** je nach den Umständen alle 30 bis 60 Minuten gegeben werden, und zwar entweder trocken auf die Zunge oder aufgelöst in einer Tasse Wasser und tropfenweise über den ganzen Tag verteilt. Wie in jeder anderen Selbstbehandlung sollte der Arzt sofort aufgesucht werden, wenn Krankheitszustände über mehrere Tage oder trotz der wiederholten Gabe von Mitteln anhalten.

Fallbeispiel 5.14

Ein kleines Mädchen im Alter von 15 Monaten wurde mit fast 39,5°C Fieber in die Praxis gebracht. Die Krankheit hatte begonnen, nachdem es in der heißen Sonne gesessen hatte, außerdem hatte sich das Kind auch noch den Finger in einer Tür eingeklemmt. Es hatte dabei laut geschrien, den Rücken gekrümmt, war steif geworden, hatte die Augen verdreht und die Hände zur Faust geballt. Seine Lippen waren blau geworden, und es war bewußtlos umgefallen. Ein paar Stunden später wachte es aus dem Schlaf auf, faßte sich an die Ohren und schrie vor Schmerzen. Nur durch Herumtragen wurden die Schmerzen etwas erträglicher. Die Untersuchung ergab eine beidseitige Mittelohrentzündung, die sich aber mit Hilfe von **Chamomilla C30** alle zwei Stunden rasch beheben ließ und nicht mehr wieder auftrat.

*

5.5 Gelsemium

Tinktur aus der Wurzelrinde, Gelsemium sempervirens, N.O. Loganiaceae - Brechnußgewächse, gelber Jasmin.

5.5.1 Akute Entzündung und Fieber: Grippe-Syndrom

Das Wesen und der Wirkungsbereich von **Gelsemium** entsprechen am besten einer ganz normalen „Grippe“. Im Vergleich zu den Beschwerden von **Aconitum, Belladonna** und **Chamomilla** entwickelt sich das **Gelsemium**-Bild langsamer und schließt typischerweise Fieber, Erkältungen, Muskelschmerzen, Halsschmerzen, Kopfschmerzen und andere Symptome einer Infektion der oberen Luftwege oder/und einer Magen-Darmentzündung ein. Es herrscht vor allem ein Gefühl der Müdigkeit und der physischen Erschöpfung.

Fallbeispiel 5.15

Im ersten Drittel ihrer Schwangerschaft entwickelte eine 29jährige Frau ein typisches Grippe-Syndrom über einen Zeitraum von einigen Tagen. Als ich sie untersuchte, litt sie an Kopfschmerzen und Halsschmerzen und ihre Nase lief ständig. Sie fröstelte, der ganze Körper und alle Muskeln schmerzten, und sie fühlte sich äußerst geschwächt, so daß sie im Bett blieb und nicht einmal in der Lage war, zum Badezimmer zu gehen. In dieser klassischen Situation brachten sie einige Gaben **Gelsemium C200** wieder auf die Beine, und nach einer ansonsten gesunden ersten Schwangerschaft entband sie ohne Probleme zu Hause.

*

5.5.2 Muskelschwäche und nervöse Erregung

In den Arzneimittelprüfungen, der Toxikologie und auch im klinischen Gebrauch wird **Gelsemium** gewöhnlich assoziiert mit einer tiefgreifenden Muskelschwäche, die in einigen Fällen sogar zur Lähmung führt. Patienten, die eine **Gelsemium**-Grippe haben, sind häufig nicht in der Lage, zu gehen oder ihre alltäglichen Pflichten zu erfüllen, wenn sie zu früh wieder aufstehen, haben sie sehr häufig Rückfälle. Das Heilmittel ist also auch sehr wichtig für die Behandlung eines chronischen Müdigkeitssyndroms, vor allem dann, wenn dieses zurückzuführen ist auf eine grippale Erkrankung in der Vergangenheit.

Gelsemium hat eine besondere Affinität zu den Augen. Es produziert und heilt eine Ermüdung sowohl der äußeren Augenmuskeln (gereizte Augen, schwere Lider) als auch des autonomen Pupillenreflexes und des Akkomodationsmuskels. Die Folgeerscheinungen einer solchen Ermüdung sind Lichtempfindlichkeit, Sehtrübung und glasige Augen. Auch eine

Lähmung anderer willkürlicher und unwillkürlicher Muskeln wie z.B. der Blase und der Atmungswege wird durch **Gelsemium** hervorgerufen und geheilt. Bei der Behandlung des „Landry-Guillaume-Barré"-Syndroms und anderer Nervenkrankheiten in der Folge von bestimmten Viruserkrankungen oder daraus entwickelten Impfstoffen hat es sich als unentbehrlich erwiesen.

Die Muskelschwäche und die Erschöpfung von **Gelsemium** werden im allgemeinen assoziiert mit Anzeichen nervöser Erregung wie Zittern oder Frösteln. **Gelsemium** ist aber auch ein hervorragendes Heilmittel für Beschwerden, die auf eine emotionale Erregung zurückgehen, es entspricht besonders dem Phänomen des „Lampenfiebers" mit Zittern, Zähneklappern oder anderen Anzeichen von Nervosität vor einem wichtigen Ereignis, einer Prüfung oder einer Feierlichkeit.

Fallbeispiel 5.16

Eine 22jährige Frau war im siebten Monat ihrer ersten Schwangerschaft, als sie und ihr Mann erfuhren, daß sie ihre Wohnung in vier Wochen räumen mußten. Während eines Gewitters einige Tage später bekam sie migräneartige Kopfschmerzen, die um das linke Auge herum begannen. Sie sah weiße Flecken in ihrem Sehfeld, dann hatte sie das Gefühl, als würden die Kopfschmerzen wie eine Kappe auf ihrem Kopf sitzen, später wanderten die Schmerzen wieder weiter. Nachdem sie einige Tage diese Schmerzen gehabt hatte, fühlte sie sich allmählich, als wäre sie im Drogenrausch oder hätte die ganze Nacht nicht geschlafen. **Gelsemium C30** linderte rasch die Kopfschmerzen und war auch ein zweites Mal erfolgreich, als die Schmerzen einen Monat später während des Umzugs wiederkamen.

*

5.5.3 Verschiedene andere Symptome

Gelsemium-Patienten frösteln gewöhnlich, ob sie nun Fieber haben oder nicht, sie haben wenig Durst, fühlen sich aber oft besser, wenn sie in großen Mengen Wasser lassen können. Sie sollten daher zum Trinken angehalten werden. Auch ein doppelter Whisky oder Cognac ist wegen seiner beruhigenden Wirkung durchaus wohltuend für ihre Nerven. **Gelsemium** hat eine Vielzahl verschiedener Kopfschmerzen, vor allem im Zusammenhang mit nervöser Anspannung und Erregung.

5.5.4 Therapeutik

Gelsemium ist ein hervorragendes Mittel für Funktionsstörungen während der Geburt, wenn sich z.B. der Muttermund nicht öffnet. Es wird gewöhnlich angezeigt durch allgemeine Erschöpfung, Zittern, Frösteln oder nervöse und emotionale Erregung angesichts der zu erwartenden Ereignisse. Seine Wirkung auf das weibliche Fortpflanzungssystem ähnelt in jeder Beziehung und in vielen Einzelheiten **Caulophyllum**, es ist aber vielleicht sogar noch deutlicher und leichter zu erkennen. Wenn das klinische Bild einer allgemeinen Erschöpfung und Nervosität voll entwickelt ist oder wenn **Caulophyllum** angezeigt scheint, aber nicht wirkt, dann wird **Gelsemium** sehr wahrscheinlich wirksam sein. In solchen Fällen kann **Gelsemium C30** alle 15 bis 30 Minuten gegeben werden.

Fallbeispiel 5.17

Bei der Geburt ihres zweiten Kindes hatte eine 23jährige Frau große Schwierigkeiten in der Eröffnungsphase: Der Muttermund blieb starr und öffnete sich nicht; in der Austreibungsphase bereitete die Steißlage des Kindes Probleme. **Gelsemium C30** half ihr über diese beiden Hindernisse hinweg und sie entband schließlich ganz leicht und ohne weitere Komplikationen.

*

5.6 Calendula

Tinktur aus den Blättern und Blüten, Calendula officinalis, N.O. Compositae - Korbblütler, Gartenringelblume.

5.6.1 Therapeutik

Wie kein anderes Heilmittel fördert **Calendula** die Heilung von Schürfwunden und Rissen der Haut und der Schleimhäute, beugt Infektionen vor und beruhigt verletzte Gewebe. Nach der Geburt bringt eine warme wässerige Lösung aus **Calendula Ø**, die auf offene Wunden in der Scheide oder am Damm aufgebracht wird, wunderbare Linderung. Diese Anwendung, die Hebammen ebenso wie Patientinnen immer wieder begeistert, kann beliebig oft wiederholt werden. Zwischen den Sitzbädern kann **Calendula**-Salbe auf den Dammschnitt oder den Wundverband gegeben und immer wieder mit dem Verband erneuert werden. **Calendula**-Produkte sind auch sonst unentbehrlich für die Versorgung offener Wunden, einschließlich Rißwunden, Schürfwunden, Verbrennungen, Druckstellen, Geschwüre und Punktionswunden. Sie gehören somit unbedingt in jeden Arzneimittelschrank.

Kapitel 6

Acht allgemeine Heilmittel

Die in diesem Kapitel beschriebenen Heilmittel sind wichtig für die Behandlung einer großen Bandbreite allgemeiner Beschwerden, die sich keineswegs nur auf typische Frauenkrankheiten beschränken. Die ersten sechs Mittel werden paarweise erörtert, die letzten zwei einzeln.

6.1 Zwei Mittel für nervöse Beschwerden:

Ignatia und Nux vomica

In ihrem Rohzustand enthalten die beiden Pflanzen mehr als 40% Strychnin. Sie rufen Symptome hervor, die hauptsächlich durch eine Übererregung des zentralen Nervensystems gekennzeichnet sind. Im Zusammenhang damit ergibt sich häufig eine Überempfindlichkeit auf Alkohol, Kaffee, Tabak, anregende Mittel, Drogen und chemische Mittel jeder Art. Dennoch sind die beiden Mittel von ihrem allgemeinen Erscheinungsbild und von den emotionalen Komponenten her so grundverschieden und so inkompatibel in Bezug auf das jeweilige Gesamtbild der Symptome, daß sie nicht unmittelbar hintereinander ohne ein Zwischenmittel gegeben werden sollten.

6.1.1 Ignatia

Tinktur aus den Samen, Ignatia amara, N.O. Loganiaceae - Brechnußgewächse, St. Ignatius Bohne.

Ignatia kommt von den philippinischen Inseln und ist in der Homöopathie und in der Frauenheilkunde unentbehrlich wegen seiner Eigenschaften, die direkt oder indirekt mit der emotionalen Ebene in Verbindung stehen.

6.1.1.1 Kummer, Sorge und enttäuschte Liebe

Die meisten Patienten, die **Ignatia** brauchen, befinden sich gerade inmitten einer akuten Krise mit Kummer, Sorgen oder Enttäuschung, und ihre Symptome entsprechen den Umständen. Oft läßt aber eine romantische, sensible oder künstlerische Veranlagung diese Symptome unverhältnismäßig übertrieben erscheinen. Ob es nun der Tod eines Freundes oder geliebten Menschen ist, ob man von ihm verlassen wurde oder er sich als treulos erwiesen hat oder ob ein lange gehegter Wunschtraum plötzlich unerreichbar geworden ist, oft ruft das quälende, aber unvermeidliche Aufgeben tiefster und innigster Beziehungen äußerst ungewöhnliche und widersprüchliche Reaktionen in Verhalten und Befinden des Betroffenen hervor.

So wird die Trauerarbeit vielleicht insgeheim geleistet, während man nach außen in übertriebener Weise Form und Zurückhaltung wahrt; oder der Patient verrät sich unwillkürlich und auf paradoxe Art zum unpassendsten Zeitpunkt, wenn er etwa auf eine unbedeutende Bemerkung hin plötzlich herzerweichend zu seufzen oder im Augenblick von Trauer oder gesammelter Stille krampfartig zu lachen beginnt. In jedem Fall ergeben sich aus einer so überdrehten und widersprüchlichen Verfassung immer neue Spannungen und Peinlichkeiten.

Fallbeispiel 6.1

Eine 48jährige Frau konsultierte mich wegen akuter Schlafstörungen und Angstzustände, an denen sie seit dem Tod ihrer Mutter vor einem Monat litt. Zwei Jahre zuvor hatte sie sich nach 27jähriger Ehe von ihrem Mann getrennt - die Kinder waren nun aus dem Haus und konnten für sich selbst sorgen -; sie war in einen anderen Staat gezogen und hatte sich dort in ihren spirituellen Lehrer verliebt. Ein Jahr danach brach dieser den sexuellen Teil ihrer Beziehung ab, den sie als den intensivsten und leidenschaftlichsten ihres Lebens empfunden hatte. Er aber wollte eine Störung ihrer geistigen Beziehung vermeiden. Über die nächsten sechs Monate waren sie einander zwar noch sehr „nahe", aber er zog sich immer weiter zurück, bis schließlich ihre Treffen, die sie nach wie vor als sehr schön und bereichernd empfand, immer unregelmäßiger wurden. Während dieser Zeit bemerkte sie zum ersten Mal ein Druck- und Spannungsgefühl in der Brust, im Hals und im Nacken, bekam Schlafstörungen und hatte zweimal eine Ausschabung, weil ihre Periode entweder alle zwei Wochen oder monatelang überhaupt nicht kam. Alle diese Symptome verstärkten sich akut nach dem Tod ihrer Mutter, so daß sie schließlich zu Beruhigungsmitteln und Psychopharmaka griff, um den Tag zu überstehen. Selbst ihr vornehmes Auftreten und ihre tadellosen Formen konnten Kummerseufzer nicht immer unterdrücken oder verbergen, die ihren ganzen Körper zu den unpassendsten Augenblicken erfaßten. Drei Gaben von **Ignatia C1000** innerhalb von 24 Stunden und dann **Ignatia C30** zweimal täglich bei Bedarf hatten eine sehr beruhigende Wirkung auf sie: Innerhalb von zwei Wochen konnte sie wieder ohne Medikamente schlafen und arbeiten. Nach sechs Wochen war sie völlig gesund.

*

6.1.1.2 „Unmögliche" oder widersprüchliche Symptome

Ignatia ist auch ein wichtiges Mittel für physische und nervöse Beschwerden, die ihren Ursprung in Kummer, Sorgen oder Enttäuschung haben; auch die physischen Symptome erscheinen dabei widersprüchlich und unmöglich. So neigen **Ignatia**-Patienten zu Halsschmerzen, die beim Schlucken besser werden. Ihre Gallenblasenkoliken werden erträglicher, wenn sie fettige Speisen oder Würste essen; sie empfinden Schmerzen oder ein Gefühl der Taubheit in einer Hand oder im Fuß, und sie leiden an anderen bizarren oder „hysterischen" Symptomen, die allen bekannten anatomischen oder physiologischen Prinzipien widersprechen. Wieder andere Symptome wechseln einander ab, verändern sich in das genaue Gegenteil oder verschieben sich auf unerklärliche Weise von der physischen auf die mentale Ebene.

Fallbeispiel 6.2

Ein zehnjähriges Mädchen kam zu mir wegen starker Halsschmerzen, die ihr schon seit über einer Woche den Schlaf raubten. Sie erzählte, daß sie oft vor dem Essen einen Klumpen im Hals spürte. Die Halsschmerzen waren nach dem Essen besser und quälten sie am meisten, wenn sie nicht schluckte. Diese Ungereimtheiten führten bald zu weiteren Entdeckungen: Die Mutter ihrer besten Freundin unterzog sich gerade einer Chemotherapie wegen eines Brustkrebses, eine Verwandte war vor kurzem an Brustkrebs gestorben, und das Mädchen beschäftigte sich in letzter Zeit häufig mit dem Gedanken an Krankheit und Tod. Oft wachte sie in panischer Angst auf und konnte sich nur beruhigen, wenn ihre Mutter sie tröstete.

Drei Gaben von **Ignatia C200** innerhalb von 24 Stunden halfen ihr, sich von dieser embryonalen Krankheit in wenigen Tagen zu erholen. Als ihre Symptome ein paar Monate später wiederkamen, verlangte sie selbst nach dem Mittel; dieses Mal wirkte es sofort und mußte nicht mehr wiederholt werden.

*

6.1.1.3 Medikamente und aufputschende Mittel: Empfindlichkeit, Unverträglichkeit, Mißbrauch

Ignatia-Patienten vertragen Arzneimittel und aufputschende Mittel, wie Alkohol, Kaffee und Tabak, oft sehr schlecht oder sie reagieren äußerst empfindlich darauf, gleichzeitig haben sie aber ein instinktives Verlangen nach diesen Dingen. Wie **Nux vomica** ist auch **Ignatia** häufig angezeigt für Beschwerden, die mit einem wiederholten oder lang andauernden Gebrauch oder Mißbrauch von Medikamenten oder Drogen in Verbindung stehen. Wenn die Symptome übereinstimmen, kann es auch hilfreich sein für die Behandlung von allergischen oder überempfindlichen Reaktionen auf Spurenelemente von Umweltgiften oder Chemikalien, die den meisten Menschen keine erkennbaren Schwierigkeiten bereiten.

6.1.1.4 Verschiedene andere Symptome

Ignatia ist gekennzeichnet durch eine Vielfalt von Spasmen, Krämpfen, Muskelzuckungen und Konvulsionen. Auch Übelkeit, Schwindel, Neuralgien, Schlaflosigkeit, Angstgefühle und andere „nervöse" Symptome sind typisch. Das Mittel eignet sich für Menschen, die von Natur aus schon sehr angespannt und durch die Umstände überfordert sind. Man erkennt das Mittel oft daran, daß die Patienten laut oder wiederholt aufseufzen. **Ignatia**-Patienten leiden häufig an Anfällen von Panik und Wut, plötzlichen und heftigen Gemütsschwankungen und (wie **Pulsatilla** und **Gelsemium**) an Beschwerden, die von emotionaler Erregung jeder Art herrühren. Wie bei **Sepia** bessern sich diese Beschwerden gewöhnlich durch sportliche Betätigung, wenn sich die Patienten dafür genügend Zeit nehmen. Die Sinneswahrnehmungen (Sehen, Hören, Riechen und Fühlen) können bis zur Unerträglichkeit geschärft sein.

Andererseits ist das Mittel oft auch schwer zu finden, weil das entsprechende Bild nur dadurch entsteht, daß der Patient seine wirklichen Gefühle unterdrückt, sich hinter einer hochmütigen Reserviertheit versteckt oder sein Gegenüber mit einer Maske von Diskretion und Verleugnung täuscht. Das Mittel muß dann aus dem ungewöhnlichen und widersprüchlichen Muster der Symptome selbst abgeleitet werden.

6.1.1.5 Therapeutik

Ignatia-Beschwerden treten während der Schwangerschaft nicht häufiger auf als zu allen anderen Zeiten, dennoch gilt das Mittel allgemein als „Frauenmittel", etwa so wie **Pulsatilla** und **Sepia**, vor allem im gynäkologischen Bereich gibt es wichtige Anwendungsgebiete. Hier ist an erster Stelle die Amenorrhöe zu nennen, die fehlende Menstruation in der Folge von Kummer oder Enttäuschung. **Ignatia** ist ein hervorragendes Mittel für die Studienzeit und für Jugendliche, die zum ersten Mal ihre häusliche Umgebung verlassen, sei es für ein Internat oder für einen lange ersehnten Aufenthalt im Ausland. In diesen Situationen passiert es dann, daß die Periode unregelmäßig wird oder eine Zeitlang ganz ausbleibt, daß sich eine Mononukleose, eine krankhafte Vermehrung der weißen Blutkörperchen, oder wiederholte Halsschmerzen entwickeln. Das junge Mädchen meldet sich dann krank, um sich zu Hause zu erholen; sobald es aber in die Schule oder Universität zurückkehrt, wird es wieder krank. Das Mittel ist ebenso unübertroffen für die Behandlung von Eifersucht und Boshaftigkeit von kleinen Kindern nach der Geburt eines Geschwisters.

Fallbeispiel 6.3

Eine 21jährige Studentin konsultierte mich wegen Amenorrhöe. Nach einer Mononukleose im Herbst ihres ersten Studienjahres blieb ihre Menstruation völlig aus, bis sie sich schließlich befreien ließ und im Februar wieder nach Hause zurückkehrte. Den ganzen Frühling und Sommer über hatte sie normale Perioden, aber als sie im September wieder an die Universität zurückkehrte, setzte die Menstruation wieder aus und sie hatte bis zu ihren Abschlußprüfungen im Mai keine Blutungen mehr. Eine Bauchhöhlenspiegelung ergab, daß sie Zysten an den Eierstöcken hatte, sie lehnte jedoch jede Art von Hormonbehandlung vehement ab. Schließlich entschloß sie sich, an die Uni zurückzugehen und „durchzuhalten"; sie fühlte sich aber nicht in der Lage, körperlich aktiv zu werden und war ganz allgemein in schlechter Stimmung. Schon während der Schulzeit war es immer wieder zu Auseinandersetzungen mit ihren Eltern gekommen. Nach dem Schulabschluß war sie zu vegetarischer Ernährung übergegangen, hatte ein alternatives Kaffeehaus eröffnet und auch verschiedene Drogen ausprobiert. Dennoch blieb sie eine begabte Studentin, fühlte sich wohl an der Uni und wollte ihr Heimweh einfach nicht wahrhaben. In letzter Zeit pflegte sie sehr einsame Interessen - sie übte sich in Zen-Meditation oder sagte sich selbst Gedichte auf. Die Schilderung ihrer Symptome begleitete sie oft mit schrillem Gelächter, voller Verachtung für die unbestreitbare Absurdität des Daseins. Drei Wochen lang bekam sie eine Gabe **Ignatia C200** einmal wöchentlich. Nach diesen drei Wochen hatte sie ihre erste normale Periode in drei Jahren. Vier Jahre später schrieb sie mir und teilte mir mit, daß sie seither normale Menstruationen hatte.

*

Ignatia ist auch ein wichtiges Heilmittel für akute Beschwerden und verschiedene Unpäßlichkeiten in der Schwangerschaft wie Fieber, Kopfschmerzen, Halsschmerzen oder Schlaflosigkeit, die oft in der Folge eines Streites oder eines Mißverständnisses auftreten und das typische Muster widersprüchlicher Symptome oder Verhaltensweisen zeigen.

Natrium mur. ist komplementär, **Nux vomica** ist vorher oder danach inkompatibel.

6.1.2 Nux vomica

Tinktur aus den Samen, Strychnos nux vomica, N.O. Loganiaceae - Brechnußgewächse, Brechnuß.

6.1.2.1 Nervöse Übererregung

Nux vomica ist ebenso reich an Strychnin und hat die gleichen krampfartigen und stimulierenden Eigenschaften wie **Ignatia**. **Nux vomica** paßt aber besser zum klassischen A-Typ bzw. zu der „Macho"-Persönlichkeit, die entweder unter dem Einfluß von Kokain oder von Amphetaminen steht oder die einfach machtbesessen und dominant ist. Eine Übererregung des Gehirns, des Rückenmarks und der peripheren Nerven kann sich äußern in Muskelverspannung, gereiztem und ungeduldigem Verhalten und in einer nachweislich erhöhten und beschleunigten Aktivität des Gehirns (Denken, Reden, Handeln). Wie bei **Ignatia** sind die Sinne oft schmerzhaft empfindlich, und dies vor allem während längerer Wachphasen, wenn man nicht schlafen kann oder sich einfach nur ruhelos und angespannt fühlt. Allerdings können akute Erkrankungen (Erkältungen, „Grippe“, Halsentzündungen) oder Phasen mangelnden Reaktionsvermögens, großer Müdigkeit, Erschöpfung oder innerer Leere nötig sein, um dem hyperaktiven und ausgelaugten Nervensystem die Möglichkeit zu geben, wieder „aufzutanken“.

Fallbeispiel 6.4

Eine 39jährige Tänzerin kam in meine Sprechstunde, weil sie immer wieder Husten hatte und an Gewicht verlor. Immer wenn der Streß des Auftritts oder der Reisen sie „fahrig“ machte, konnte sie nicht schlafen oder sich entspannen. Sie blieb dann bis spät nachts auf, trank Kaffee und Alkohol, rauchte Zigaretten und verlor schließlich an Gewicht, oder aber sie bekam eine kleinere Krankheit, die sie für ein paar Tage ans Bett fesselte und nach der sie jedesmal an schmerzhafter Verstopfung litt. Sie sagte von sich, daß sie immer etwas „tun müsse“ und „Zeitverschwendung“ nicht ertragen könne. Drei Gaben von **Nux vomica C200** innerhalb von 24 Stunden halfen ihr auf fast wundersame Weise, sich in dieser archetypischen Situation zu erholen. Ihre Neigung zum „schnellen Leben“ machte es allerdings nötig, das Mittel von Zeit zu Zeit zu wiederholen.

*

6.1.2.2 Aggressives, suchtähnliches und zwanghaftes Verhalten

Nux-vomica-Patienten tendieren dazu, in der Arbeit wie im Spiel gleichermaßen ausdauernd zu sein, so als wären sie von einem inneren Drang besessen, sich selbst zu übertreffen. Vor allem aber erwarten sie dieselbe Effizienz und Schnelligkeit auch von anderen. Sie sind ungeduldig gegenüber Fehlverhalten oder Schlampigkeit und geradezu unduldsam gegenüber Mittelmaß oder einfachen menschlichen Schwächen, solche Menschen steigen u.U. schnell an die Spitze ihrer Gruppen- oder Berufshierarchie, aber sie fordern dabei einen hohen Tribut von sich selbst und gewöhnlich auch von ihren Angestellten, ihren Ehepartnern, ja sogar von ihren Kindern. Sie sind selten damit zufrieden, den Dingen ihren Lauf zu lassen, vielmehr versuchen **Nux-vomica**-Menschen oft, ihre zwanghafte persönliche Tatkraft oder ihre Berufskarriere jedermann aufzuzwingen, der in ihrem Weg steht, und sie können ihre Mitmenschen gnadenlos zur Seite schieben, wenn diese ihre Anforderungen nicht entsprechend befolgen können oder wollen.

Außerdem verlangt der schnellebige **Nux-vomica**-Stil häufig nach „Aufputsch-" oder „Beruhigungsmitteln", um diese Gangart beibehalten oder etwas abmildern zu können. **Nux-vomica**-Patienten sind sehr häufig gewohnt an oder sogar abhängig von Kaffee, Alkohol, Tabak, Drogen oder Pharmazeutika. Ebenso können sie aber auch hoch empfindlich oder sogar allergisch auf diese oder andere chemische Produkte reagieren. Mehr noch als **Ignatia** sollte **Nux vomica** für Menschen in Betracht gezogen werden, die an ernsthaften Drogenreaktionen leiden oder an Krankheiten, die vom Gebrauch oder Mißbrauch von Drogen oder Medikamenten herrühren.

Fallbeispiel 6.5

Eine 36jährige Frau zog mich wegen eines stechenden Schmerzes in der linken Seite zu Rate, der sie oft um 3 Uhr morgens weckte. Er erinnerte sie an eine akute Hepatitis, die sie vor elf Jahren gehabt hatte und in deren Verlauf sie in ein Koma gefallen und beinahe gestorben war. Seit der geschäftlichen Rückschläge ihres Mannes versuchte sie, sich und ihren Mann von ihrem bescheidenen Einkommen zu ernähren, sie fühlte sich infolgedessen überfordert und war entsprechend übellaunig. Obwohl sie schon seit einigen Jahren keinen Tabak mehr geraucht hatte, nahm sie nun mindestens zweimal wöchentlich Marihuana und trank täglich einige Gläser Wein. Sie war verfroren, reagierte sehr empfindlich auf kaltes, trockenes, windiges Wetter und vor allem auf Schlafmangel - was zu dieser Zeit wohl ihr größtes Problem war. Mit Hilfe von **Nux vomica C30** zweimal täglich überwand sie diese streßbedingte Krankheit problemlos innerhalb weniger Wochen.

*

6.1.2.3 Störungen im Verdauungs-, Rektal- und Darmbereich

Da sich das autonome Nervensystem typischerweise ständig im „Krisenzustand" oder zumindest in Alarmbereitschaft befindet, sind Verdauung, Ausscheidung und andere vegetative Funktionen oft problematisch. **Nux-vomica**-Patienten haben zuweilen sehr wenig Appetit, oder aber sie schwelgen in üppigen, fetten und stark gewürzten Speisen, die dann häufig zu Blähungsschmerzen und Verdauungsstörungen führen. Das Mittel hilft bekanntlich auch bei der gängigen Art von Verstopfung, wenn harter Stuhl schmerzhaft gegen ein verkrampftes Rektum drückt, das nicht locker lassen kann. Dabei kann es auch zu Krämpfen des Blasenschließmuskels kommen.

Fallbeispiel 6.6

Ein 4 Wochen altes Mädchen wurde wegen starker Verstopfung, die seit 2 Wochen angehalten hatte, in die Praxis gebracht. Das ansonsten gesunde Baby, das gut trank und zunahm, konnte seinen Darm nur selten entleeren und wenn, dann nur unter Stöhnen und großer Anstrengung, wobei eine Menge Blähungen abgingen. Über die letzten Tage hinweg hatte es vor Schmerzen und Zorn gebrüllt, wenn es immer wieder vergeblich versuchte, Stuhl auszuscheiden. Dabei zog es die Beine abwechselnd an oder stieß sie von sich. Außerdem erschreckte es sich leicht bei jedem plötzlichen Geräusch, bei grellem Licht oder sogar, wenn es berührt wurde. Nach einer Gabe **Nux vomica C30** hatte es innerhalb einer Stunde normalen Stuhlgang und konnte sich danach regelmäßig ohne Schmerz und ohne Anstrengung entleeren.

*

6.1.2.4 Verschiedene andere Symptome

Im allgemeinen sind **Nux-vomica**-Patienten verfroren und reagieren empfindlich auf kaltes, trockenes Wetter, Wind und Luftzug. Wärme in jeder Form tut ihnen gut. Wenn sie sich überarbeiten, nicht genügend schlafen, sich nicht entspannen können oder in der Folge von Unverträglichkeit und Mißbrauch von Drogen, können sie ungewöhnlich anfällig sein für Erkältungen, Halsschmerzen und andere akute Beschwerden.Die Schleimhäute der Atemwege sind häufig gereizt, und im Kontakt mit Pollen, feinem Staub, Chemikalien, Parfum und Tabak kann sich Heuschnupfen oder Asthma entwickeln. Ebenso häufig sind Kopfschmerzen, Rückenschmerzen, Bauchkrämpfe, Muskelverspannung, Schlafstörungen und Nervosität. Alle **Nux-vomica**-Symptome und Beschwerden können durch Schlafmangel hervorgebracht oder verschlimmert und durch normale Darmtätigkeit behoben werden.

6.1.2.5 Therapeutik

Wie **Ignatia** ist **Nux vomica** ein Heilmittel von breiter und umfassender Wirkungskraft ohne spezifische Affinität zur Schwangerschaft. Es ist jedoch häufig angezeigt für die verschiedensten Schmerzen und Beschwerden schwangerer Frauen, wie Übelkeit, Kopfschmerzen, Verdauungsprobleme, Verstopfung, Hämorrhoiden, Schlafstörungen u.ä.. Auch während der Geburt ist es sehr nützlich. Die klassische Indikation ist die nervöse Übererrerregung, oft in Form eines vergeblichen Stuhldrangs bei jeder Wehe, der nur teilweise durch einen Einlauf gelindert wird. Es sollte auch für Babies in Betracht gezogen werden, die an Koliken und Verstopfung leiden, und für schmerzhafte Monatsblutungen, die sog. Dysmenorrhöe mit dem typischen Symptomenbild.

Sepia und **Sulphur** sind komplementär, **Ignatia** ist inkompatibel.

6.2 Zwei Heilmittel für Erkrankungen der Bindegewebe

Bryonia und Rhus toxicodendron

Beide Mittel haben einen ähnlichen Bezug zu Bindegeweben (Gelenke, Muskeln, Sehnen, Bänder und Faszien) und sind daher in besonderer Weise geeignet zur Behandlung rheumatischer und arthritischer Beschwerden. Außerdem grenzen sie sich durch die entgegengesetzten Modalitäten „Bewegung“ und „Ruhe“ grundlegend von anderen Mitteln ab, die bei Erkrankungen der Bindegewebe ebenfalls in Frage kommen.

6.2.1 Bryonia

Tinktur aus der Wurzel vor der Blüte, Bryonia alba, N.O. Cucurbitaceae-Kürbisgewächse, weiße Zaunrübe oder wilder Hopfen.

6.2.1.1 Affinitäten zu Geweben

Während die meisten Heilmittel eine beschränkte Affinität zu bestimmten Bereichen, Geweben oder Organen haben, sind diejenigen von **Bryonia** ganz typisch und eindeutig abzugrenzen. In erster Linie ist **Bryonia** ein führendes Mittel für Entzündungen der membranartigen Innenwände von

Lungen, Herz oder von Bauch- und Beckenorganen wie z.B. Entzündungen von Rippenfell, Lungenfell, Bauchfell oder Herzbeutel (Blinddarm-Entzündung, entzündliche Beckenerkrankungen, Entzündungen, die nach der Geburt auftreten, etc.). **Bryonia** ist unübertroffen in der Behandlung von Rippenfellentzündung, ob nun die Lunge mitbetroffen ist oder nicht. Es wirkt auch häufig in Fällen, die keine deutlicheren Indikationen für andere Mittel aufweisen.

Zum zweiten steht das Mittel in einem ebenso deutlichen Bezug zum Embryonalgelenk oder zu den Gelenkschleimhäuten, einschließlich der Muskeln, Sehnen, Bänder, Beutel und Faszien, die sie stützen. In der täglichen Praxis ist **Bryonia** eines der wichtigsten rheumatischen Mittel und wird am häufigsten verwendet für die Behandlung von Arthritis, Schleimbeutelentzündung, Sehnenentzündung und anderer Entzündungen der Bindegewebe.

Es entspricht auch Entzündungen der Drüsen und der Schleimhäute der Atemwege und kann Halsschmerzen, Husten und Grippe heilen, wenn noch andere charakteristische Merkmale gegeben sind. In der Gynäkologie zeigt **Bryonia** eine eindeutige Affinität zu Brüsten und Eierstöcken und gilt zusammen mit **Belladonna** als eines der wichtigsten Mittel bei akuter Brustentzündung stillender Mütter.

6.2.1.2 Fieber mit akuter und subakuter Entzündung

Wie bei Brustentzündung, Mandelentzündung oder Grippe hilft **Bryonia** gewöhnlich am besten bei akuten Entzündungen mit Fieber, zumindest im Frühstadium. Aber wenn **Bryonia** indiziert ist, handelt es sich vermutlich eher um Krankheiten, die sich langsamer entwickeln, als solche, die nach **Aconitum** oder **Belladonna** verlangen. Die typischen **Bryonia**-Erkrankungen wie Rippenfellentzündung, Typhus, rheumatisches Fieber, Blinddarmentzündung, Bauchfellentzündung oder Beckenentzündung können sogar subakut werden und Wochen oder Monate brauchen, bis sie zum Ausbruch kommen.

6.2.1.3 Verschlimmerung durch Bewegung

Für fast jede typische **Bryonia**-Erkrankung heißt die nicht zu übersehende Hauptmodalität „Verschlimmerung durch die geringste Bewegung“ oder „Besserung durch absolute Ruhestellung“. Dieses hervorstechende Symptom ist der Schlüssel zur Verabreichung des Mittels, meistens bezieht sich diese Modalität auf den Patienten als Ganzes und weniger auf einzelne Bereiche.

So werden die scharfen, stechenden und reißenden Schmerzen der Rippenfellentzündung, für die **Bryonia** geradezu charakteristisch ist, schon durch die Bewegung der Brustmuskulatur beim Atmen verschlimmert, so daß der Patient am liebsten auf der schmerzhaften Seite liegt, um sie zu stützen und so die Schmerzen etwas erträglicher zu machen. Arthritische Gelenke, die **Bryonia** brauchen, müssen ähnlich ruhiggestellt, entzündete Brüste gut gestützt werden, und die typischen „berstenden" Kopfschmerzen sind nur zu ertragen, wenn man absolut still sitzt oder liegt und nicht einmal die Augen, etwa zum Lesen, bewegt.

Fallbeispiel 6.7

Im siebten Monat ihrer zweiten Schwangerschaft kam eine 25jährige Frau zu mir, die über starke Schmerzen im Bereich des linken unteren Rippenbogens klagte. Der scharfe Schmerz strahlte bis zum Rücken hin aus und trieb ihr oft die Tränen in die Augen, wenn sie versuchte, tief durchzuatmen. Sie wachte auch nachts davon auf, wenn sie sich im Schlaf umdrehte. Sie konnte nicht auf der rechten Seite liegen und empfand eine gewisse Linderung durch Druck oder Reiben, am besten ging es ihr aber, wenn sie absolut ruhig auf der schmerzhaften Seite lag. Diese Beschwerden hatten zwei Wochen zuvor mit einem grippalen Infekt begonnen, und die Patientin hatte auch jetzt noch erhöhte Temperatur, sie fröstelte, hatte am ganzen Körper Gliederschmerzen, war gereizt und hatte großen Durst, vor allem auf heiße Getränke. **Bryonia C30** wurde viermal täglich verabreicht. Das Mittel wirkte in dieser typischen Situation hervorragend. Es wurde noch einmal wiederholt, als die Symptome ein paar Wochen vor der Entbindung wieder auftraten. Die Geburt verlief ohne Probleme, und die Patientin blieb danach weiterhin gesund.

*

6.2.1.4 Reizbares Wesen, das keinerlei Stimulanz verträgt

Die typische Abneigung gegenüber jeder Art von Bewegung kann ebenso ausgeprägt auch auf emotionaler und mentaler Ebene vorhanden sein. **Bryonia**-Patienten wollen lieber alleine gelassen werden. Sie reagieren übellaunig oder ungeduldig, wenn man sie anspricht oder sich um sie bemüht. Schon die geringste Anstrengung, um zu reagieren oder zu antworten, ist ihnen instinktiv zuwider. In schweren Fällen kann es zu einem leichten Delirium kommen, so daß der Patient abwesend und unbeteiligt erscheint, er murmelt dann vielleicht etwas über ein „Heimgehen" an einen Ort, der längst der Vergangenheit angehört. Vor allem aber verlangen **Bryonia**-Patienten nach Dunkelheit und Ruhe, ihre geistige Verfassung und ihre Sinneswahrnehmungen vertragen nur ein Minimum an Stimulanz.

Fallbeispiel 6.8

Eine 28jährige Frau kam mit einem grippalen Infekt und 38,6°C Fieber in meine Sprechstunde. Sie stillte noch ihr zweites Kind, das damals 13 Monate alt war. Seit drei oder vier Tagen hatte sie eine verstopfte Nase, starke Kopfschmerzen, Fieber und Kälteschauer. Die Kopfschmerzen, die sie als starkes Klopfen und Drücken beschrieb, wurden schon bei der geringsten Bewegung unerträglich. Nur absolute Ruhigstellung und der Druck eines eng sitzenden Stirnbandes brachten ihr eine gewisse Erleichterung. Sie war auch außerordentlich empfindlich auf Lärm und helles Licht; schroff und kurz angebunden, keifte sie ihren Mann und das ältere Kind immer nur an, sie in Ruhe zu lassen. Sie war zwar durstig, aß und trank aber wenig, weil ihr immer wieder schlecht wurde und sie dann einen bitteren, saueren Geschmack im Mund hatte. **Bryonia C200** wurde viermal täglich genommen, und innerhalb von eineinhalb Tagen war diese Erkrankung überwunden.

*

6.2.1.5 Verschiedene andere Symptome

Bryonia-Patienten haben im allgemeinen großen Durst sowohl auf kalte wie auf heiße Getränke, sie leeren dann oft ein ganzes Glas in einem Zug. Nicht nur der Mund, sondern alle Schleimhäute sind schmerzhaft trocken und der Appetit ist dementsprechend schlecht. Der Patient verlangt hauptsächlich nach warmer Suppe oder flüssiger Nahrung. Er hat sehr trockenen und spärlichen Stuhlgang. **Bryonia**-Patienten ziehen kühle Räume vor, sie mögen es nicht warm. Viele Beschwerden sind einseitig und treten häufig rechts auf.

6.2.1.6 Therapeutik

Bryonia ist ein wichtiges Heilmittel in der Geburtshilfe, und zwar nicht nur für Grippe, Schleimbeutel- oder Rippenfellentzündung bei schwangeren oder stillenden Frauen, sondern hauptsächlich für akute oder subakute Brustentzündung mit hohem Fieber, starken Schmerzen bei Bewegung und dem typischen **Bryonia**-Bild. In solchen Fällen kann **Bryonia C30** bis zur Besserung alle zwei bis drei Stunden gegeben werden.

Fallbeispiel 6.9

Seit der Geburt ihres ersten Kindes vor drei Monaten hatte eine 30jährige Frau schon viermal Brustentzündung gehabt. Obwohl die Antibiotika, die ihr der Geburtshelfer verschrieben hatte, jedes Mal sofort wirkten, war die Entzündung immer bald darauf in der einen oder anderen Brust wieder aufgetreten. Jetzt hatte sie 40,3°C Fieber und eine heißen roten Knoten in der linken Brust. Sie fühlte sich wund und hatte am ganzen Körper Gliederschmerzen, vor allem an den Handgelenken, Schultern und im Nacken, so daß sie sich möglichst wenig bewegte. Wie bei jedem vorangegangenen Fall hatte sie hinter den Augen berstende Kopfschmerzen, die sie dazu zwangen, absolut stillzuhalten, sie konnte nicht einmal lesen oder auch nur ihre Augen bewegen. Zudem war sie verfroren und hatte Durst auf große Mengen Wassers. Nach einer einzigen Gabe **Bryonia C30** schlief sie sofort ein. Am nächsten Morgen war das Fieber vergangen, die Brust war schmerzfrei, und innerhalb von 24 Stunden war die Erkrankung endgültig überwunden.

*

Fallbeispiel 6.10

Eine 26jährige Frau hatte Zwillinge ohne größere Probleme zu Hause entbunden. Sieben Monate später überfielen sie plötzlich kalte Schauer, als sie nachts zum Stillen aufstand. Ihre rechte Brust fühlte sich sehr wund an, und über die nächsten Tage hinweg hatte sie Fieberschübe, fühlte sich schwindelig, litt an Übelkeit und aß entsprechend wenig. Sie konnte sich kaum bewegen, weil sie starke Rücken- und drückende Kopfschmerzen hatte, so als ob ein eisernes Band um ihren Kopf läge. Nur wenn sie bewegungslos sitzen oder liegen konnte, ging es ihr besser, die geringste Bewegung verursachte wieder Schwindel, Kopfschmerzen oder führte sogar dazu, daß sie erbrechen mußte. Als ich sie untersuchte, hatte sie kein Fieber, aber großen Durst. Sie artikulierte ganz langsam und deutlich, so als wäre sie weit weg von mir. **Bryonia C30** war auch hier nach einigen Gaben sehr wirkungsvoll; es wurde alle zwei Stunden gegeben. Sie konnte ihre Babies noch sechs Monate lang stillen.

*

Bei stationärer und eventuell auch unterstützender konventioneller Behandlung kann **Bryonia** auch sehr gut wirken im frühen Stadium akuter Blinddarmentzündung, wenn kein Durchbruch zu befürchten ist. Gleiches gilt für bestimmte Fälle von rheumatischem Fieber, Herzbeutelentzündung und Entzündungen nach der Geburt oder lokale Abzesse im Beckenraum. Wenn allerdings das gesamte Bauchfell betroffen ist, muß ein chirurgischer Eingriff vorgenommen werden.

Rhus tox. ist komplementär.

6.2.2 Rhus toxicodendron

Tinktur aus den frischen Blättern, die kurz vor der Blüte am Abend gesammelt werden, Rhus toxicodendron, N.O. Anacardiaceae - Sumachgewächse, Gifteiche, Giftefeu.

6.2.2.1 Affinitäten zu Geweben

Die Berührung mit der Gifteiche ruft bekanntlich bei den meisten Menschen eine Blasenbildung auf der Haut hervor. Im homöopathischen Bereich wird die Pflanze auch tatsächlich zur Behandlung von Hauterkrankungen benutzt, bei denen sich Blasen oder Eiterpusteln bilden, wie Eiterflechte, Zellulitis, Wundrose, Gürtelrose und Windpocken.

Weit weniger bekannt ist die Tatsache, daß die Pflanze einen ebenso ausgeprägten Bezug zu Entzündungen der Gelenke, Muskeln, Bindegewebe (Sehnen, Bänder und Faszien), Drüsen und Schleimhäute mit oder ohne Fieber und Schwellungen hat. Wenn keine anderen Mittel symptomatisch angezeigt sind, wird man wohl bei ganz gewöhnlichen Verrenkungen, Muskelzerrungen und überdehnten Sehnen oder Bändern zu allererst an **Rhus tox.** denken.

6.2.2.2 Modalitäten: „Bewegung und Ruhe“ und „Wetterfühligkeit“

Die Beschwerden, die nach **Rhus tox.** verlangen, werden von zwei wesentlichen Modalitäten bestimmt, die gewöhnlich beide ins Auge stechen, wenn das Mittel angebracht ist. Die erste ist eine deutliche Wetterfühligkeit, vor allem bei einem Wechsel zu kaltem, naßem Wetter oder vor einem Sturm, ebenso aber auch bei jeder plötzlichen Temperaturschwankung, hoher Luftfeuchtigkeit oder atmosphärischem Druck. **Rhus-tox.**-Patienten können schlechtes Wetter oft sehr genau vorhersagen, weil sich ihre rheumatischen oder arthritischen Beschwerden dann verschlimmern.

Rhus-tox.-Patienten sind im allgemeinen verfroren, und die meisten ihrer Symptome werden durch warme Bäder, warme Tücher, warme Zimmer und Wärme in jeder Form gelindert. So finden z.B. Patienten, die Rheuma oder Gelenkentzündung in den Händen haben, Erleichterung, wenn sie heißen Tee trinken. Es tut ihnen schon gut, wenn sie nur die warme Teetasse in ihren Händen halten.

Im Gegensatz zu **Bryonia** besteht die zweite Modalität darin, daß sich alle Symptome und die allgemeine Verfassung des Patienten insgesamt in der Ruhelage und zu Beginn von Bewegung verschlimmern. Erst im Verlauf fortgesetzter Bewegung tritt eine Besserung ein.

Viele **Rhus-tox.**-Patienten empfinden es als entsprechend schwierig, zu ruhen, zu schlafen oder es sich im Bett bequem zu machen. Wenn sie aufwachen, fühlen sie sich steif, und oft haben sie stechende Schmerzen in dem Moment, in dem sie aufstehen oder auch nur das schmerzhafte Gelenk bewegen. Sobald sie dann einmal in Bewegung sind, „wärmen“ sie sich oft auf und können dann auch eine Zeitlang durchhalten, sie ermüden aber rasch, wenn sie sich an die neue Position oder Tätigkeit gewöhnt haben, und dann kommen auch ihre alten Symptome wieder zum Vorschein. Typische **Rhus-tox.**-Patienten erkennt man leicht daran, daß sie nicht aufhören können zu zappeln und sich zu bewegen. Sie suchen ständig nach einer neuen Position und finden selten länger als einen Augenblick lang eine Stellung, die ihnen bequem ist.

Fallbeispiel 6.11

Vier Wochen nachdem sie ihr erstes Kind mit dreizehn Monaten abgestillt hatte, bekam eine 36jährige Frau einen stechenden Schmerz in ihrem linken Ellbogen. Sie mußte den Arm zunächst hin- und herdrehen, bevor sie ihre Hand ausstrecken konnte. Dieser scharfe „Nervenschmerz“ war besonders schlimm in Ruhestellung, bei kaltem, nassem Wetter, vor Regen oder einem Schneesturm und am Tag nach ausgiebiger Beanspruchung; während der Arbeit spürte sie ihn kaum. Seit einem Bruch war auch ihr rechtes Bein steif und schmerzhaft vor Regenwetter. Sie schien also ganz dem Beispiel ihrer Mutter und zweier Tanten mütterlicherseits zu folgen, die durch Gelenkentzündungen der Wirbelsäule behindert waren. Seit ihrer frühen Kindheit reagierte sie äußerst empfindlich auf Gifteiche und bekam sofort einen heftigen Ausschlag, wenn sie die Pflanze auch nur leicht mit bloßen Beinen berührte. Sie hatte fast immer eiskalte Hände und Füße, und wenn sie sich nicht wohl fühlte, nahm sie mit Vorliebe ein entspannendes heißes Bad. Ihre Beschwerden, die nun schon sechs Wochen angehalten hatten und chronisch zu werden drohten, waren innerhalb weniger Tage nach der Gabe von **Rhus tox. C200** verschwunden.

*

6.2.2.3 Verschiedene andere Symptome

Die Muskel,- Sehnen- und Gelenkschmerzen von **Rhus tox.** werden als stechend, reißend oder ziehend beschrieben. Sie treten häufig in mehr oder weniger regelmäßigen Abständen auf. Die einschlägige Literatur schätzt das Mittel sehr für die Behandlung sporadisch auftretenden Fiebers oder anderer Beschwerden, die täglich oder im Abstand von zwei oder drei Tagen zur selben Stunde oder in irgendeiner anderen regelmäßigen Abfolge zu beobachten sind. Besonders erstaunlich ist dabei vielleicht, daß **Rhus tox.**-Beschwerden sehr häufig von einem ungewöhnlich starken Verlangen nach Milch angekündigt oder begleitet werden.

6.2.2.4 Therapeutik

Rhus tox. hat zwar keine spezielle Affinität zu Schwangerschaft und Geburt, aber es hilft bei einer so großen Vielzahl von Verletzungen oder Schmerzen der Gelenke, Muskeln und Bindegewebe, daß es mir nötig schien, das Mittel hier aufzunehmen. In der Geburtshilfe kommt es hauptsächlich bei Verletzungen wie Verrenkungen oder Zerrungen zur Anwendung, ebenso wie bei gelegentlichen Komplikationen in der Schwangerschaft oder im Wochenbett, wie Rückenschmerzen, Sehnenentzündung, Arthritis, Beinkrämpfe und Ischias. In solchen Fällen kann **Rhus tox. C30** drei- bis viermal täglich, bei Bedarf auch öfter gegeben werden.

Fallbeispiel 6.12

Im neunten Monat ihrer ersten Schwangerschaft kam eine 35jährige Frau zu mir, die sich über Rückenschmerzen beklagte. Diese quälten sie besonders, wenn sie auf ihrem Bauernhof schwere Wasserkanister zu den Hühnern hinaustragen mußte. In den letzten Wochen hatte sie immer wieder einen stechenden Schmerz unter ihren linken Rippen verspürt, wenn sie sich bückte, um die Hühnereier aufzusammeln. Manchmal war es so schlimm, daß sie sich nicht mehr aufrichten konnte. Es wurde aber noch schlimmer, wenn sie sich hinsetzte, so daß ihr nichts anderes übrig blieb, als einfach weiterzuarbeiten, bis sie den Schmerz überwunden hatte. Bei kaltem, regnerischen Wetter bekam sie auch häufig eine Schleimbeutelentzündung in der rechten Schulter. Sie war meistens recht verfroren und liebte heiße Bäder. Sie erinnerte sich daran, als Kind absolut „immun" gegenüber Giftefeu gewesen zu sein, sie konnte sich sogar darin wälzen und prahlte damit vor ihren Freundinnen. Seit sie schwanger war, hatte sie ein starkes Verlangen nach Milch entwickelt. Vorher hatte sie Milch nicht besonders gemocht. **Rhus tox. C30** zweimal täglich brachte ihr innerhalb weniger Tage schnelle und gründliche Besserung, sie brauchte das Mittel später nur noch selten. Die Geburt erfolgte zum vorgesehenen Termin, und es ging ihr auch dabei gut, obwohl die Entbindung lang und schwierig war. Auch die Trennung von ihrem Mann zwei Monate später beeinträchtigte ihre gesundheitliche Verfassung nicht.

*

Fallbeispiel 6.13

Eine 29jährige Frau, die in der 26.Woche mit Zwillingen schwanger war, klagte über Schmerzen, Krämpfe und Schlafstörungen. Nach einer Bergwanderung waren ihre Bauchmuskeln so steif und schmerzhaft, daß sie keinen Schlaf fand. Noch unangenehmer war ein Prickeln und Jucken in ihren Beinen, von dem sie oft aufwachte. Dieses Gefühl hatte sie auch, wann immer sie eine Zeitlang auf einem Stuhl saß. Ihre Schwangerschaftsgymnastik brachte ihr bei diesen Beschwerden Erleichterung; solange sie sich bewegte und darauf achtete, nicht zu ermüden, ging es ihr einigermaßen gut. Seit Beginn ihrer Schwangerschaft war sie verfrorener und kälteempfindlicher als je zuvor. In kurzer Zeit verhalf ihr **Rhus tox. C30** zu einer deutlichen und nachhaltigen Besserung. Sie brachte die Schwangerschaft problemlos zu Ende, hatte eine normale Entbindung im Krankenhaus, so wie sie es sich gewünscht hatte und konnte die Zwillinge über ein Jahr lang ohne irgendeinen Rückfall stillen.

*

Wenn das charakteristische Bild vorliegt, ist **Rhus tox.** ein wichtiges Mittel für Hautausschläge und eitrige Entzündungen wie Eiterflechte, Zellulitis, Wundrose, Gürtelrose und Windpocken. Wenn eine solche Hauterkrankung durch die Berührung mit Gifteiche, Giftefeu oder Sumachgewächsen ausgelöst wurde und sich bereits im akuten Stadium befindet, wird **Rhus tox.** weniger wirksam sein. Es sollte aber auf jeden Fall vorbeugend eingesetzt werden, wenn damit zu rechnen ist, daß der Patient mit diesen Gewächsen in Berührung kommt.

Bryonia und **Calcarea carbonica** sind komplementär.

6.3 Zwei antispastische Heilmittel:

Magnesium phosphoricum und Colocynthis

Diese Mittel werden am häufigsten für krampfartige und sporadisch auftretende Schmerzen eingesetzt, und zwar bei Kopfschmerzen, Neuralgien und Ischias bis hin zu Menstruationsbeschwerden oder Schmerzen im Bereich des Bauches oder der Eierstöcke. Es erscheint sinnvoll, sie zusammen zu betrachten, weil sie identische Modalitäten haben, die aber in umgekehrter Reihenfolge wirksam sind.

6.3.1 Magnesium phosphoricum

Trituration aus hydriertem Magnesiumphosphat, $MgHPO_4 \cdot 7H_2O$.

6.3.1.1 Krämpfe, die durch Wärme und Druck gelindert werden

Magnesium phosphoricum ist vielleicht das bedeutsamste der antispastischen Mittel. Es wirkt bei Krämpfen und sporadischen Schmerzen fast überall im Körper (Kopf, Gesicht, Zähne, Muskeln, Nerven, Rücken, Bauch, Gebärmutter, Eierstöcke). Die Schmerzen sind meist neuralgischer Art und werden als schießend oder stechend, selten als brennend empfunden.

Unabhängig von ihrem Ursprung und ihrer Art werden **Magnesium phosphoricum**-Schmerzen immer durch Wärme gelindert - ein warmes Zimmer, warme Decken, heiße Getränke, heiße Bäder oder ein Heizkissen.

Andererseits verschlimmern sie sich durch Kälte. Bis zu einem gewissen Grad werden die Schmerzen auch durch die äußere Anwendung von Druck besser. Patientinnen mit Menstruationsschmerzen ziehen die Knie an und legen sich in embryonaler Haltung hin, Patienten mit Kopfschmerzen oder Ischias halten oder drücken die schmerzhafte Stelle oder möchten sie sich massieren lassen.

Neben den Schmerzen verspüren die Patienten eine unbestimmte „Nervosität" mit Angstzuständen und Zittern. Auch diese Symptome werden durch Wärme besser. **Magnesium-phosphoricum**-Patienten reagieren, wie zu erwarten ist, sehr empfindlich auf Kälte in jeder Form, sie sind im allgemeinen verfroren, und dies um so mehr, wenn sie krank sind.

Fallbeispiel 6.14

Eine 36jährige Frau, die allein mit ihrem dreijährigen Sohn lebte, verletzte sich beim Umzug in eine größere Wohnung am Rücken, seither litt sie an häufigen Rückenschmerzen und Ischias. Als ich sie einen Monat nach dieser Verletzung untersuchte, ging sie vornübergebeugt und klagte über einen andauernden Schmerz, der sich über die Rückseite des ganzen linken Beines hinzog, so als wäre der Ischiasnerv eingeklemmt. Eng damit verbunden waren zwei weitere Symptome: Schmerzen im unteren Bauchbereich, die von links nach rechts zogen, und ein Gefühl der Unbeweglichkeit und Steifheit im unteren Rückenbereich. Wenn sie sich auf die schmerzhafte Seite oder mit angezogenen Knien auf den Rücken legte, waren die Schmerzen etwas leichter zu ertragen, aber eindeutige Besserung erreichte sie nur durch Wärme, vor allem durch ein heißes Bad oder eine Wärmflasche. **Magnesium phosphoricum C30** beseitigte diese unangenehmen Beschwerden schnell: Nach drei Gaben waren ihre Schmerzen und Verspannungen deutlich besser, und nach einer vierten Dosis eine Woche später verschwanden sie endgültig.

*

6.3.1.2 Therapeutik

Magnesium phosphoricum wird oft zu Unrecht als reines schmerzlinderndes Mittel eingestuft. Es ist eines der großen neuralgischen Mittel und sehr unkompliziert in der Anwendung. Es kann heftige Schmerzen und Angstzustände eher beruhigen als Morphium und somit Notsituationen entschärfen, bei denen eine Einlieferung ins Krankenhaus oder ein medizinischer Eingriff unvermeidlich erscheint.

Fallbeispiel 6.15

Seit etwa 18 Monaten hatte eine 22jährige Frau gewöhnlich am ersten oder zweiten Tag ihrer Periode immer wieder scharfe Schmerzen in ihrer rechten Leiste, die sie als entzündet und geschwollen empfand. Sie hatte das Gefühl, als säße an dieser Stelle ein großer drückender Ball. Es trieb ihr die Tränen in die Augen, wenn der Schmerz in ihren Oberschenkel hineinschoß. An solchen Tagen war sie weder in der Lage aufzustehen, noch zu schlafen. Sie konnte es nur ertragen, wenn sie zusammengerollt auf dem Rücken lag, eine Wärmflasche auf die schmerzhafte Stelle drückte und eine Menge Kodein-Tabletten schluckte. Bei den entsprechenden Untersuchungen wurde jedoch keine Zyste gefunden. Nachdem sie **Magnesium phosphoricum C30** alle zwei Stunden bekommen hatte, konnte sie auch während ihrer Periode arbeiten und brauchte für die nächsten vier Monate kein Percodan mehr. Als die Symptome allmählich wieder zurückkamen, nahm sie vorbeugend in der Mitte eines Zyklus **Magnesium phosphoricum C200** dreimal innerhalb von 24 Stunden, daraufhin wurden ihre Perioden leichter und das Mittel war nicht mehr nötig.

*

In der Geburtshilfe wird **Magnesium phosphoricum** meistens für gelegentliche Beschwerden während der Schwangerschaft oder der Stillzeit verschrieben, wie Zahnschmerzen, Kopfweh, Neuralgien oder Ischias. Es ist auch ein wichtiges Mittel für Menstruationsschmerzen oder „Mittelschmerz", Endometriose, schmerzhafte Eierstöcke oder Neuralgien mit oder ohne Zystenbildung.

Fallbeispiel 6.16

Nach einer normalen Schwangerschaft und einer Totgeburt bekam eine 25jährige Frau in den letzten zehn Tagen ihrer dritten Schwangerschaft starke Kopfschmerzen. Sie empfand ein Pochen in den Schläfen oder hinter den Augen und hatte das Gefühl, als würde in den Nebenhöhlen etwas blubbern oder platzen. Außerdem hatte die Patientin ein röhrenförmiges Gesichtsfeld und sah auf beiden Augen helle Lichtflecke. Die Entbindung verlief zwar normal, aber als die Kopfschmerzen in gleicher Stärke eine Woche später wiederkamen, entschloß sie sich, ärztliche Hilfe zu suchen. Da sie lediglich durch heiße Kompressen und eine Massage des Rückens oder Nackens Erleichterung verspürte, bekam sie alle zwei Stunden **Magnesium phosphoricum C30**, das wie gewohnt rasch und zuverlässig wirkte.

*

Wenn die typischen Indikationen vorhanden sind, kann **Magnesium phosphoricum** auch bei der Entbindung nützlich sein. Auch Neugeborenenkoliken und Bauchschmerzen bei größeren Kindern passen oft zu diesem Mittel. In diesen Fällen sind die Schmerzen neuralgisch oder krampfartig, haben die klassischen Modalitäten und sind oft so stark, daß die Patienten aufschreien. Bei akuten Schmerzen kann man **Magnesium phosphoricum C30** alle 15 bis 30 Minuten bis zur Besserung geben.

6.3.2 Colocynthis

Tinktur aus dem Fruchtfleisch, Cucumis colocynthis, N.O. Cucurbitaceae - Kürbisgewächse, Bittergurke.

6.3.2.1 Neuralgische Schmerzen, die sich durch starken Druck und Wärme bessern.

Wie **Magnesium phosphoricum** ist **Colocynthis** ein hervorragendes antispastisches und neuralgisches Mittel, das etwa denselben therapeutischen Bereich abdeckt, also Kopfschmerzen, Gesichtsneuralgien, Rückenschmerzen, Ischias, Schmerzen im Bereich des Bauches, der Gebärmutter und der Eierstöcke. Die Schmerzen sind ebenso krampfartig und heftig wie bei **Magnesium phosphoricum** und können durch Wärme in jeder Form etwas gelindert werden.

Charakteristisch für **Colocynthis**-Schmerzen ist jedoch, daß sie hauptsächlich durch starken Druck von außen besser werden. Kopfschmerzen oder Ischiasbeschwerden dieses Mittels reagieren nicht auf sanfte Massage, sondern müssen kraftvoll gerieben und geknetet werden. Patienten mit Bauch- oder Gebärmutterschmerzen ziehen die Knie eng an den Körper an oder pressen ihren Körper an eine Stuhllehne oder eine Tischkante. Neugeborene mit Bauchkoliken liegen oft bäuchlings über den Knien der Eltern und verlangen zusätzlich noch nach dem festen Druck einer Hand in ihrem Rücken. Deutlicher als bei jedem anderen Mittel bewegt sich die Symptomatik von **Colocynthis** um diese entscheidende Modalität, und das Mittel sollte auch tatsächlich nur gegeben werden, wenn diese Voraussetzungen vorliegen.

Fallbeispiel 6.17

Eine 25jährige Frau hatte schon seit langer Zeit Durchfall und krampfartige Schmerzen während der Menstruation. In den letzten sechs Monaten waren ihre Blutungen aber noch viel heftiger geworden, und die Schmerzen waren oft so schlimm, daß sie fast ohnmächtig wurde oder sich erbrechen mußte und nur „zusammengerollt wie eine Kugel“ am Boden liegen konnte. Lediglich ein Heizkissen verschaffte ihr Erleichterung. Sie hatte diese Anfälle alle zehn Minuten, und oft dauerten sie den ganzen Tag über an, zusätzlich hatte sie ein „flaues“ Gefühl im Magen, so wie wenn man sich erschreckt oder wütend ist. Danach fühlte sie sich meistens ein oder zwei Tage lang kalt, bedrückt und erschöpft. Nur ein paar Wochen bevor diese Probleme erstmals auftauchten, hatte man in ihrer Wohnung eingebrochen und sie verwüstet. Sie fühlte sich angesichts dieser Ereignisse entrüstet und hilflos. Diese Gefühle verstärkten sich noch, als sie sich nach Beendigung ihres Studiums einigen Interviews für eine Arbeitsstelle unterziehen mußte, die jedoch alle erfolglos verliefen. Ich gab ihr **Colocynthis C30** dreimal innerhalb von 24 Stunden in der Mitte ihres Zyklus, später nahm sie das Mittel auch stündlich, je nach Bedarf. Daraufhin wurden ihre Perioden leichter und regelmäßiger als je zuvor, und auch ihre chronische Müdigkeit sowie die Darmbeschwerden verschwanden.

*

6.3.2.2 Verärgerung und Reizbarkeit

Viele der Beschwerden, die nach **Colocynthis** verlangen, haben auch eine eindeutig psychosomatische Komponente. Oft sind sich die Patienten einer Verbindung gar nicht bewußt, aber häufig entstehen die Krankheiten, die auf **Colocynthis** ansprechen, aus oder nach einer Verärgerung oder einem Verdruß. In einem solchen Krankheitsbild kann es ganz untypische Ausbrüche von Wut und Gereiztheit geben, die sich entweder gegenüber Außenstehenden entladen oder die sich zu einer verärgerten Grundhaltung und übellaunigem Wesen verinnerlichen.

Fallbeispiel 6.18

Eine 20jährige Frau hatte erfolgreich zu Hause entbunden, lediglich die Übergangsphase der Geburt hatte länger als gewöhnlich gedauert, aber **Kalium carbonicum** und **Chamomilla** waren in dieser Situation von großer Hilfe. Vier Wochen danach kam sie in meine Sprechstunde und klagte über Blutungen und krampfartige Schmerzen, die sie an die Entbindung erinnerten und die so stark waren, daß sie sich krümmte und ihr schwindelig wurde, wenn sie sich wieder aufrichten wollte. Nur ein paar Tage zuvor hatte ihr Mann sie sehr grob angefaßt und sie so sehr beschimpft, daß sie völlig schockiert und eingeschüchtert war. Obwohl sie nicht an Verdauungsstörungen oder Darmträgheit litt, fühlte sie sich aufgebläht von Darmgasen, die nicht abgingen. Mit Hilfe von **Colocynthis C30**, das sie alle zwei Stunden einnahm, gingen die Krämpfe und Blutungen bald zurück. In den Auseinandersetzungen mit ihrem Mann behauptete sie sich nun sehr selbstbewußt; die Beziehung endete im übrigen bald in einer Scheidung.

*

6.3.2.3 Dickdarmentzündung und Darmreizung

Colocynthis hat auch eine Verbindung mit schleimigem oder blutigem Durchfall, flachem, bandartigem Stuhlgang und Darmkrämpfen, wie sie durch eine Röntgenaufnahme oder klinische Untersuchung festgestellt werden können. Das Mittel kann hervorragend wirken für alle Arten von entzündlichen Darmerkrankungen, vor allem für „Reizkolon", Dickdarmentzündung mit Geschwüren, Krummdarmentzündung oder „Crohnsche Krankheit".

6.3.2.4 Therapeutik

Wie **Mag. phos.** ist **Colocynthis** bestens geeignet für Schmerzen in den Eierstöcken, ob mit oder ohne Zystenbildung, für Menstruationsschmerzen oder Krämpfe der Gebärmutter, die durch die Anwendung von starkem Druck gebessert werden.

Fallbeispiel 6.19

Eine 29jährige Frau ließ sich wegen starker Blutungen und Schmerzen im Beckenraum von mir behandeln. Eine Bauchhöhlenspiegelung hatte eine Endometriose ergeben, d.h. eine Versprengung der Gebärmutterschleimhaut. Sie hatte schon zweimal Hormone bekommen, die zunächst gut wirkten. Ihre Symptome kamen jedoch jedesmal schnell wieder zurück, und sie wollte nicht monatelang so starke Medikamente einnehmen. Die Schmerzen waren scharf und krampfartig, sie traten sporadisch und auch während der Menstruation auf und zentrierten sich ausschließlich auf den Bereich des rechten Eierstockes. Sie krümmte sich dann oder mußte starken Druck auf die betroffene Stelle ausüben, oft auch mit einem Heizkissen, um Erleichterung zu finden. Die Blutungen waren dunkel, dickflüssig, mit großen Verklumpungen. Während der ersten sechs Stunden der Periode hatte sie schmerzhafte Gebärmutterkrämpfe und Rückenschmerzen im unteren Bereich. Nach einer heftigen Auseinandersetzung mit der Schwester ihres Freundes, die erst vor kurzem gegen ihren Willen zu ihnen in die Wohnung gezogen war, hatten sich ihre Nackenmuskeln verspannt, so daß sie vier Wochen lang relaxierende Mittel nehmen mußte. Der Geschlechtsverkehr wurde schmerzhaft und fand nur noch unregelmäßig statt. Im Rückblick glaubte sie sagen zu können, daß der gesamte Krankheitsausbruch mit dieser Verstimmung in ihrer Beziehung begann. Drei Gaben von **Colocynthis C200** innerhalb von 24 Stunden und in der Mitte ihres Zyklus verabreicht, linderten rasch die Schmerzen und halfen, das hormonelle und emotionale Ungleichgewicht zu überwinden, das wohl zu diesen Beschwerden geführt hatte.

*

Colocynthis wird häufig auch für viele Arten von Neuralgien bei schwangeren oder stillenden Frauen verwendet (z.B. Kopfschmerzen, Ischias, Gesichtsschmerzen usw.) und gelegentlich auch während der Geburt. **Colocynthis** ist aber auch hervorragend geeignet für Neugeborenenkoliken oder Bauchschmerzen von größeren Kindern, die einen psychosomatischen Hintergrund haben.

Fallbeispiel 6.20

Ein sechs Wochen alter Junge, der gut trank und zunahm, hatte viele Koliken und schlief sehr schlecht; sogar nachdem die Mutter keine Milch- und Molkereiprodukte mehr zu sich nahm, bekam er zu jeder beliebigen Tages- oder Nachtzeit seine Koliken. Er schrie dann auf, zog die Beine eng an den Körper und beruhigte sich nur, wenn die Mutter ihn über ihre Knie legte und mit der Hand fest gegen seinen Rücken drückte. Er bekam viermal täglich **Colocynthis C30**, und innerhalb einer Woche waren seine Koliken überstanden, er trank und schlief wieder normal. Bei Dickdarm-, Krummdarmentzündung oder anderen ernsthaften oder gefährlichen Erkrankungen sollte natürlich ein Arzt konsultiert werden.

*

Staphysagria ist komplementär.

6.4 Staphysagria

Tinktur aus den Samen, Delphinium staphysagria, N.O. Ranunculaceae - Hahnenfußgewächse, Stephanskraut.

6.4.1 Operationswunden

Staphysagria beschleunigt die Heilung von Operationswunden und Schnittverletzungen. Es reduziert die Schmerzen und die Infektionsgefahr auf ein Minimum und kann mehr oder weniger routinemäßig nach größeren oder kleineren chirurgischen Eingriffen jeder Art verwendet werden.

Fallbeispiel 6.21

Eine 21jährige Frau entband ihr erstes Kind problemlos zu Hause. Sie erlitt allerdings eine tiefe Rißwunde zweiten Grades, die unter örtlicher Betäubung genäht wurde. Eine Woche später klagte sie über stechende Schmerzen in der Wunde beim Wasserlassen und über regelmäßige Krampfanfälle in den Hüftmuskeln und im unteren Bauchbereich auf derselben Seite. Die Schmerzen waren so stark, daß sie jedes Mal zusammenfuhr und aufschrie. Am empfindlichsten waren die Nähte selbst, von hier strahlten die Schmerzen wie Nadelstiche in alle Richtungen aus. Einige Gaben **Staphysagria C30** linderten rasch die Schmerzen und die Entzündung und ermöglichten eine normale Wundheilung.

*

Staphysagria eignet sich auch zur Behandlung verschiedener z.T. unerklärlicher chronischer Probleme, die nach einem bestimmten chirurgischen Eingriff entstehen. So hat das Mittel schon vielen Patientinnen geholfen, die sich nie ganz von einer Gebärmutterentfernung, einer Eileiterunterbindung, einem Kaiserschnitt oder ähnlichem erholt haben. Solche Beschwerden treten oft nur zeitweise auf und sind häufig für die konventionelle anatomische oder physiologische Diagnose nicht faßbar, so daß die Patienten dann in der Regel als Neurotiker eingestuft werden, die man mit ihren Wehwehchen von einem Arzt zum anderen schickt. Die Wirkungsweise dieser kleine Pflanze bestätigt aber gerade unter diesen ungünstigen Bedingungen, daß die Symptome nicht nur Einbildung sind. Das Studium der Heilmittel zeigt nicht nur auf, was geheilt werden muß, sondern auch, wie Krankheiten entstehen.

Fallbeispiel 6.22

Eine 41jährige Frau war sichtbar geschwächt von chronischem Eierstockschmerz. Sie konnte sich genau an den Beginn der Erkrankung vor fünf Monaten erinnern: Unmittelbar nach einer Eileiterunterbindung hatte sie eine Beckenentzündung bekommen, die eine intravenöse Behandlung mit Antibiotika und einen längeren Krankenhausaufenthalt nötig machte. Seit dieser Krankheit, die eindeutig bisher die schlimmste ihres Lebens war, hatte sie bei jeder Periode, vor allem am ersten Tag, brennende Schmerzen in der rechten Leiste. Zwischen den Perioden litt sie immer wieder an Anfällen von Blasenentzündung. Selbst ihre zurückhaltende, vornehme Art und ihre wohlüberlegte Wortwahl konnten nicht verbergen, daß sie über den Arzt, der den Eingriff durchgeführt und dabei anscheinend ihre Gesundheit ruiniert hatte, verärgert und empört war. Wenn der Schmerz in ihr rechtes Bein ausstrahlte, konnte sie durch Anwendung von Druck und Wärme Erleichterung finden. Inzwischen begannen die Schmerzen auch schon auf der anderen Seite und auch zwischen den Perioden aufzutreten, sie rissen sie sogar manchmal aus dem Schlaf. Sie fühlte sich nach diesem Eingriff „verstümmelt“ und litt an einem emotionalen Trauma. Nachdem sie dreimal **Staphysagria C1000** innerhalb von 24 Stunden in der Mitte ihres Zyklus bekommen hatte, war die folgende Periode die stärkste, die sie je gehabt hatte. Die Schmerzen dauerten aber nur ein paar Stunden an und waren wesentlich mehr örtlich begrenzt. In den nachfolgenden Monaten ließen die Schmerzen während der Perioden immer mehr nach, die Blasenentzündungen gingen allmählich zurück, und sie fühlte sich nun wieder wohl.

*

6.4.2 Beschwerden entstehen durch Unterdrückung von Verärgerung

Staphysagria ist unübertroffen für die Behandlung verschiedener Beschwerden, die durch Verärgerung oder Entrüstung entstehen, vor allem, wenn diese Gefühle aus irgendwelchen Gründen unterdrückt oder verschwiegen worden sind. Patienten, die von einem Elternteil, einem Arbeitgeber, Lehrer, Liebhaber oder Therapeuten beschimpft, gedemütigt oder gar physisch oder sexuell mißbraucht wurden, scheuen oft eine offene Aussprache, weil sie sich schämen, Angst haben vor Repressalien oder weil sie emotional von dem Übeltäter abhängig sind.

Wie nach einer Operation kann es dadurch zu einer Krankheit oder zu verschiedenen nervösen oder psychosomatischen Beschwerden kommen. Sie reichen von Zittern, Schlafstörungen, Kopfschmerzen, Reizbarkeit und Bauchschmerzen bis zur akuten Dickdarm-, Blasen- und Prostataentzündung. Allen diesen Symptomen liegt das Erlebnis unterdrückter Wut und fortdauernder Erniedrigung zugrunde. Eigentlich muß auch jeder chirurgische Eingriff als Fallbeispiel, ja sogar als Prototyp dieses fundamentalen Problems betrachtet werden: Der Organismus ist durch die Wunde traumatisiert, wird jedoch durch die Anästhesie an einer unmittelbaren Reaktion gehindert; auch ein intaktes Nervensystem kann in dieser Situation Funktionsstörungen erleiden, die selten im voraus zu bestimmen sind.

Fallbeispiel 6.23

Während der Trennung von ihrem Mann erkrankte eine 46jährige Frau an einer schlimmen Blasenentzündung. Auch danach neigte sie zu Blasenreizung wenn sie onanierte oder Geschlechtsverkehr hatte; sie wußte aber, daß einige Gaben **Staphysagria C30** ihr in dieser Situation zuverlässig halfen. Für ihre immer wieder auftretenden Ischiasbeschwerden hatte sich **Colocynthis C30** bewährt. Als ich sie zum ersten Mal untersuchte, klagte sie darüber, daß sie oft vom Essenstisch zur Toilette rennen mußte, weil sie fürchtete, den Stuhlgang nicht mehr halten zu können. Außerdem hatte sie starke brennende Schmerzen tief im Rektum, die sie an die Einläufe und Zäpfchen erinnerten, mit denen ihre Mutter auf sadistische Weise Ungehorsam zu bestrafen pflegte. Mit kaum hörbarer Stimme gestand sie schließlich, daß sie insgeheim Analverkehr als erotisch empfand und daß der Gedanke daran beim Geschlechtsverkehr oder beim Onanieren alle ihre Phantasie in Anspruch nahm. **Staphysagria C10.000** wurde ihr dreimal innerhalb von 24 Stunden verabreicht und half ihr wunderbar bei diesen kritischen psychotherapeutischen Problemen. Allmählich verschwanden auch die Schmerzen im Rektum, und die Darmtätigkeit war weniger unregelmäßig.

*

6.4.3 Dickdarmentzündung und „Reizkolon“

Wie **Colocynthis** mit seiner Affinität zu Bauchschmerzen, Blähungen und Durchfall mit oder ohne Schleim oder Blut, so ist auch **Staphysagria** ein wichtiges Mittel für die Behandlung von Reizkolon, Dickdarmentzündung mit Geschwüren und Krummdarmentzündung und dies vor allem nach größeren operativen Eingriffen oder unterdrückter Verärgerung und Demütigung.

6.4.4 Entzündungen des Urogenitalbereichs

Patienten, die **Staphysagria** brauchen, neigen in besonderem Maße zu Blasen- und Prostataentzündung oder anderen urogenitalen Infektionen. Bei ihnen entstehen solche Beschwerden auch leicht nach intensiver sexueller Betätigung oder Masturbation. Die sogenannte „Flitterwochen-Blasenentzündung" ist ein typisches Beispiel.

Fallbeispiel 6.24

Eine 33jährige Frau bat mich um Antibiotika, weil sie an einem starken Juckreiz und Brennen in der Scheide litt, sehr oft Wasser lassen mußte und dabei Schmerzen hatte. Als ich ihr erklärte, daß ich Homöopath sei und keine Antibiotika verschreibe, lachte sie verächtlich, erklärte sich aber dennoch bereit, Heilmittel auszuprobieren. Sie war aber eigentlich nur zu ungeduldig, um sich bei einem anderen Arzt um einen Termin zu bemühen. Nach einem bösen Streit und einer zweiwöchigen Trennung hatte sie sich wieder mit ihrem Mann versöhnt und am Tag, bevor sie zu mir kam, leidenschaftlich und mehrmals mit ihm Geschlechtsverkehr gehabt. Die Symptome waren unmittelbar danach aufgetreten. Sie hatte einen farblosen Ausfluß und krampfartige Schmerzen in den Eierstöcken, die sie bei jedem Anfall in Angst und Schrecken versetzten; vor allem aber wurde sie ganz verrückt von diesem brennenden Gefühl, das sie alle 10 bis 15 Minuten zwang, Wasser zu lassen. **Staphysagria 30** wurde alle zwei Stunden genommen und brachte diese Krankheit ebenso schnell zum Verschwinden, wie sie gekommen war. Ohne meine Bemühungen, die skeptische Patientin zum Reden zu bringen, hätten wir das Mittel freilich nicht gefunden.

*

Staphysagria ist auch dafür bekannt, daß es Warzen im Genitalbereich und auch anderswo heilt. Es eignet sich für Patienten, die stark idealisierte oder zwanghafte sexuelle Phantasien entwickeln, die das Zusammensein mit dem augenblicklichen Partner beeinträchtigen.

6.4.5 Therapeutik

Nach operativen Eingriffen wie Kaiserschnitt, Dammschnitt oder nach der Behandlung von Rißwunden zweiten oder höheren Grades kann **Staphysagria C30** schon fast routinemäßig gegeben werden, und zwar alle ein bis zwei Stunden je nach Bedarf. Vor und nach größeren Eingriffen kann man aber auch mit **Arnica C30** beginnen. Für eine Blasenentzündung nach intensiver sexueller Betätigung oder zu Beginn einer neuen Beziehung ist **Staphysagria C30** alle zwei bis drei Stunden angezeigt.

Seine vielleicht häufigste und wichtigste Anwendung findet das Mittel in der Behandlung verschiedener und oft gar nicht erkannter Beschwerden, die aus der Unterdrückung von Ärger entstehen und für die es keine allgemein gültige Regel gibt.

Colocynthis ist komplementär.

6.5 Carbo vegetabilis

Trituration aus der Holzkohle, C, Kohle.

6.5.1 Desoxygenierung, Verfall und Fäulnis

Holzkohle ist ein Verbrennungsrest. Sie besteht vornehmlich aus elementarer Kohle in einem reduzierten und desoxygenierten Zustand und anorganisch-mineralischer Asche. Als medizinisches Mittel entspricht **Carbo veg.** pathologischen Zuständen, bei denen das Blut nur mangelhaft mit Sauerstoff versorgt wird und bei denen eventuell Stoffabbau und Fäulnis in den Geweben auftreten können.

Bei Lungenemphysemen, einer chronischen Lungenkrankheit oder jeder anderen Funktionsstörung des Atemtraktes, bei der die Lungen nicht in ausreichendem Maße Sauerstoff absorbieren oder transportieren, zeigt sich das klinische Bild der Desoxygenierung als ein deutlicher Lufthunger und eine bläuliche Verfärbung der Haut und der Schleimhäute.

Fallbeispiel 6.25

Nach kurzer Wehentätigkeit entband eine 32jährige Frau problemlos ihr zweites Kind. Das Baby strengte sich zwar sehr an zu atmen, blieb aber dennoch von tief bläulicher, fast purpurner Farbe. Sekunden später wurde es meiner Krankenschwester plötzlich so übel, daß sie erbrechen mußte, und ich selbst bekam so starke Kopfschmerzen, daß mir fast schwarz vor den Augen wurde; da erinnerte sich der Ehemann, daß ihr alter Gasofen, den er eben erst repariert hatte, vor kurzem ähnliche Probleme verursacht hatte, weil Kohlenmonoxid ausströmte. Das Baby, das inzwischen von allen Anwesenden noch am besten aussah, reagierte unmittelbar auf eine Gabe **Carbo veg. C30**, während alle anderen von uns wesentlich länger brauchten, um sich zu erholen.

*

Bei chronischer venöser Insuffizienz und anderen Formen peripherer Gefäßleiden kann eine Desoxygenierung mit Kälte und bläulicher Verfärbung der Haut auch durch schlechten Blutkreislauf und eine mangelnde Durchblutung der Gewebe hervorgerufen werden.

In jedem Fall verlangen **Carbo-veg.**-Patienten, obwohl sie sich kalt anfühlen, im allgemeinen nach frischer Luft, die direkt auf sie gerichtet werden muß oder die sie sich selbst zufächeln, wenn sie dazu in der Lage sind.

Die Desoxygenierung ist auch ein wesentliches Merkmal des Sterbeprozesses. **Carbo veg.** ist dafür bekannt, „Leichen zum Leben zu erwecken“: es vermag selbst bei Sterbenden die Lebensgeister so lange wachzuhalten, daß Testament oder Abschiedsbriefe verfaßt oder andere wichtige Vereinbarungen getroffen werden können. Beim Neugeborenen mit Atemnot und anhaltender Blaufärbung kann **Carbo veg.** lebensrettend sein und irreversible Gehirnschädigung vermeiden.

Fallbeispiel 6.26

Nach sehr schneller Wehentätigkeit entband eine 36jährige ihr viertes Kind. Es hatte die Nabelschnur eng um den Hals gewickelt, im Fruchtwassersack befand sich dickes Kindspech, und das Baby atmete kaum. Eine Gabe **Carbo veg. C30** rief dieses ansonsten gesunde Neugeborene, noch bevor wir es abgesaugt hatten, schnell ins Leben zurück.

*

6.5.2 Verdauungsstörungen, Darmgase und Bakterientätigkeit

Der desoxygenierte Zustand von **Carbo veg.** wird oft mit einem übermäßigen Wachstum der Organismen in Verbindung gebracht, die in der Darmflora Gase produzieren. Er kann auch durch zuviel Essen oder durch eine Verdauungsstörung nach verdorbenem oder sehr üppigem Essen hervorgerufen werden. In der Medizin wird aktivierte Holzkohle immer noch häufig zur symptomatischen Linderung von Aufstoßen und Blähungen verwendet. Die Verdauungssymptome von **Carbo veg.** treten fast immer zusammen mit einem starken Blähgefühl auf, das entweder durch Aufstoßen oder durch das Abgehen von Winden erleichtert wird. **Carbo-veg.**-Patienten schwelgen gerne in üppigen Soßen und Desserts, auch wenn sie hinterher davon krank werden.

Fallbeispiel 6.27

Eine 33jährige Frau litt unter anderem an Harnverhaltung. Sie datierte den Beginn ihrer Beschwerden zurück auf eine Party im Jahr zuvor, bei der zu üppiges Essen und eine anschließende Nahrungsmittelvergiftung zum Ausbruch eines juckenden Hautausschlages geführt hatten. Es dauerte über einen Monat, bis dieser Ausschlag wieder verschwunden war, und sie hatte sich seither nie mehr wieder auf der Höhe ihrer Kräfte gefühlt. Zum Zeitpunkt der Untersuchung machte sie zwar gerade eine „Hunger-Diät"; nach wie vor war sie aber ganz verrückt nach üppigen Soßen und Gerichten; sobald sie jedoch davon aß, fühlte sie sich stark gebläht. Am schlimmsten ging es ihr bei heißem, feuchtem Wetter. Sie verlangte nach frischer, kalter Luft, die ihr ins Gesicht blasen mußte, während sie schlief. Nachdem sie drei Gaben **Carbo veg. C200** innerhalb von 24 Stunden bekommen hatte, fühlte sie sich so gut wie schon Jahre nicht mehr. Sie wurde bald zum zweiten Mal schwanger und entband ihr Kind ohne jede Komplikation zu Hause.

*

6.5.3 Verschiedene andere Symptome

Bei Patienten, die **Carbo veg.** brauchen, ist das Blut nicht genügend mit Sauerstoff versorgt und die Blutgefäße sind geschwächt. Sie leiden daher häufig an Nasenbluten oder bluten stark aus Wunden, bei der Menstruation, nach der Geburt oder bei einer Fehlgeburt. Auch das Zahnfleisch kann schwammig oder dunkelrot aussehen und leicht bluten. Wunden verheilen langsam und eitern oft, die Fesseln sind häufig bläulich und geschwollen und von Krampfadern überzogen. Sowohl von der Krankheitsgeschichte her als auch von der physischen Untersuchung ist der allgemeine Eindruck bestimmt von einer gewissen Trägheit und Stagnation, Genesung und

Heilung gehen nur langsam und schleppend voran. In vielen Fällen werden die Symptome von **Carbo veg.** bei heißem, feuchtem Wetter verschlimmert.

6.5.4 Therapeutik

Carbo veg. ist ein führendes Mittel, um Neugeborene mit Atemproblemen aus dieser lebensbedrohenden Lage zu retten. Es ist am wirksamsten, wenn das Baby zwar stark bläulich verfärbt ist, aber immerhin versucht zu atmen. In dieser Situation kann **Carbo veg.** alle paar Minuten gegeben werden.

Wenn die Symptome übereinstimmen, ist es auch ein wunderbares Heilmittel für verschiedene Beschwerden der Schwangerschaft, wie Völlegefühl, Verdauungsstörungen oder Venenstauung (Krampfadern, Hämorrhoiden, etc.). Typisch ist dabei der Lufthunger und das Bedürfnis, sich die frische Luft zuzufächeln.

Fallbeispiel 6.28

Eine 28jährige Frau war im fünften Monat mit ihrem dritten Kind schwanger. Sie hatte nach den Mahlzeiten und auch im Schlaf unangenehme Blähungen, so als hätte sie zuviel gegessen. Sie mußte häufig aufstoßen und verlangte nach frischer Luft, die ihr ins Gesicht blasen mußte, um ihr Erleichterung zu verschaffen. Früher hatte sie gerne noch ein zweites Mal zugegriffen, auch wenn sie schon satt war, aber seit sie schwanger war, versuchte sie, diese Genußsucht einzuschränken, um noch gravierendere Folgen zu vermeiden. Sie nahm zweimal täglich **Carbo veg. C30**, und ihre Unpäßlichkeiten verschwanden bald. Sie brachte die Schwangerschaft zu Ende und entband ohne weitere Probleme zu Hause.

*

Bei ähnlicher Indikation kann **Carbo veg.** auch nützlich sein nach der Geburt, um die Genesung von einem Kaiserschnitt oder einer Infektion zu beschleunigen. Es eignet sich überhaupt zur Nachbehandlung jeder längeren oder schwächenden Krankheit.

Kapitel 7

Sieben universelle Heilmittel

Die Heilmittel in diesem Kapitel werden meistens für die Behandlung chronischer Krankheiten verwendet. Ihre Symptomenbilder sind so reichhaltig und vielfältig, daß man sie kaum in wenigen Abschnitten zusammenfassen kann; ihre Handhabung verlangt nach eingehendem Studium und entsprechender Erfahrung. Zudem umfaßt ihr therapeutischer Anwendungsbereich alle Organe und Gewebe und ist keineswegs primär auf die Frauenheilkunde beschränkt. Aber auch in akuten Situationen können sie helfen; sie betreffen so grundlegende Gesundheitsprobleme und sind so häufig auf Schwangerschaft und Geburt bezogen, daß es mir zwingend erschien, sie hier wenigstens kurz vorzustellen.

7.1 Sulphur

Trituration aus elementarem Schwefel, Schwefelblumen.

Sulphur wird oft als der „König" der Materia medica bezeichnet, weil es mehr Symptome hervorruft und heilt als irgendein anderes Mittel und praktisch jeder bekannten Krankheit in gewissem Sinne ähnlich ist. Es wurde deshalb zum Grundstein des Hahnemannschen Konzepts der chronischen Krankheiten. Es wird häufig als Zwischenmittel gegeben, wenn noch kein klares Bild vorhanden ist. Die Symptome erscheinen dann oft in einer neuen Anordnung und weisen somit deutlicher auf das Folgemittel hin.

7.1.1 Yin und Yang: Die Phänomene von Hitze und Energie

Schwefel ist ein wesentlicher Bestandteil aller Proteine und somit jeder lebenden Materie. Im menschlichen Körper sind die energiereichen Schwefelbindungen das Endergebnis der Tätigkeit von Insulin und Koenzym A, die aus dem Abbau von Kohlenhydraten und Fetten Energie gewinnen. Schwefel spielt somit eine Schlüsselrolle im „Schmelzofen" des Stoffwechsels, in dem unsere Körperwärme produziert und erhalten wird. Die große Tradition der chinesischen und japanischen Medizin benennt diese Energie mit *ch'i*, der Quintessenz des Lebens.

Sowohl der allgemeine Eindruck als auch die besonderen Symptome von **Sulphur** drehen sich häufig um übermäßige oder unkontrollierte Produktion von Wärme in irgendeiner Form. Den **Sulphur**-Patienten ist es generell zu warm, sie sind auch im Winter nur spärlich bekleidet, strecken in der Nacht ihre Füße unter der Decke heraus, oder sie gehen so oft wie möglich barfuß, um ihre Füße abzukühlen. Überheizte Räume, heiße Bäder, warme Decken vertragen sie zwar schlecht, andererseits arbeiten oder spielen sie durchaus gerne in der Sonne und verausgaben sich gern, bis sie richtig durchgeschwitzt sind. Trotz ihrer schlampigen persönlichen Gewohnheiten sind sie für jedermann in ihrer Umgebung eine Quelle der Wärme und Lebenskraft.

Diese energiebetonte Qualität, das Yang, macht sich oft auch im Temperament bemerkbar. **Sulphur**-Kinder sind geborene Führernaturen, aggressiv und bestimmend, aber doch auch beliebt. Erwachsene **Sulphur**-Typen geben hervorragende Kaufleute ab, oder aber sie sind Exzentriker, die ihre eigene Meinung zu einer Angelegenheit von weltweiter Bedeutung machen und selten ein „Nein" als Antwort gelten lassen. Ihre Dominanz und mangelnde Sensibilität kann unter Umständen sehr zerstörerisch wirken, wenn sie sich über den Ehrgeiz anderer hinwegsetzen oder deren Schwächen und Gefühle einfach nicht zur Kenntnis nehmen.

Fallbeispiel 7.1

Ein zweijähriges Mädchen wurde wegen seiner „Verhaltensstörungen" zu mir gebracht. Vom ersten Augenblick an dominierte es das Gespräch durch seine schier überschäumende Vitalität, die ohne böse Absicht wie eine Naturgewalt immer wieder hervorbrach, so oft man auch versuchte, sie einzudämmen. Das Kind hatte eine kräftige Gesichtsfarbe, war immer erhitzt, deckte sich im Schlaf immer wieder ab und lief auch mitten im Winter barfuß auf dem kalten Boden. Es war natürlich auch mitten in der ersten Trotzphase, bestand eigensinnig auf seinem Willen und warf sich jederzeit schreiend auf den Boden, wenn man ihm etwas verweigerte. Nachdem es dreimal innerhalb von 24 Stunden **Sulphur C1000** bekommen hatte, verhielt es sich so, als wäre sein Motor um einige Stufen langsamer eingestellt worden. Es behielt seine Schuhe an, deckte sich nachts nicht mehr ab, hatte weniger Wutanfälle und war insgesamt erträglicher. Während der nächsten zwei Jahre brauchte es etwa alle sechs Monate wieder eine Gabe des Mittels, selten aber waren irgendwelche anderen Mittel nötig.

*

7.1.2 Jucken und Hautausschläge

In Übereinstimmung mit den Heringschen Gesetzmäßigkeiten der Genesung entstehen **Sulphur**-Beschwerden oft an der Haut oder werden über die Haut und die Körperoberfläche ausgeschieden. **Sulphur** ist ein wichtiges Mittel für Hautausschläge jeder Art, vor allem, wenn sie jucken und brennen und diese Empfindungen durch Wärme, nach einem Bad oder durch Bettwärme verschlimmert werden.

Fallbeispiel 7.2
Sechs Wochen nach einer leichten ersten Entbindung klagte eine 35jährige Frau über Flecken von trockener und rauher Haut, die sich nach dem Geschirrspülen, nach einem Bad oder in der Bettwärme zu einem lästigen, juckenden Ausschlag entwickelten, der ihr für den größten Teil der Nacht den Schlaf raubte. Sie fühlte sich aber ansonsten wohl und konnte ihr Baby problemlos stillen. Alles, was sie brauchte, waren drei Gaben **Sulphur C200** innerhalb von 24 Stunden, und diese typischen Beschwerden, die sie schon früher häufig gehabt hatte, waren behoben.

*

Sulphur wird auch verwendet für innere Leiden, die sich auf eine Unterdrückung von Hautkrankheiten in der Vergangenheit zurückverfolgen lassen. Die **Sulphur**-Haut ist empfindlich auf Seife, sie sieht oft auch nach einer Dusche oder einem Vollbad noch schmutzig aus und hat häufig eine rauhe oder unebene Oberfläche. Sie neigt zu Eiterflechten, Furunkeln oder Pickeln, so als müßten Verunreinigungen über die Haut nach außen befördert werden.

7.1.3 Verschiedene Grundmerkmale

Viele **Sulphur**-Beschwerden sind von einer rauhen, groben oder ungleichmäßigen Art, die vielleicht auch auf die Unregelmäßigkeiten im Temperaturhaushalt des Körpers zurückgeht. So können trotz eines allgemeinen Gefühls der Erhitzung gewisse Körperteile relativ kalt sein. Die Überhitzung kann auch abwechseln mit Perioden allgemeiner Verfrorenheit. Wenn die gewöhnlich überschäumenden Energiereserven doch einmal zur Neige gehen, kommt es zu völliger Erschöpfung. Dies ist sehr häufig gegen 11 Uhr vormittags der Fall. Auch die Persönlichkeit ist unausgeglichen: **Sulphur**-Menschen tendieren dazu, nur das „Wesentliche" herauszukehren und vernachlässigen dabei die Feinheiten und Nuancen. Sie wechseln zwischen überschwenglichen und mutlosen Phasen.

Ihr Appetit ist teilweise ungezügelt, vor allem auf Kohlenhydrate, Süßigkeiten und stark gesalzene, scharfe oder gewürzte Speisen. Sie sind sehr durstig auf eiskalte Getränke, einschließlich Bier und Alkohol in jeder Form. Die Haut und die Schleimhäute der Nase, des Mundes, des Afters, der Scheide und der Harnröhre sind leicht gerötet und entzünden sich oft. Die **Sulphur**-Schmerzen, die überall im Körper auftreten können, sind typischerweise brennend und bessern sich durch Kälte.

Fallbeispiel 7.3

Im siebten Monat ihrer zweiten Schwangerschaft bekam eine 33jährige Frau einen farblosen Ausfluß und empfand starkes Jucken und Brennen, sobald sie sich wusch, Wasser ließ oder Geschlechtsverkehr hatte. Ansonsten war sie gesund und hatte keine Beschwerden. Sie fühlte sich lediglich unwohl bei heißem Wetter, war sehr durstig auf eiskalte Getränke und hatte ein für sie ungewöhnlich starkes Verlangen nach scharf gewürzten Speisen. Nach einer Gabe **Sulphur C200** gingen die Scheidenentzündung und die Hitzebeschwerden rasch zurück, und zwei Monate später entband sie ohne Probleme.

*

7.1.4 Therapeutik

Sulphur ist ein wichtiges Mittel in der letzten Phase der Schwangerschaft, wenn das stark angestiegene Blutvolumen zu übermäßiger Hitzeproduktion und anderen damit verbundenen Symptomen führt, wie Ödeme, Bluthochdruck, Schlafstörungen und ähnliches.

Fallbeispiel 7.4

Im letzten Monat ihrer dritten Schwangerschaft kam eine 31jährige Frau zu mir. Sie war am ganzen Körper aufgeschwemmt und fühlte sich entsprechend unwohl. Sie hatte eine abenteuerliche Krankheitsgeschichte zu erzählen: In ihrer Hochzeitsnacht hatte sie den Tripper bekommen, und zweimal war sie wegen ihres intravenösen Drogenkonsums schon an Leberentzündung erkrankt. Sie hatte einmal erfolgreich zu Hause entbunden, rauchte nach wie vor 10-15 Zigaretten am Tag und trank mindestens zwei Gläser Wein, ohne sich auch nur die geringsten Vorwürfe zu machen.

Ihre Beine und Füße waren vor allem bei Hitze stark angeschwollen und gerötet, und überhaupt war ihr Hitze in jeder Form sehr unangenehm. Ansonsten aber fühlte sie sich ganz gut, war wie immer recht unbekümmert, gutgelaunt und temperamentvoll. **Sulphur 200** führte zu einer massiven Harnausscheidung, die mehrere Tage lang anhielt, so daß die Schwellungen und das damit verbundene Unbehagen rasch zurückgingen. Drei Wochen später hatte sie eine leichte Entbindung.

*

Sulphur ist auch für kleinere Beschwerden der Schwangerschaft unentbehrlich (Hämorrhoiden, Scheidenentzündung, Ekzeme etc.), die meistens mit dem Hitze-Phänomen von **Sulphur** verbunden sind. Ebenso eignet es sich für Babies und Kinder nach wiederholten akuten Krankheiten oder während der Rekonvaleszenz.
Aconitum, **Arnica**, **Pulsatilla** und **Nux vomica** sind komplementär.

7.2 Calcium carbonicum
Calcarea carbonica

Trituration aus den inneren Teilen der Austerschale, kohlensaurer Kalk, $CaCO_3$.

7.2.1 Säuglingsalter und Kindheit: Verzögerung von Wachstum und Entwicklung

Hydroxyde, Phosphate und Kalziumkarbonate sind wichtige Bestandteile in der Keimschicht von Knochen und Zähnen. Sie sind somit von großer Bedeutung für den Entwicklungsprozeß und das Wachstum von Säuglingen und Kindern. **Calcium carbonicum** ist ein grundlegendes Konstitutionsmittel der frühen Kindheit. Es spricht aber ebenso das „Kind" in älteren Menschen an, also diejenigen physiologischen und charakterlichen Merkmale, die nie abgeschlossen sind, sondern sich das ganze Leben lang weiterentwickeln, wenn sie auch nach außen hin unverändert erscheinen.

Bei Babies verweisen die **Calcium-carbonicum**-Merkmale auf eine Verzögerung oder einen Mangel in der normalen Entwicklung (z.B. Zahnen, Laufen, Sprechen). Babies, die **Calc. carb.** brauchen, sind schwächlich, schlapp, ungeschickt, haben eine schlechte Koordination, flache, wenig ausdrucksvolle Gesichtszüge, oder sie sind übermäßig vorsichtig und ängstlich.

Fallbeispiel 7.5

Ein Mädchen im Alter von 16 Monaten hatte Entwicklungsstörungen. Es war voll ausgetragen, durch Kaiserschnitt entbunden und hatte gute Apgar-Werte. Es lernte jedoch nie, kraftvoll zu saugen, konnte erst mit neun Monaten sitzen und mit 13 Monaten krabbeln. Selbst jetzt schlief es noch die ganze Nacht und den größten Teil des Tages und schien auch geistig etwas zurückgeblieben zu sein. Es schwitzte am Kopf und hatte ein schier unstillbares Verlangen nach Käse, Milch und Eiern, ansonsten zeigte es kaum andere Symptome. Die Eltern hatten allerdings bemerkt, daß seine Vitalität und gesamte Entwicklung nach jeder DPT-Impfung einen eindeutigen Rückschlag erlitt. Das Kind bekam dreimal innerhalb von 24 Stunden **Calc. carb. C10.000**, und einen Monat später berichtete die Mutter von einer beschleunigten Entwicklung beim Sprechen und Laufen. Weitere vier Monate später konnte es alleine laufen und auch ganz gut sprechen. Es erschien aber immer noch langsamer und weniger weit entwickelt als gleichaltrige Kinder. Nun wurde das Mittel noch einmal gegeben, und es hatte dieses Mal eine noch bessere Wirkung: das Mädchen war aufgeweckter, hatte mehr Energie und reagierte von der Bewegungskoordination her altersgemäß.

*

Andererseits können **Calc.-carb.**-Kinder genausogut fröhliche und friedliche Naturen sein, die in der Schule und im Spiel sorgfältig und methodisch vorgehen und Gelerntes gut behalten können. Sie sind unter Umständen auf eine bestimmte Form, die sie verstanden haben und handhaben können, so sehr fixiert, daß sie sich standhaft gegen Neues wehren, solange es nicht von ihnen akzeptiert oder gewollt ist.

7.2.2 Chronische Beschwerden: Verschleppte, immer wieder auftretende Erkrankungen, Rückfälle

Erkrankungen, die nach **Calc. carb.** verlangen, sind häufig verschleppt, entwickeln sich nur langsam oder neigen zu häufigen Rückfällen. Bei Erwachsenen bleiben diese charakteristischen Merkmale oft im Hintergrund verborgen, bis irgendwann ein scheinbar indiziertes Mittel nicht wirkt und damit eine neue Bewertung des Falls erzwingt. **Calc. carb.** spricht also die latente konstitutionelle Anfälligkeit für Krankheiten in gewisser Weise an und damit letztendlich das Problem chronischer Erkrankungen.

Fallbeispiel 7.6

Ein Mädchen im Alter von 11 Monaten hatte den ganzen Winter über Erkältungen und Infektionen der oberen Atemwege gehabt, die nie wirklich auskuriert waren und einen chronischen Rest kleinerer Symptome wie dicken, gelben Nasenschleim, ein rasselndes Geräusch in der Brust, unregelmäßige Verdauung und andauernden Windelausschlag hinterließen. Ab und zu wurde das Kind akut krank mit hohem Fieber, das gut auf **Belladonna** ansprach, aber es blieb immer etwas zurück. Die Geburt hatte erst drei Wochen nach dem berechneten Termin stattgefunden, nachdem vorher schon einmal frühzeitige Wehen durch alkoholische Getränke beruhigt worden waren. Das Baby wog neun Pfund, und die Mutter brauchte vier Stunden, um das Kind auszutreiben. Es war sehr langsam beim Saugen und hatte Mühe, die Technik des Trinkens an der Brust zu erlernen. Es war auch ungeschickt beim Krabbeln und Gehen und schwitzte stark an seinem übergroßen Kopf. Das Kind war zwar „brav“, es konnte aber nicht einschlafen, ohne die Brust im Mund zu haben und schrie, sobald man es zum Schlafen legen wollte. Innerhalb weniger Tage nach einer Gabe von **Calc. carb. C200** lief seine Nase nicht mehr, das Brustgeräusch war verschwunden und der allgemeine Gesundheitszustand sowie seine Entwicklung waren für den Rest des Winters sehr zufriedenstellend.

*

7.2.3 Verschiedene Grundmerkmale

Kinder oder Erwachsene, die **Calc. carb.** brauchen, sind oft übergewichtig und schwitzen bei der geringsten Anstrengung besonders am Kopf und im Gesicht. Sie können aber auch verfroren sein und empfindlich reagieren auf plötzliche Wetterwechsel, besonders bei kaltem, feuchtem Wetter, sie fühlen sich dann steif, haben Gliederschmerzen und neigen zu Erkältungen oder geschwollenen Drüsen. Oft haben sie ein starkes Verlangen nach Eiern, Milch und Käse, wobei sie diese Nahrungsmittel sehr häufig gar nicht vertragen.

7.2.4 Therapeutik

Calc. carb. ist ein wichtiges Konstitutionsmittel für Babies und kleine Kinder. Es kann eine gesunde Entwicklung begünstigen, auch wenn keine akuten Erkrankungen vorliegen. Oft weisen eine Anzahl chronischer und scheinbar voneinander unabhängiger Beschwerden wie Soor, Milchschorf oder wiederholte Erkältungen oder Ohrenentzündungen auf das Mittel hin. Im Zusammenhang damit erkennt man dann auch die zugrundeliegenden Ernährungs- oder Entwicklungsprobleme. In solchen Fällen kann **Calc. carb. C30** drei Tage lang morgens und abends gegeben und bei Bedarf im wöchentlichen Rhythmus wiederholt werden.

Fallbeispiel 7.7

Ein dreijähriges Mädchen hatte jeden Winter mehrmals Antibiotika gegen ihre immer wieder auftretenden Ohreninfektionen genommen. Zwei Wochen bevor sie in meine Sprechstunde kam, hatte sie zudem einen Kruppanfall gehabt. Sie wachte nachts oft schreiend auf, weil sie Krämpfe in den Füßen hatte. Bei der Geburt hatte sie neun Pfund gewogen und sie war immer noch groß und schwer für ihr Alter; ihre Muskulatur war aber schwach, ihre Artikulation und ihre Bewegungen erschienen ungeschickt. Gleichzeitig war sie aber intelligent, gutmütig und erstaunlich geschickt mit ihren Händen. Bei kaltem, feuchtem Wetter bekam sie ihre Erkältungen und oft auch Ohrenentzündungen. Außer nach den DPT-Impfungen hatte sie selten Fieber, sie schwitzte hauptsächlich auf der Stirn und verlangte immerzu nach Milch, Käse und Eiern. Nach einer Gabe **Calc. carb. C1000** verbesserte sich die Entwicklung ihrer Muskulatur und der Koordination deutlich. Sie kam ohne Ohrenentzündung und mit nur einer Erkältung durch den Winter.

*

Belladonna und **Rhus tox.** sind komplementär.

7.3 Lycopodium

Tinktur aus den Sporen der frischen Pflanze, Lycopodium clavatum, N.O. Lycopodiaceae - Bärlappgewächse, Bärlapp.

Lycopodium wurde im 19.Jahrhundert zur Herstellung von Pillen verwendet. Es ist eine weitere der scheinbar inaktiven Substanzen, deren medizinische Eigenschaften erst durch die homöopathische Aufbereitung bekannt wurden. Wie bei **Calcium carbonicum** sind die grundlegenden Merkmale chronisch und können innerhalb des begrenzten Symptomenspektrums einer einzelnen Krankheit leicht übersehen werden. Außerdem fällt es schwer, zwischen den Hauptsymptomen einen Zusammenhang zu erkennen, da sie bisher noch nie zufriedenstellend im Überblick dargestellt wurden.

7.3.1 Bilaterale Asymmetrie

Viele **Lycopodium**-Symptome sind einseitig, und die meisten treten rechtsseitig auf oder beginnen auf der rechten Seite, um dann nach links zu wandern. Wenn andere, scheinbar davon unabhängige Symptome ebenfalls diese Asymmetrie aufweisen, dann wird auch das gesamte Energiefeld des Patienten von dieser Seitenbetonung geprägt sein. Gerade weil seitenbetonte Symptome für die abstrakte pathologische Diagnose unerheblich sind, haben sie für die Homöopathie große Bedeutung, da sie allein über das individuelle Energiefeld des Patienten Aufschluß geben.

Fallbeispiel 7.8

Eine 22jährige College-Studentin konsultierte mich wegen immer wieder auftretender Schmerzen im rechten Eierstock. Während der letzten sieben Monate hatte sie diese Schmerzen besonders vor dem Eisprung oder vor ihren Perioden verspürt. Sie litt auch an rechtsseitigen Kopfschmerzen und fühlte unterhalb des rechten Rippenbogens einen Schmerz, der in die Leiste und in den Schenkel ausstrahlte. Sie beschrieb den Schmerz in der Leiste als „stechend wie von scharfen Stacheln“; er war so stark, daß sie sich nicht setzen oder bücken konnte. Am schlimmsten waren die Schmerzen vor und nach den Prüfungen, bei denen sie immer unter einem hohen akademischen Leistungsdruck stand. Auch wenn ihr Mann nicht zu Hause war und sie sich einsam und unsicher fühlte oder wenn sie zuviel gegessen hatte und an Verdauungsstörungen litt, waren die Schmerzen besonders stark. Oft empfand sie gegen 4Uhr nachmittags eine unbestimmte Angst. Diese Angst befiel sie seltener nachts und dann auch nur, wenn sie alleine zu Hause war. Eine Zyste wurde nie gefunden. Nachdem in der Mitte des Zyklus eine Gabe **Lycopodium C1000** verabreicht worden war, verstärkten sich die Schmerzen eine Woche später und betrafen nun auch den linken Eierstock, gleichzeitig traten Gesichtsschmerzen auf, die ebenfalls von rechts nach links wanderten. Daraufhin bekam die Patientin **Lycopodium C10.000**, und die Schmerzen gingen allmählich zurück. Auch das gesamte unklare Bild rechtsseitiger Symptome und die Verdauungsstörung verschwanden.

*

7.3.2 Veränderung des Befindens zu bestimmten Tageszeiten

Eine weitere Besonderheit vieler **Lycopodium**-Krankheiten ist, daß sie gewöhnlich zu bestimmten Tageszeiten schlimmer werden, und zwar hauptsächlich am späten Nachmittag zwischen 16Uhr und 20Uhr und am Morgen nach dem Aufwachen. Wenn man dieses Muster auch auf eine Gruppe von Symptomen übertragen kann, die ansonsten nichts miteinander zu tun haben, ist das Symptomenbild von **Lycopodium** insgesamt definiert. Wie die Seitenbetonung, so ist auch die Verschlimmerung zu bestimmten Tageszeiten auf einer tieferen Ebene begründet und kann nicht einer bestimmten Krankheit zugeschrieben werden. Diese Veränderungen verweisen auf andere wichtige Aspekte, die noch nicht sichtbar sind oder vom Patienten nicht preisgegeben werden.

7.3.3 Ängstlichkeit, Furcht und Hypochondrie

Die asymmetrischen Symptome, die einander auf der mentalen und der emotionalen Ebene widersprechen, sind verwirrend und irreführend. Chronische **Lycopodium**-Patienten sind oft sehr vom Verstand bestimmt, wenig gefühlsbetont, ja sogar kalt und berechnend in Bezug auf ihre eigenen Interessen. Sie sind auch äußerst zurückhaltend, wenn es darum geht, wieviel oder was sie von ihrem Innenleben preisgeben sollen. Ihr Bestreben, sich immer voll in der Kontrolle zu haben, macht sie oft zu innerlich sehr einsamen und isolierten Menschen. Das Selbstvertrauen, das sie zur Schau stellen, und ihr allgemein anerkanntes kompetentes Auftreten verdecken zu sehr, daß sie mit jeder neuen Herausforderung Angst vor Unzulänglichkeit und Mißerfolg haben. **Lycopodium** ist eines der großen

Heilmittel für die Entwicklung des „Ego“, es entspricht vielen Beschwerden, die daraus entstehen, daß man sich zwischen der inneren Angst und dem nach außen zur Schau getragenen Selbstbewußtsein gefangen fühlt.

Fallbeispiel 7.9

Eine 27jährige Rechtsanwältin konsultierte mich wegen Palpitationen. Seit ihrem 16. Lebensjahr litt sie an Herzbeschleunigung und Herzflattern. Sie hatte jahrelang **Digitalis**-Präparate und andere Drogen genommen, bis sie schließlich schwanger werden wollte und deshalb alle Medikamente wegen ihrer Nebenwirkungen absetzte. Seitdem war sie noch nervöser geworden. Ihre Hände zitterten sichtbar, sie fühlte ihr Herz pochen, und ihr Puls lag in Ruhestellung bei 110 in der Minute. Als sie schwanger wurde, stieg ihr Blutdruck so bedrohlich, daß sie sich für einen Schwangerschaftsbruch entschied, weil das Risiko zu hoch erschien. In Gegenwart anderer Rechtsanwälte und in Streß-Situationen fühlte sie sich gehemmt und unsicher. Sie konnte dann auch mehr Krankheitssymptome an sich feststellen. Andererseits kämpfte sie zu diesem Zeitpunkt gerade in einem aufsehenerregenden Gerichtsverfahren gegen die Bundesregierung für eine Entschädigung der Industriearbeiter. Am schlimmsten waren die Symptome gewöhnlich nach dem Essen und am späten Nachmittag gegen 16Uhr; sie ging dann gern an der frischen Luft spazieren und fand dabei Erleichterung. Sie bekam in der Mitte des Zyklus drei Gaben **Lycopodium C1000**; das Zittern und die Palpitationen verschwanden daraufhin schnell, es folgten eine Reihe rechtsseitiger Symptome, die aber ebenso bald vorübergingen. Danach hatte sie mehr Energie, fühlte sich positiver und so gesund wie schon lange nicht mehr.

*

Bei akuten Erkrankungen sind **Lycopodium**-Patienten ängstlich und besorgt oder sie reagieren hypochondrisch auf ihre diversen Beschwerden, so bestehen sie z.B. darauf, daß jemand in unmittelbarer Nähe bleibt, um im Notfall sofort zu ihrer Verfügung zu stehen. Wieder andere verbergen vielleicht ihre Angst hinter tyrannischem Verhalten. Sie denken in erster Linie an sich selbst, und anstatt ihren Helfern zu danken, schreiben sie jegliche Tendenz zur Besserung zuerst ihren eigenen Anstrengungen zu.

7.3.4 Verschiedene Grundgedanken

Wie die anderen Konstitutionsmittel in diesem Kapitel kann **Lycopodium** Symptome in allen Körperteilen hervorrufen und Krankheiten jeder Art heilen helfen. **Lycopodium**-Patienten neigen besonders zu Bauchbeschwerden, die durch Gase und Auftreibung entstehen und durch Aufstoßen oder Winde erleichtert werden. Sie haben auch häufig ein starkes Verlangen nach Süßigkeiten und oft einen ungewöhnlich großen Appetit, andererseits sind sie auch sehr schnell satt und reagieren sehr empfindlich auf zu vieles Essen. Wenn sie akut krank sind, vermeiden sie gewöhnlich kalte Speisen und Getränke, warme Nahrung bessert ihre Halsschmerzen und viele andere Symptome. Umgekehrt aber empfinden sie überheizte Räume als stickig und verlangen nach kühler, frischer Luft.

7.3.5 Therapeutik

Lycopodium ist ein wichtiges Heilmittel für Frauenkrankheiten. Es hat eine Affinität zu den Eierstöcken, vor allem zum rechten, und viele Symptome verschlimmern sich vor der Periode. Wenn die üblichen Indikationen (rechtsseitig, Verschlimmerung am späten Nachmittag, Blähgefühl, Angst etc.) vorhanden sind, bewährt es sich auch in der Behandlung des prämenstruellen Syndroms (PMS).

Fallbeispiel 7.10

Eine 25jährige Frau zog mich wegen Eierstockschmerzen zu Rate. Seit ihrer Blinddarmoperation vor zwei Jahren litt sie an einem scharfen, brennenden Schmerz im rechten Eierstock, der vom Eisprung bis zur Periode anhielt. Oft wurden die Schmerzen bei Bewegung oder sportlicher Tätigkeit schlimmer, andererseits besserten sie sich manchmal, wenn sie Geschlechtsverkehr hatte oder sich sonst mit etwas Angenehmen ablenken konnte. Sie wurde zwar finanziell großzügig von ihrem Vater unterstützt, lebte aber mit ihren literarischen Ambitionen dennoch immer in der Furcht und Unsicherheit, keine Stelle zu finden, keine Karriere zu machen oder nicht genügend Geld zu verdienen. Sie fühlte sich besonders den Klassikern verbunden und lebte mit dem Mann zusammen, der im College ihr Lieblingsprofessor gewesen war. Gegen 16Uhr nachmittags wurde sie gewöhnlich müde und schlapp, lebte dann aber oft am Abend wieder auf;

sie vermied große Mahlzeiten und kalte Getränke und schätzte es sehr, Zeit für sich allein zu haben. Sie bekam **Lycopodium C1000** in der Mitte des Zyklus. Darauf folgte kurzzeitg Kopfweh, das von rechts nach links wanderte, die Schmerzen in den Eierstöcken waren wesentlich leichter und traten bald völlig in den Hintergrund. Das Mittel wurde in größeren zeitlichen Abständen wiederholt gegeben, und die Patientin hatte daraufhin keine gesundheitlichen Probleme mehr.

*

Lycopodium hilft auch bei Kopfschmerzen, Verdauungsstörungen, Halsschmerzen und anderen akuten Beschwerden schwangerer und stillender Frauen, besonders wenn die Symptome rechtsseitig sind, durch übermäßiges Essen oder kalte Speisen verschlimmert oder durch warme Getränke gebessert werden. In solchen Fällen kann **Lycopodium C30** viermal täglich je nach Bedarf gegeben werden. Es ist auch für Kinder eine wunderbares Heilmittel. Seine Hauptanwendung findet es aber bei chronischen Beschwerden.

Fallbeispiel 7.11

Im siebten Monat ihrer zweiten Schwangerschaft konsultierte mich eine 30jährige Frau wegen ihrer Krampfadern, die immer am späten Nachmittag und nur auf der rechten Seite stark geschwollen und schmerzhaft waren. Sie hatte bei der ersten Entbindung keinerlei Probleme gehabt und fühlte sich als Krankenschwester eigentlich in der Atmosphäre eines Krankenhauses wohler, aber sie bestand dieses Mal darauf, eine Hausgeburt zu versuchen. Sie litt schon immer an Höhenangst und sie hatte nun immer wieder Angstträume, in denen sie zusehen mußte, wie jemand von einer Felsenklippe stürzte. Eine Gabe **Lycopodium C200** brachte ihr durchgreifende Besserung, und eine zweite Dosis vier Wochen später half ihr, die Schwangerschaft ohne allzuviel Unbehagen zu Ende zu bringen. Die Entbindung erfolgte dann allerdings durch eine Notoperation mit Kaiserschnitt, das Baby wog zehn Pfund und hatte Gesichtslage.

*

Lachesis ist komplementär.

7.4 Lachesis

Trituration des Giftes, Lachesis muta muta, N.O. Ophidia - Grubenottern, Buschmeister oder Surukuku.

Lachesis wird aus dem tödlichem Gift der Buschmeisterschlange hergestellt, die im Dschungelgebiet des Amazonas lebt und oft länger als drei Meter wird. Der Name stammt von den drei griechischen Göttinnen des Schicksals, die die Lebenszeit bestimmen: Clotho, die den Lebensfaden spinnt, **Lachesis**, die ihn bis zur vorherbestimmten Länge zieht, und Atropos, die ihn durchtrennt. Es wird berichtet, daß Constantine Hering, der die erste Arzneimittelprüfung von **Lachesis** geleistet hat, fast auf den Tag genau am 52.Jahrestag dieses Ereignisses gestorben ist [1].

Lachesis gehört zur Familie der Klapperschlangen (Crotalidae), deren Gifte das Blut zersetzen oder flüssig machen und damit die Blutzirkulation zum Herzen, Gehirn und den lebenswichtigen Organen gefährden. **Lachesis** ist hervorragend geeignet für Anwendungen im Bereich der Gynäkologie und aller anderen Bereiche der Medizin. Es ist bekannt für seine deutlichen und unverwechselbaren Grundmerkmale, wenn auch eine zusammenfassende Interpretation dieser Symptome bisher noch kein zufriedenstellendes Ergebnis ergeben hat.

7.4.1 Bilaterale Asymmetrie

Viele Klapperschlangengifte rufen asymmetrische oder einseitige Störungen des bioenergetischen Feldes hervor, bei **Lachesis** trifft dies in besonderem Maße zu: Seine Symptome sind eindeutig nach links verschoben oder wandern von links nach rechts. In dieser Hinsicht ist es das Spiegelbild von **Lycopodium**, das auch komplementär dazu ist.

Fallbeispiel 7.12

Eine 39jährige Frau konsultierte mich wegen berstender Kopfschmerzen vor der Periode, die von der linken Augenbraue nach hinten ausstrahlten und durch das Auflegen kalter Tücher leichter wurden. In der Woche vor ihrer Periode war sie spürbar angespannt und gereizt und litt häufig an Steißbein- und Ischiasschmerzen, ebenfalls auf der linken Seite. Alle diese Symptome verschwanden in dem Moment, in dem die Menstruation einsetzte. Die Blutung war dickflüssig und mit Klümpchen versetzt. Sie konnte einengende Kleidung um ihre Taille oder ihren Hals nicht vertragen, so hatte sie die Angewohnheit, ihren Rollkragen so weit zu dehnen, bis er lose um ihren Hals hing. Nach einer Gabe **Lachesis C1000** in der Mitte des Zyklus und **Lachesis C12** je nach Bedarf bei Kopfschmerzen brauchte sie das Mittel nur noch zweimal: einmal während ihrer typischen Nebenhöhlenentzündung im Herbst und dann fast auf den Tag genau ein Jahr nach unserem ersten Treffen.

*

7.4.2 Schlafstörungen

Lachesis beeinflußt oft in tiefgreifender und auffallender Art den Schlafprozeß. Im Gegensatz zu Patienten, die an Schlaflosigkeit leiden und einfach nicht einschlafen können, versuchen **Lachesis**-Patienten alles, um wach zu bleiben, weil sie das Gefühl haben, daß Schlaf ihnen schadet. In vielen Fällen verstärken sich die Symptome während oder nach dem Schlaf, und die Patienten fühlen sich immer schlechter, je länger sie schlafen. So wehren sich die einen gegen das Einschlafen, die anderen fahren plötzlich wieder hoch, wenn sie gerade einnicken, so als ob sie das Schlafen an sich nicht ertragen könnten.

Fallbeispiel 7.13

Eine 33jährige Frau klagte über ein Schwindelgefühl, das sie vor zwei Jahren zum ersten Mal aus ihrem Schlaf gerissen hatte, als sie sich umdrehen wollte und dabei das Gefühl hatte, aus dem Bett zu fallen. Seitdem war dieses Gefühl immer wieder aufgetaucht, wenn sie aufschaute, den Kopf drehte und am deutlichsten im Moment des Aufwachens: Sobald sie ihre Augen öffnete, hatte sie dieses unklare Gefühl im Kopf und ihre Augäpfel schienen unwillkürlich hin- und herzurollen. Bei einem normalen Hörtest stellte ein Spezialist Schwerhörigkeit wegen Verknöcherung der Gehörknöchelchen in ihrem linken Ohr fest. Sie war ansonsten gesund, konnte aber engsitzende Kleidung sowie heißes, feuchtes Wetter nicht ertragen. Nachdem sie in der Mitte ihres Zyklus **Lachesis C1000** bekommen hatte, verschwand das Schwindelgefühl, ohne jemals wieder aufzutreten. Sie fühlte sich tatkräftiger und positiver, konnte normal schlafen und brauchte keine weitere Behandlung mehr.

*

7.4.3 Erstickungsgefühle und Beklemmung durch Berührung, Druck oder zu engsitzende Kleidung

Lachesis hat eine besondere Affinität zum Hals und hilft oft Patienten, die das Gefühl haben, zu ersticken. Dieses Gefühl tritt verstärkt auf während des Schlafens, beim Aufwachen oder wenn etwa eine Krawatte oder ein Halstuch eng um den Hals getragen werden. Ähnlich einengende Empfindungen gibt es auch am Kopf, an den Extremitäten, der Brust, den Lungen sowie den Bauch- und Beckenorganen. Jeder Druck durch engsitzende Kleidungsstücke wie einen Hut, einen Rock oder eine Hose wird als unangenehm empfunden. Bei Kopfschmerzen in den Nebenhöhlen und Ohrenentzündungen kann die äußere Hautschicht so empfindlich auf Berührung sein, daß selbst eine sanfte Liebkosung als höchst unangenehm empfunden wird. **Lachesis**-Patienten bekommen oft Kopf- oder Ohrenschmerzen, wenn sie sich kaltem Wind aussetzen oder beim Schwimmen und Tauchen durch den Wasserdruck im Ohr. Im allgemeinen entspricht das Gefühl der Einengung im Inneren einer großen Empfindlichkeit auf Berührung und Druck von außen.

7.4.4 Innere Spannung wird erleichtert durch äußere Ausscheidung

Dem Symptomenbild von **Lachesis** liegt fast immer die Analogie von innerer Spannung und äußerer Absonderung zugrunde. Nicht nur Muskelverspannung oder nervöse Anspannung, die überall im Körper auftreten können, oder die besonderen schon beschriebenen Gefühle der Beengtheit, sondern auch viele andere Symptome von **Lachesis** bessern sich häufig, wenn sie ein Ventil nach außen finden und äußerlich etwas ausgeschieden werden kann. Umgekehrt verschlechtern sie sich, wenn eine solche Absonderung nach außen nicht stattfindet.

Bei erwachsenen Frauen ist dieser Ablauf regelmäßig gewährleistet durch die Monatsblutung, die angestaute Energie freisetzt und den Hormonhaushalt wieder ausgleicht. **Lachesis** ist ein führendes Mittel für das prämenstruelle Syndrom, bei dem sich die Symptome langsam aufbauen, kurz vor Beginn der Blutung ihren Höhepunkt erreichen und mit dem Einsetzen des Flusses sofort gelindert werden. Auch für die Menopause oder bei fehlender Menstruation verhindert dieses Mittel weitere gesundheitliche Komplikationen, die sich aus der Blockierung oder Beeinträchtigung dieses wichtigen Ventilmechanismus ergeben können.

Fallbeispiel 7.14

Eine 49jährige Frau litt an immer wieder auftretenden systemischen „Erythematodes", einer Hautkrankheit. Diese Erkrankung war vor vier Jahren nach einer Totaloperation wegen eines gutartigen Tumors und nach der anschließenden Östrogensubstitution ausgebrochen. Die hauptsächlichen Symptome waren eine deutliche Ermüdung, Halsschmerzen, ein Brennen im Magen und im Darm, Geschwüre im Mund, klopfende Schmerzen im linken Arm, in der Schulter und im Knie und hartnäckige, ebenfalls linksseitige Ohrenschmerzen. Die Schmerzen waren während des Schlafens gewöhnlich schlimmer, aber sie schlief auch ohne Schmerzen schlecht und fuhr manchmal plötzlich hoch, wenn sie gerade am Einschlafen war. Außerdem klagte sie darüber, daß ihre Augen in der Sonne immer zuschwollen und daß sie sich nicht gut konzentrieren konnte, was ihrer Karriere als Schriftstellerin sehr abträglich war. Feuchtes, heißes Wetter konnte sie nicht ertragen, sie zog Kaltes in jeder Form vor. Alkohol oder herkömmliche Medikamente vertrug sie überhaupt nicht. Die Patientin erhielt über die letzten fünf Jahre hin einige Gaben von **Lachesis C1000** und **C10.000** und befindet sich seitdem bei bester Gesundheit.

*

Lachesis-Patienten neigen auch dazu, viel zu reden, und zwar weniger, um zu kommunizieren, als vielmehr, um ihre innere Anspannung loszuwerden. Sie können in so atemberaubenden Tempo monologisieren, daß sie fast die Silben verschlucken bei ihrem Bemühen, die Worte so schnell wie möglich zu artikulieren. Wenn es für **Lachesis** ein zentrales Thema gibt, dann ist es dieser starke Drang, innere Anspannung in irgendeiner Form nach außen zu entladen.

7.4.5 Affinitäten zu den Geweben

Wie alle Schlangengifte hat **Lachesis** eine besondere Affinität zu Blut und Kreislauf und hilft sowohl bei Blutungsphänomenen wie bei Blutpfropfenbildung, einschließlich Herzinfarkt, Schlaganfall, Blutfleckenkrankheit, blutauflösender Anämie, funktionaler Gebärmutterblutung und ähnlichem.

Das Mittel kann auch bei der Behandlung von Alkoholismus sehr nützlich sein. Auch hier kann die Haut purpurfarben oder bläulich verfärbt sein, und es gibt eventuell Anzeichen von Venenstauungen, wie Hämorrhoiden oder Krampfadern.

Andere wichtige Anwendungen findet das Mittel im Bereich von Kopf und Gesicht. Hals, Ohren und Nasennebenhöhlen sind, wie schon weiter oben erwähnt, extrem empfindlich auf Berührung und Druck, auf Wind, stürmisches Wetter und plötzliche Schwankungen im Luftdruck. **Lachesis**-Patienten sind sehr anfällig für Kopfschmerzen in den Nebenhöhlen, Ohrenschmerzen, Halsweh und Nasenbluten. Alle diese Erscheinungen verschlimmern sich bei heißem, feuchtem Wetter und verbessern sich, wenn beliebige Absonderungen ausgeschieden werden können.

7.4.6 Verschiedene andere Symptome

Ob warmblütig oder verfroren, **Lachesis**-Patientinnen vertragen heißes, feuchtes Wetter schlecht und ziehen frische Luft vor. Besonders vor oder während der Periode verfügen sie über große sexuelle Energie, und die Genitalien können äußerst empfindlich auf einen zu großen Tampon oder den Druck eines gynäkologischen Spiegels reagieren. Emotional können sie, besonders vor der Periode, herablassend, gereizt und besitzergreifend sein. Sie neigen zu leidenschaftlichen Ausbrüchen von Verärgerung, Eifersucht oder Trauer.

7.4.7 Therapeutik

Lachesis ist unentbehrlich für die Gynäkologie. Es findet Anwendung sowohl bei der Behandlung des prämenstruellen Syndroms, beim Ausbleiben der Monatsblutung und aller Arten von Unregelmäßigkeiten der Menstruation als auch bei Beschwerden der Menopause. Es hat eine deutliche Affinität zu den Eierstöcken, vor allem zum linken und hat schon vielen Patientinnen mit Endometriose, einer Gebärmutterschleimhautversprengung, geholfen, wenn die typischen Symptome gegeben waren. In der Schwangerschaft hilft es bei so häufigen Problemen wie Bluthochdruck, Hämorrhoiden, Krampfadern, Eierstockschmerzen, Halsweh, Kopfschmerzen in den Nebenhöhlen und Ohrenschmerzen. Wenn das Mittel in solchen Fällen indiziert ist, kann **Lachesis C30** je nach Bedarf alle paar Stunden gegeben werden. Es sollte auch für lebensrettende Maßnahmen beim Neugeborenen und für Impfschäden bei Babies und Kleinkindern in Betracht gezogen werden.

Fallbeispiel 7.15

Im siebten Monat ihrer ersten Schwangerschaft litt eine 31jährige Frau schon seit drei Wochen an einem starken Husten. Es gingen immer noch große Mengen blutigen Schleims ab, und sie fühlte sich sehr müde und erschöpft. Der Husten war besonders stark in der Nacht, er weckte sie häufig aus dem Schlaf und wurde immer schlimmer, je länger sie schlief. Außerdem hatte sie Sodbrennen, wenn sie Süßigkeiten gegessen oder Alkohol getrunken hatte, beim Aufsetzen aus dem Liegen verspürte sie einen stechenden Schmerz unter den linken Rippen. Nachdem sie dreimal **Lachesis C200** bekommen hatte, verschwand der Husten innerhalb von 24 Stunden. Sie fühlte sich für den Rest der Schwangerschaft fit und gesund und entband ohne Komplikationen zu Hause.

*

Lycopodium ist komplementär.

7.5 Arsenicum album

Trituration aus Arsentrioxid, As_2O_3.

7.5.1 Müdigkeit, Erschöpfung und Ruhelosigkeit

Arsen ist für alle lebenden Zellen giftig. Die wichtigsten Symptome von **Arsenicum** entsprechen der Verfassung eines Organismus, der durch irgendeine schädliche Substanz oder durch die giftigen Rückstände seiner eigenen inneren Zersetzung geschwächt und entkräftet wird. So leiden **Arsenicum**-Patienten unter großer Müdigkeit und völliger Erschöpfung, die in keinem Verhältnis zu der geleisteten Anstrengung steht. Sie müssen sich ausruhen, wenn sie die Treppen heruntergestiegen sind oder fühlen sich schon nach der geringfügigen Anstrengung einer Darmentleerung schwach und schwindelig. Sie finden jedoch keine Erleichterung, ob sie nun ruhig sitzen bleiben oder ständig in Bewegung sind; es ist, als wären sie zu der ewig vergeblichen Suche nach dem inneren Frieden verurteilt, der allein ihnen Ruhe geben könnte.

7.5.2 Kälte und Mangel an Lebenswärme; brennende Schmerzen, bessern sich durch Wärme

Ein weiteres Kennzeichen des entkräfteten Zustands von **Arsenicum** ist ein Gefühl der Kälte, das jede Zelle zu ergreifen scheint. **Arsenicum**-Patienten sind fast immer verfroren, ihre Symptome verschlechtern sich bei Kälte, sie lieben dicke Pelzmäntel und überheizte Räume, und die meisten ihrer Symptome werden durch heiße Getränke oder Wärme in jeder Form besser. Sogar die brennenden Schmerzen, die überall im Körper auftreten können, werden paradoxerweise durch Wärme gelindert, was wiederum auf eine Vergiftung oder Eigenvergiftung auf der Zellebene hinweist.

7.5.3 Unsicherheit: Furcht, Ängstlichkeit, zwanghaftes Verhalten

Auch die mentalen und emotionalen Symptome von Patienten, die **Arsenicum album** brauchen, sind häufig gekennzeichnet von einem unnatürlich starken Gefühl, von innen heraus unheilbar vergiftet zu sein. Die äußerlich erkennbaren Symptome, über die sie klagen, werden oft überschattet, intensiviert oder sogar angekündigt durch eine tiefe, existentielle Angst oder eine bewußte Furcht vor Tod und Verfall, die zwar zeitweise besänftigt, aber nie ganz überwunden wird.

Viele **Arsenicum**-Beschwerden entstehen in der Tat auf psychischer Ebene: Die Patienten fürchten sich, allein zu sein. Sie sind geradezu zwanghaft bemüht, ihre subjektiven Symptome ausführlich zu schildern, verlangen immer wieder nach Bestätigung und nehmen so die Zeit und die Energie jedes beliebigen Betreuers voll und ganz für sich in Anspruch. In fortgeschrittenen oder chronischen Fällen sind **Arsenicum**-Patienten oft zwanghaft ordentlich in Bezug auf Kleinigkeiten in der Kleidung, der Form und der äußeren Erscheinung, so als wollten sie damit den Prozeß der inneren Auflösung überdecken.

Fallbeispiel 7.16

Eine 43jährige Doktorandin mit allergischem Asthma benutzte regelmäßig und oft wochenlang ununterbrochen Inhalatoren und bronchienerweiternde Mittel. Sie hatte immer eine laufende Nase, aber in der Nähe von Katzen, Staub, Schimmel und bei kaltem, feuchtem Wetter wurde daraus ein Keuchen und ein harter langanhaltender Husten, der sie gewöhnlich in den frühen Morgenstunden weckte. Sie hatte in diesen Augenblicken Angst, allein zu sein und wünschte sich jemanden, der sie im Arm hält, sie mit heißen Getränken und zärtlicher Besorgtheit umhegt. Mit besorgtem Gesichtsausdruck und suchenden Handbewegungen beschrieb sie jede Einzelheit mit größter Genauigkeit, dabei schien es ihr wichtig zu sein, trotz der Dringlichkeit ihrer Nöte die Form eines höflichen Gesprächs zu wahren. Sie bekam in der Mitte ihres Zyklus **Arsenicum album C1000** und dann **Arsenicum album C30** je nach Bedarf. Sie hatte noch einen schweren Asthmaanfall am Tag vor ihrer Doktorprüfung, aber ansonsten brauchte sie in den drei Jahren seither außer einigen Wiederholungen des Mittels nichts anderes mehr.

*

7.5.4 Verschiedene Grundgedanken

Arsenicum gehört zu den wichtigen periodischen Mitteln. Es kann hilfreich sein für Symptome, die jede Woche, alle 14 Tage, jedes Jahr zur gleichen Zeit oder in regelmäßigen Abständen auftreten, vorausgesetzt natürlich, daß die charakteristischen Indikationen gegeben sind. Viele Patienten berichten über eine Verschlimmerung zu bestimmten Tageszeiten, z.B. in der Dämmerung, kurz nach Mitternacht oder in den frühen Morgenstunden. **Arsenicum** eignet sich auch hervorragend für Erkältungen, Heuschnupfen, Allergien und katharrische Entzündungen der Schleimhäute. Es ist besonders indiziert für scharfe, saure, ätzende, übel riechende oder blutige Absonderungen aus Nase, Hals, Rektum oder Vagina.

Fallbeispiel 7.17

In der 35.Woche ihrer zweiten Schwangerschaft bekam eine 30jährige Frau starken Heuschnupfen mit einem Gefühl des Wundseins und der Empfindlichkeit an den Rippen und einer lähmenden Müdigkeit. Sobald sie sich auch nur kurzzeitig kaltem Wind oder einem Luftzug aussetzte, kam noch ein rauher Husten dazu. Am meisten quälten sie der trockene Hals und der juckende Gaumen, und so nippte sie immerzu an ihrer heißen Limonade, die sie in einer Thermoskanne bei sich hatte. Mit Hilfe von **Arsenicum album C30**, viermal täglich, verschwand der Heuschnupfen innerhalb weniger Tage und kam nicht mehr zurück. Sechs Wochen später entband sie problemlos zu Hause.

*

Arsenicum ist auch wichtig für die Behandlung von Magen- und Darmentzündung, Lebensmittelvergiftung, Dickdarmentzündung und anderer Krankheiten mit Übelkeit, Erbrechen und Durchfall. Viele verschiedene **Arsenicum**-Beschwerden werden begleitet von einem brennenden Durst nach warmen Getränken, die in kleinen Schlucken genommen werden.

Fallbeispiel 7.18

Eine bisher gesunde 26jährige Frau bekam Bauchkrämpfe und wäßrigen Durchfall. Drei Tage lang hatte sie häufig Stuhlgang, wobei aber immer nur kleine Mengen ausgeschieden wurden, die mit Schleim und Blut durchsetzt waren. Danach hatte sie immer das Gefühl des Stuhldrangs und der Anspannung, so als wäre sie noch nicht fertig mit der Ausscheidung. Sie war zu erschöpft, um zur Arbeit zu gehen - einige Kollegen hatten sich übrigens inzwischen mit ähnlichen Symptomen krank gemeldet. Es war ihr so übel, daß sie auch nichts essen wollte, lediglich kleine Schlucke Pfefferminztee brachten ihr zeitweise Erleichterung. Sie zitterte zwar vor Kälte und war in warme Decken eingehüllt, aber sie hatte kein Fieber. Die Untersuchung der Stuhlprobe und die Bakterienkultur waren negativ. Mit **Arsenicum album C200** viermal täglich erholte sie sich rasch und konnte nach wenigen Tagen wieder zur Arbeit gehen.

*

7.5.5 Therapeutik

Arsenicum ist von unschätzbarem Wert für akute und chronische Krankheiten jeder Art und wirkt auf jedes Organ und Gewebe im Körper. Es ist hervorragend geeignet für Lebensmittelvergiftung, Magen- und Darmentzündung sowie Ruhr, aber auch für bronchiales Asthma, Heuschnupfen, Erkältungen und Allergien der Atemwege, wenn das charakteristische Symptomenbild vorhanden ist. Es ist ein führendes Heilmittel für chronische und entkräftende Krankheiten wie metastasierenden Krebs und für Patienten, die im Sterben liegen und bei denen es zur Autointoxikation mit den typischen **Arsenicum**-Merkmalen kommt. Für Neugeborene in einem akuten Depressionszustand mit oder ohne Aspiration von Kindspech kann es lebensrettend sein. In solchen Fällen muß **Arsenicum C30** eventuell alle 30 Sekunden gegeben werden und zusätzlich sind noch konventionelle Maßnahmen zur Wiederbelebung nötig.

Fallbeispiel 7.19

Eine 20jährige Frau brachte ihr erstes Kind zu Hause zur Welt. Die Übergangsphase hatte lange gedauert und das Mädchen, das acht Pfund wog, war am ganzen Körper mit grünem Kindspech bedeckt. Es atmete einmal durch, aber dann stand der Atem still. Eine große Menge Kindspech wurde rasch abgesaugt, aber ich konnte die Luftröhre nicht sehen, geschweige denn intubieren. Inzwischen war das Kind schlaff, weiß und bewegungslos mit einem Herzschlag von 60 in der Minute, reagierte schwach auf Mund-zu-Mund-Beatmung, aber konnte nicht selbständig atmen. Ich gab eine winzige Menge **Arsenicum album C200** auf seine Zunge, und es erwachte mit einem Ruck, schrie und ruderte mit Armen und Beinen. Sein Herzschlag lag nun bei 140 in der Minute und seine Haut erglühte rosig mit dem wieder erwachten Lebensgeist. Diese ganze Entwicklung dauerte nicht länger als ein paar Sekunden. Nachdem es zur Sicherheit eine Nacht im Krankenhaus verbracht hatte, konnte es am nächsten Morgen nach Hause gebracht werden, ohne daß man ihm irgend etwas von den Ereignissen des Vortages angemerkt hätte. Derartige Erfahrungen prägen sich einem Arzt ein Leben lang ein.

*

Während der Schwangerschaft wird **Arsenicum** vor allem für Übelkeit und Erbrechen verwendet, ebenso wie für Magen-, Darmentzündungen, Allergien, Asthma und andere gelegentliche Beschwerden.

7.6 Phosphorus

Gesättigte Lösung von elementarem Phosphor in reinem Alkohol oder Pulverisierung von rotem amorphen Phosphor, P.

Phosphor ist unentbehrlich für alles Lebende. Kalziumphosphate bilden die chemische Grundsubstanz der Knochen und Zähne, energiereiche Phosphatbindungen befördern die Energie zu den Geweben, Phospholipide bilden die Myelinscheiden und andere Substanzen, die für die Reizübertragung an den Nerven nötig sind. Nukleinsäurephosphate speichern die genetische Information innerhalb der Zellen und geben sie bei der Teilung an die neuen Zellen weiter.

Elementarer **Phosphor** ist andererseits hochgiftig. Er ruft Zelltod der Leber, Blutungsstörungen und Probleme bei der Blutgerinnung hervor. Patienten, die **Phosphorus** brauchen, zeigen gewöhnlich Anzeichen und Symptome, die denen einer Phosphorvergiftung gleichen. In bestimmten Bereichen reagieren sie mit unnatürlich geschärften Sinnen oder in übertriebener Weise.

7.6.1 Affinitäten zu Geweben

Erwartungsgemäß hilft **Phosphorus** bei akuter und chronischer Leberentzündung, Zirrhose und anderen Lebererkrankungen, bei denen ein Mangel an Prothrombin und anderen Gerinnungsfaktoren vorliegt, ebenso bei Blutfleckenkrankheit und einer Neigung zu Blutungen jeder Art. Es ist auch ein wichtiges Heilmittel für chronische Krankheiten mit Gewebetod oder Knochenzersetzung, vor allem am Unterkiefer, und für metastasierenden Krebs im allgemeinen. **Phosphorus** hat eine enge Beziehung zu den unteren Atemwegen (Lungen, Bronchien, Luftröhre, Kehlkopf) und eignet sich daher hervorragend für die Behandlung von bakterieller oder viraler Lappen- und Bronchial- Lungenentzündung und von akuter oder chronischer Luftröhrenentzündung, Bronchitis oder Kehlkopfentzündung. Es paßt besonders gut zu großen, schlanken Personen mit einem engen Brustkorb, mit schwachen Lungen und einer Krankheitsgeschichte, in der immer wieder Bronchitis und Lungenentzündung auftreten. Bei entsprechender Indikation hilft **Phosphorus** bei trockenem Husten oder Husten mit Auswurf, der typischerweise um Mitternacht schlimmer wird, sich beim Sprechen oder Durchatmen verschlechtert und oft in Begleitung einer Kehlkopfentzündung mit Heiserkeit und blutigem oder rostigem Schleim auftritt.

Fallbeispiel 7.20

In der 32.Woche ihrer zweiten Schwangerschaft klagte eine 34jährige Frau über einen schlimmen Husten, der schon über eine Woche andauerte. Der trockene, bellende Husten weckte sie häufig in der Nacht; während der Hustenanfälle schmerzten ihre rechten unteren Rippen, und manchmal verlor sie dabei ein paar Tropfen Urin. Mit kaum hörbarer Stimme und im Flüsterton erzählte sie, daß sie riesige Mengen eiskalten Wassers trinken mußte, um ihren Durst zu stillen, und daß sie oft sogar Eiswürfel lutschte. **Phosphorus C30** wurde morgens, abends und zwischendurch nach Bedarf eingenommen und beseitigte den hartnäckigen Husten innerhalb weniger Tage. Sie bekam ihr Baby zu Hause ohne weitere Komplikationen und genau zum Termin.

*

7.6.2 Angst, Einfühlungsvermögen und Phantasie

Phosphorus hat eine starke Affinität zum Gehirn und zum Nervensystem und kann somit sehr hilfreich sein für Patienten, die eine übermäßig starke oder unkontrollierte Einbildungskraft haben oder die unter irgendeiner mentalen oder emotionalen Erregung leiden. **Phosphorus**-Patienten haben ein sehr hohes Einfühlungsvermögen und können sich geradezu telepathisch mit den Gefühlen und Sorgen anderer identifizieren. Man hat den Eindruck, als wären ihre Nerven nicht genügend isoliert und damit unfähig, Impulse selektiv zu übermitteln. Entsprechend sind **Phosphorus**-Patienten nicht in der Lage, zwischen den eigenen Gefühlen und denen anderer zu differenzieren. Sie haben oft eine künstlerische Begabung und kommunizieren gerne mit anderen Leuten; wenn sie aber alleine sind, neigen **Phosphorus**-Patienten dazu, ängstlich zu sein und sich vor wilden Hirngespinsten zu fürchten, wie Nachtgespenstern, Unterwassermonstern, oder auch unheilbaren Krankheiten im eigenen Körper. Sie lassen sich zwar durch beruhigende Worte oder eine liebevolle Umarmung schnell trösten, aber die Ängste kommen in vollem Ausmaß zurück, sobald es Nacht wird oder die Freunde alle nach Hause gegangen sind.

Fallbeispiel 7.21

In der 26.Woche ihrer zweiten Schwangerschaft kam eine 28jährige Frau zu mir, die an Erschöpfung und Verdauungsstörungen litt. Als Kind war sie mehrmals wegen Lungenentzündung und Rippenfellentzündung im Krankenhaus gewesen, und mit 25 hatte sie drei Monate lang stark geblutet, während sie orale Empfängnisverhütungsmittel einnahm. Bei der Untersuchung klagte sie hauptsächlich über Palpitationen, die sie häufig zwangen, ihre Arbeit oder was immer sie gerade tat, zu unterbrechen, und über häufige Blähungen, Darmgase und Sodbrennen nach Tomaten und grünen Paprikaschoten. Ihr Hämatokritwert lag bei 33,6 %. Sie hatte eine leise und scheue Art und wandte sich oft hilfesuchend an ihren Ehemann, damit er für sie antwortete. Ihre großen Augen füllten sich mit Tränen, als sie sich an einen Traum erinnerte, in dem sie ihr Baby ins Krankenhaus zur Untersuchung bringen mußte. Die Ärzte kritisierten sie dabei in ihrem Verhalten als Mutter und wollten ihr das Baby wegnehmen. Die liebevolle Zuneigung und Begleitung ihres Mannes tröstete sie immer wieder, aber wenn er nicht zu Hause war, war sie nicht in der Lage, ihre Ängste zu überwinden. Mit Hilfe von **Phosphorus C200** gingen ihre Anämie und die

Palpitationen bald zurück, sie fühlte sich kräftiger, hatte mehr Selbstvertrauen, und sie entband schließlich rechtzeitig und ohne irgenwelche Probleme zu Hause.

*

7.6.3 Verschiedene Grundgedanken

Viele **Phosphorus**-Patienten haben Angst vor Blitz und Donner, und einige besondere Symptome des Mittels verschlimmern sich vor oder während der elektrischen Entladung eines Gewitters. Diese Patienten reagieren höchst empfindlich auf die kleinste Anregung ihrer Phantasie oder ihrer Emotionen, schätzen aber trotzdem Gesellschaft und physische Beweise der Zuneigung. Oft verbessern sich die Symptome durch Massage. Sie sind gewöhnlich verfroren und reagieren ziemlich empfindlich auf Kälte, haben aber andererseits großen Durst auf eiskalte Getränke und vertragen warme Getränke nur sehr schlecht, auch die Kopfschmerzen und das brennende Gefühl, das im ganzen Körper auftritt, werden durch Kälte gelindert.

7.6.4 Therapeutik

In der Schwangerschaft kann **Phosphorus** nützlich sein für Übelkeit und Erbrechen und für verschiedene andere akute Beschwerden wie Bronchitis, Kehlkopfentzündung und Herpes. Wenn die typischen Indikationen gegeben sind, sollte es auch für akute Leberentzündung, blutendes Zahnfleisch, Blutfleckenkrankheit und andere Blutungsstörungen in Erwägung gezogen werden. Dies gilt insbesondere, wenn in der Krankheitsgeschichte wiederholte Fehlgeburten oder Blutungen in der späten Schwangerschaft oder nach der Entbindung aufgetreten sind.

Fallbeispiel 7.22

In der achten Woche ihrer ersten Schwangerschaft litt eine 29jährige Frau ständig an Übelkeit, vor allem am Morgen beim Aufstehen drehte sich ihr der Magen um. Sie konnte den Geruch und den Anblick von Essen nicht ertragen und fand nur Erleichterung, wenn sie sich erbrechen konnte. Feste Nahrung konnte sie nur zu sich nehmen, wenn sie sie mit großen Mengen kalter Milch oder anderer eiskalter Getränke hinunterspülte. Ihr

Durst auf Kaltes war unersättlich. Ihre Ängste und ihr Bedürfnis nach Bestätigung verbarg sie hinter einer rauhen, scherzhaften Art, aber sie teilte sich gerade dadurch sehr deutlich mit, daß sie sich ständig über ihre Gefühle amüsierte und lustig machte. Auch ihre Krankheitsgeschichte mit Tripper, Genitalherpes, Beckenentzündung und wiederholten Scheidenentzündungen nahm sie zum Anlaß, einige derbe Geschichten zu erzählen. Sie bekam **Phosphorus C30** viermal täglich, und in weniger als zwei Wochen war ihre Übelkeit völlig verschwunden. Für den Rest der Schwangerschaft blieb sie gesund, im vierten Monat bekam sie allerdings wieder Herpes, und sie litt auch an einer Reihe typischer Schwangerschaftsängste, die oft übertrieben wirkten, aber mit geduldigem Zuhören und einfachen Erklärungen meist zu beheben waren. Sie nahm keine anderen Mittel mehr ein und entband normal nach kraftvollen Wehen und mit einer Zuversicht, die uns alle erfreute.

*

Phosphorus ist auch ein hervorragendes Mittel für Ängste, Husten, „Wachstumsschmerzen" und verschiedene andere Beschwerden von Kindern, die gewöhnlich sehr phantasievoll und stark gefühlsbetont sind.

Fallbeispiel 7.23

Ein hübsches fünfjähriges Mädchen mit großen Augen war geplagt von der Angst vor dem Dunklen und zwanghaften Gedanken und Phantasien; so hörte es immer wieder Geräusche im Schrank und stellte sich vor, daß dort jemand versteckt war und auf es lauerte. Außer den üblichen Erkältungen mit gelegentlichem Fieber schien es bei guter Gesundheit zu sein und schlief im allgemeinen auch gut. Beunruhigende Filme führten aber zu Alpträumen, und so unsinnige Bilder wie E.T. mit Schnurrbart kamen ihm immer wieder in den Sinn und konnten nicht vergessen werden. Es fürchtete sich vor Donner und bekam oft hohes Fieber, wenn sich ein Sturm anbahnte. Es war intelligent, künstlerisch begabt und hatte eine fast telepathische Empfänglichkeit für die Gefühle anderer, so daß es davon oft Magenschmerzen bekam. Seit zwei Jahren bekommt das Kind immer wieder **Phosphorus C1000** und **C10.000**: Seine Ängste haben sich gelegt, und es hat kreative Wege für seine große Phantasie und Begabung gefunden.

*

7.7 Natrium muriaticum

Trituration aus Meeressalz, NaCl.

Salz oder Natriumchlorid ist lebenswichtig, und eine genaue Menge an Salzgehalt ist unentbehrlich, um den osmotischen Druck des Blutes, der Körperflüssigkeiten und die Unversehrtheit der darin lebenden Zellen zu gewährleisten. Seit dem Altertum weiß man, daß Salz Nahrungsmittel vor dem Verderben bewahrt und daß die Tränen des Kummers nach Salz schmecken.

7.7.1 Beschwerden, die aus Kummer entstehen

Natrium mur. ist noch schwieriger umfassend zu beschreiben und in akuten Situationen zu erkennen als die anderen Mittel, die in diesem Kapitel besprochen werden. Seine Grundproblematik ist so allgemeingültig und seine besonderen Symptome sind so vage und im Vergleich zu anderen unspezifisch, daß sogar erfahrene Homöopathen oft den Wald vor lauter Bäumen nicht sehen oder das Mittel zu häufig aus rein ideologischen Beweggründen verschreiben.

Wie **Ignatia**, zu dem es oft komplementär ist, eignet sich **Natrium mur.** für Patienten, die Kummer haben oder in der Vergangenheit einen großen Verlust erlitten haben. Aber während **Ignatia** dem instabilen nervösen und emotionalen Zustand entspricht, der für akuten Kummer typisch ist, gleicht das Symptomenmuster von **Natrium mur.** der chronischen emotionalen und physiologischen Verhärtung, wie sie sich nach wiederholten oder schon gewohnheitsmäßigen Enttäuschungen einstellt.

Alle diese Gesichtspunkte finden sich wieder in der biblischen Geschichte von Lots Weib, die ihre Heimat und ihren Stamm verlassen muß und nicht widerstehen kann, zurückzuschauen, als ihre Heimat im Feuer zugrundegeht und ihre Vergangenheit zu Asche wird. Für diese allzu menschliche Schwäche scheint die Bestrafung ungebührlich hart: Sie erstarrt zur Salzsäule, sozusagen für immer gebannt in ihrer Trauer und ihren wehmütigen Erinnerungen.

Klinisch betrachtet müssen **Natrium-mur.**-Patienten nicht akut depressiv sein. Sie können oft nicht einmal die besonderen Beweggründe für ihre Traurigkeit angeben. Manchmal ist der einzige Schlüssel ihr grimmiger, freudloser Gesichtsausdruck, eine humorlose Einstellung, oder Gedanken der Sinnlosigkeit und der Resignation, die offensichtlich schon sehr lange bestehen. Zur gleichen Zeit bemühen sie sich in bewundernswerter Weise, ehrlich, fair und pünktlich zu sein; manchmal kann die Erfüllung der Verpflichtungen, die sie anderen gegenüber eingehen, zu anstrengend für alle Beteiligten werden. Sie weinen nur selten oder überhaupt nur, wenn sie alleine sind. **Natrium-mur.**-Patienten scheinen darauf eingestellt zu sein, dem Trost und der Zuneigung, nach denen sie sich eigentlich sehnen, zu widerstehen und Schuldgefühle zu entwickeln, wenn sie irgendeine Erleichterung in dieser Form erhalten haben.

Fallbeispiel 7.24

Seit 17 Jahren hatte eine 52jährige Frau fast ununterbrochen an rheumaartiger Arthritis gelitten. Die Einnahme von Goldkristallen half ihr während dieser Zeit immer wieder, mit dieser Erkrankung fertigzuwerden. Aber ihre Gelenke wurden immer schlechter, und es mußte schon viermal eine Gelenkspiegelung gemacht werden. Eine Injektionsbehandlung mit Bienengift hatte eine allgemeine Verschlechterung ihres Zustands zur Folge, die monatelang andauerte und erst dann wieder abklang, als eine Antimetabolitentherapie als einzige Alternative empfohlen wurde. Trotz all dieser Schwierigkeiten gelang es ihr, ihre Berufsausbildung abzuschließen. Sie erholte sich auch gut nach jedem chirurgischen Eingriff und arbeitete Vollzeit, obwohl sie starke Schmerzen hatte und ganz offensichtlich behindert war. Als ich sie untersuchte, waren fast alle ihre Gliedmaßen betroffen, sie beschrieb die durchdringenden Schmerzen als „wie in einem Schraubstock eingespannt", sie wurden bei Ermüdung schlimmer und besserten sich mit Ruhe und Wärme. Von Wetterwechsel oder Klimaveränderungen waren sie wenig beeinflußt. Die übrige Krankheitsgeschichte wurde dominiert von Kummer, Furcht und dem stillen Heroismus, mit dem sie jeden Tag ihres Lebens mit ständigen Schmerzen zubrachte. Sie war von ihrem Vater mißbraucht, von ihrer Tante belästigt und von ihrer Mutter nie verstanden worden; nur bei ihrer Großmutter fand sie Zuneigung und Sicherheit. Sie brachte sich ganz allein durch die Schul- und Studienzeit und fand sich hinterher mit dieser Krankheit geschlagen, die sie zum Krüppel machte. Als sie nicht mehr in der Lage war, ihren Beruf auszuüben, machte sie im Verwaltungsbereich weiter. Als Lesbierin war sie von ihrer Familie verstoßen worden, aber sie hatte viele gute Freunde und niemals Promiskuität praktiziert. Nach zwei Gaben **Natrium mur. C1000** gingen im Laufe von vielen Monaten ihre Schmerzen und die Versteifung ihrer Glieder langsam, aber sicher zurück. Sie bekam in ihren Händen und

Fingern wieder Kraft, und ihre allgemeine Verfassung und Einstellung zum Leben verbesserten sich in einem Maße, wie es keiner von uns beiden für möglich gehalten hätte.

*

7.7.2 Verschiedene andere Symptome

Natrium mur. kann für fast jede Erkrankung indiziert sein und jedes beliebige Gewebe oder Organ beeinflussen, wenn die Beschwerden im Zusammenhang mit ununterbrochenem oder langandauerndem Kummer, Sorgen oder Enttäuschungen auftreten. Das klinische Bild entspricht in diesen Fällen einer gewissen Verhärtung oder einem „Verstocktsein". So kann z.B. der **Natrium-mur.**-Heuschnupfen zusätzlich zu den typischen Absonderungen und Reizungen auch das Merkmal einer Verstopfung oder Blockade haben, eventuell in der Form von Kopfschmerzen im Bereich der Nebenhöhlen. Wie die meisten anderen Symptome des Mittels verschlimmern sich diese Beschwerden bei direktem Sonnenlicht und bessern sich, wenn man ein kaltes Tuch auflegt. **Natrium-mur.**-Patienten ziehen meistens kühle Räume mit Frischluftzufuhr vor, obwohl sie nicht unbedingt als warmblütig bezeichnet werden können - oft genug sind sie sogar das genaue Gegenteil.

Erwartungsgemäß fühlen sich Menschen, die dieses Mittel brauchen, von Salz und Salzhaltigem entweder stark angezogen, oder sie vertragen es überhaupt nicht. Dies gilt also auch für den Aufenthalt am Meer, salzhaltige Luft, Salzwasser und Meeresfrüchte. Wie bei **Ignatia** und **Sepia** bessern sich die Symptome von **Natrium mur.** durch körperliche Betätigung, wenn der Patient dazu noch in der Lage ist.

Fallbeispiel 7.25

Im achten Monat ihrer dritten Schwangerschaft kam eine 35jährige Frau in meine Sprechstunde, sie klagte über eine verstopfte Nase und Kopfschmerzen, die sie nicht einschlafen ließen. Sie schilderte mir ihre Symptome in einem vorwurfsvollem Ton, so als wäre ich irgendwie für ihre Beschwerden verantwortlich. Sie fühlte sich allein gelassen und war voller Selbstmitleid. Seitdem sie vor kurzer Zeit aus Florida weggezogen und hierher zurückgekommen waren, hatte ihr Mann noch keine Arbeit gefunden. Sie war in dieser Situation verunsichert und ihrem Mann gegenüber sehr kritisch eingestellt. Andererseits bestand sie darauf, daß sie sich bestens verstanden und daß mich ihre Beziehung sowieso nichts anginge. Ihre individuellen Symptome waren nicht besonders ausgeprägt, auffallend waren lediglich ihr starkes Verlangen nach Salz und eine allgemeine Besserung durch körperliche Betätigung und Meeresluft. Nachdem **Natrium mur. C1000** ohne erkennbare Wirkung verabreicht worden war, empfahl ich, **Natrium mur. C30** für eine Weile dreimal täglich einzunehmen. Daraufhin verschwanden die Kopfschmerzen sofort, sie konnte besser schlafen und entband einen Monat später ohne Probleme.

*

7.7.3 Therapeutik

In der Homöopathie ist **Natrium mur.** unentbehrlich. Es kann unter den unterschiedlichsten Umständen und für Beschwerden jeder Art indiziert sein. In der Schwangerschaft hilft es bei Übelkeit und Erbrechen ebenso wie bei Kopfschmerzen, Erkältungen, Allergien, Magen-, Darmverstimmungen oder anderen zufälligen Beschwerden, die vor dem Hintergrund von Kummer und Enttäuschung auftreten und deren physische Symptome darauf verweisen. Nach der Entbindung eignet sich das Mittel zur Behandlung von Depressionen, Erschöpfungszuständen und anderen typischen postpartalen Erscheinungen.

Fallbeispiel 7.26
Einer 25jährigen Frau, die sich in der achten Woche ihrer ersten Schwangerschaft befand, war es von Anfang an sehr übel gewesen. Mit leerem Magen ging es ihr noch viel schlechter, und so aß sie mehr und häufiger als je zuvor. Allerdings entwickelte sie sich nicht zum Gourmand, sondern betrachtete „Essen" nur als Mittel zur Erleichterung ihrer Beschwerden. Gelüste hatte sie lediglich auf salzige Speisen. Ansonsten klagte sie noch über eine zunehmende Verstopfung der Nase. Beim Geschlechtsverkehr hatte sie Schmerzen im Bereich der Gebärmutter. Nach den ersten sechs Monaten ihrer Beziehung hatte sie ihrem Mann von ihren früheren sexuellen Erfahrungen erzählt. Die verärgerte und unterkühlte Reaktion ihres Mannes hatte sie so erschreckt und schockiert, daß sie seither nie mehr mit ihm zum Orgasmus gekommen war. Als einziges Kind hatte sie eine besonders enge und innige Beziehung zu ihrem Vater gehabt, der ganz plötzlich an einer Gehirnblutung gestorben war, als sie dreizehn Jahre alt war. Sie hatte einen Blutdruck von 135/95, aber ansonsten war sie gesund. **Natrium mur. C200** zweimal täglich brachte ihr rasche und wirk-

same Linderung. Das Mittel mußte nicht wiederholt werden. Sie brachte die Schwangerschaft zu Ende und entband ihre Tochter problemlos zu Hause.

*

Natrium mur. wird selten für akute Beschwerden oder Situationen nötig sein. Es ist eher ein Mittel für chronische Beschwerden, die schon lange Zeit bestehen und die meistens die Erfahrung eines professionellen Homöopathen erfordern. Dennoch sollte sich auch der interessierte Laie mit diesem Mittel vertraut machen, weil es unter Umständen Faktoren beseitigen kann, die einer Genesung im Wege stehen, außerdem veranschaulicht dieses Mittel besonders gut, wie Krankheiten aus dem Energiefluß des Lebens heraus entstehen und diesen auch beeinträchtigen können.

Fallbeispiel 7.27

Eine 27jährige Frau war vor drei Jahren auf Drängen ihres Mannes hierher gezogen und hatte ihre Heimat, ihren Arbeitsplatz und ihre Freunde zurückgelassen. Seitdem war ihr Heuschnupfen viel schlimmer geworden. Sie hatte nun so heftige Gefühlswallungen und Wutausbrüche, daß sie sich wieder an Begebenheiten ihrer Kindheit erinnert fühlte: Ihr Vater hatte sie mit einem Gewehr bedroht, und in der vierten Klasse reagierte sie mit einer Darmentzündung, nachdem sie wiederholt von ihrem Lehrer vor der gesamten Klasse gedemütigt worden war. Zum Zeitpunkt der Untersuchung war sie geschieden und in einen verheirateten Mann verliebt. Ihre allergischen Symptome, eine verstopfte Nase, entzündete Nebenhöhlen und klebrige Ausscheidungen aus der Nase, die Juckreiz auslösten, verschlimmerten sich geringfügig vor einem Sturm. Sie war eine starke Raucherin, litt an Menstruationskrämpfen und Depressionen, wies aber alle Versuche, sie zu trösten, zurück, weil sie sich dann schwach, töricht oder unzulänglich vorkam. Nach einer Gabe **Natrium mur. C200** fühlte sie sich so wohl wie schon seit Jahren nicht mehr, und nach einer kurzen Verschlechterung wurden ihre Nase und Nebenhöhlen wieder frei. Als ihre Symptome nach ein paar Wochen in voller Stärke wieder auftraten, war sie zu ungeduldig, um zehn Minuten über die vereinbarte Zeit hinaus zu warten und stürmte empört aus der Praxis. Bald nachdem sie das Mittel zum zweiten Mal genommen hatte, rief sie aber an, um zu sagen, daß sie sich viel besser fühlte und sehr dankbar war.

*

Ignatia und **Sepia** sind komplementär.

Teil III

Therapeutik

Therapeutik

Dieser letzte Teil des Buches widmet sich allgemeinen Problemen, die während der Schwangerschaft, der Geburt oder in der Zeit unmittelbar danach auftreten. Die hier genannten Heilmittel können in jeder dieser Phasen hilfreich sein und werden nach Möglichkeit immer durch Fallbeispiele illustriert. Zusätzlich zu den Mitteln, die schon weiter vorne besprochen wurden, werden hier noch weitere eingeführt, die bei spezieller Indikation von besonderem Interesse sein können.

Heilmittel müssen immer auf der Grundlage der Gesamtheit der Symptome ausgewählt werden. Die Liste der möglichen Mittel für jeden beliebigen Fall wird zwangsläufig immer unvollständig sein. Ich habe nur diejenigen Heilmittel in dieses Buch aufgenommen, die ich selbst am häufigsten verwendet habe; mein Anliegen war es, eine einfache Methodik zu entwickeln, die die Wahl des richtigen Mittels zur richtigen Zeit erlaubt. In vielen Fällen werden weitere Studien nötig sein (siehe Literatur). Die Zuordnung zahlreicher Beschwerden entweder zur Anfangs- oder zur Endphase der Schwangerschaft erfolgte zum Teil willkürlich, da diese Krankheitsbilder auch zu anderen Zeiten auftreten können.

Wenn es um die Auswahl eines Mittels für einen besonderen Fall geht, muß man unbedingt zunächst das gesamte Symptomenbild des Heilmittels studieren. Die kurzen zusammenfassenden Darstellungen in diesem Kapitel müssen dann ergänzt werden durch ausführlichere Beschreibungen, wie sie an anderer Stelle in diesem Buch oder anderswo erfolgen.

Kapitel 8

Frühphase der Schwangerschaft: Die ersten drei Monate

8.1 Fehlgeburt und Unfruchtbarkeit

Eine medizinisch nachgewiesene Unfruchtbarkeit, die die Unfähigkeit zur Empfängnis ebenso einschließt wie wiederholte Fehlgeburt, spricht zwar oft auf homöopathische Behandlung an, die gesamte Problematik kann aber im begrenzten Rahmen dieses Buches nicht behandelt werden und verlangt unbedingt die erfahrene Hilfe eines Facharztes. Eine einfache und einmalige Fehlgeburt dagegen ist ein normaler physiologischer Vorgang, der oft keiner besonderen Behandlung bedarf und der auch keinerlei Prognose für die Zukunft enthält.

Aus der aktuellen Forschung ergibt sich, daß mindestens 10% aller Schwangerschaften mit einer Fehlgeburt enden [1], meistens wird diese gar nicht als solche erkannt oder kann nur auf Grund der etwas stärkeren Blutung vermutet werden. Solche Unregelmäßigkeiten treten besonders dann auf, wenn der Embryo innerhalb der ersten vier Wochen stirbt, bevor sich noch eindeutige Schwangerschaftssymptome entwickelt haben oder während der ersten Woche der Schwangerschaft, solange sich die befruchtete Zelle noch nicht eingenistet hat und noch frei herumschwimmt. Eine vermutete oder befürchtete Schwangerschaft kann bis zu diesem Zeitpunkt am einfachsten verhindert werden, und seit jeher haben Frauen zu diesem Zweck Kräuter wie Gänsefingerkraut oder Flohkraut benützt, um die Periode rechtzeitig zu bekommen [2].

Mit oder ohne erkennbare Wehenschmerzen wird bei der Fehlgeburt eine nicht lebensfähige Frucht spontan ausgeschieden. Die Fehlgeburt ist vollständig abgeschlossen, wenn der Embryo und alle anderen Produkte der Befruchtung ausgeschieden sind. Nach sechs Wochen ist meist eine kleine kugelförmige oder galertartige Masse zu erkennen, die sich deutlich von dem umgebenden Blut unterscheidet und der oft filamentöse Fäden des Plazentagewebes folgen oder vorausgehen.

Heutzutage wird nach einer Fehlgeburt gewöhnlich eine Gebärmutterausschabung gemacht, um durch die Entfernung aller Geweberückstände einem Infektionsrisiko vorzubeugen und eine weitere Blutung zu vermeiden. Wenn der Embryo schon ausgeschieden wurde und die Wehen und Blutungen nachgelassen haben, kann der Eingriff auch unterbleiben. Voraussetzung ist natürlich, daß die Patientin ansonsten bei guter Gesundheit ist und sich während der nächsten 48 Stunden sorgfältig beobachten läßt.

Wie bei einer Geburt ist homöopathische Behandlung angezeigt, wenn die Wehen übermäßig lang oder schmerzhaft sind, starke oder ununterbrochene Blutungen auftreten oder der Vorgang der Austreibung sonst in irgendeiner Weise verzögert wird oder „steckenbleibt". Heilmittel sind besonders hilfreich, wenn bei einer bevorstehenden Fehlgeburt der natürliche Vorgang noch vor der Ausscheidung von Gewebe zum Stillstand kommt oder aber nach der Ausscheidung, wenn schmerzhafte Wehen und Blutungen anhalten. Die Blutungen treten unter Umständen ebenso schleichend auf wie nach einer Entbindung und sind klinisch erst dann von Bedeutung, wenn schon große Mengen Blut verloren wurden. Eine sorgfältige Überwachung der Patientin ist also unumgänglich. Die Heilmittel, die hier in Frage kommen sind die gleichen, die auch für Funktionsstörungen während der Geburt und für Blutungen danach verwendet werden (siehe Kapitel 10 und 11).

8.1.1 Caulophyllum

Dieses Mittel sollte man in Erwägung ziehen, wenn die Kontraktionen scharf und krampfartig sind, weit unten im Becken zentriert und mit großer Schwäche, Müdigkeit, Zittern und nervöser Erregung verbunden sind. Wenn die Fehlgeburt im fortgeschrittenen Stadium nicht zu Ende kommt, können durch eine Hypertonie der Gebärmutter Teile der befruchteten Zelle zurückbleiben, was dann zu Krämpfen und Blutungen führt. **Caulophyllum** kann auch vorbeugend gegeben werden, wenn die Patientin schon einmal eine Fehlgeburt gehabt hat oder wenn eine solche zu befürchten ist (siehe Kapitel 3).

8.1.2 Cimicifuga

Dieses Mittel ist bei Funktionsstörungen der Gebärmutter angezeigt, die im Zusammenhang mit einer negativen Grundhaltung und düsteren Ängsten auftreten; auch wenn sich physischer Zusammenbruch in der Form von veitstanzähnlichen Bewegungen andeutet oder wenn sich die Symptome ständig ändern, kommt dieses Mittel in Betracht. Das Mittel kann auch eine Fehlgeburt vermeiden helfen, wenn die Krankheitsgeschichte diese Befürchtung nahelegt. Ebenso nützlich ist es zur Vorbeugung und für die Behandlung von vorzeitiger Wehentätigkeit und anderer Komplikationen in der Endphase der Schwangerschaft, die im Zusammenhang mit angeborenen Schwächen stehen (siehe Kapitel 3).

Fallbeispiel 8.1

Eine 24jährige Frau war bis zur zehnten Woche ihrer zweiten Schwangerschaft bei guter Gesundheit. Dann starb ihr Vater, und sie mußte im familiären wie im geschäftlichen Bereich die Führungsrolle übernehmen, dies wiederum erweckte die Mißgunst ihrer Schwester, die seither nicht mehr mit ihr sprach. Sie bekam starke Kopfschmerzen, die sich anfühlten, als hätte sie ein Band um ihren Kopf oder als „würde es ihr die Schädeldecke wegreißen". Sie wurde von den Schmerzen schwindelig, schwach und so müde, daß sie sich nur noch hinlegen konnte und ruhen mußte. Da sie vorher nie an Kopfschmerzen zu leiden hatte, begann sie, sich über ihre Schwangerschaft Sorgen zu machen. Sie bemerkte sonderbare Krämpfe tief im Becken, die schnell kamen und wieder verschwanden und von einer Seite zur anderen wechselten. Sie bekam dreimal innerhalb von 24 Stunden **Cimicifuga C200** und dann **Cimicifuga C12** alle zwei Stunden bei Bedarf, und tatsächlich kam es eine Woche später zu der Fehlgeburt, mit der sie schon gerechnet hatte, aber es ergaben sich keinerlei Probleme oder Komplikationen. Innerhalb von vier Monaten war sie wieder schwanger. Dieses Mal verlief die Schwangerschaft ungestört und sie entband ohne Schwierigkeiten zu Hause.

*

8.1.3 Pulsatilla

Auch **Pulsatilla** ist ein führendes Mittel bei Fehlgeburten. Es ist leicht zu erkennen an seinem allgemeinen Erscheinungsbild (schwankende Emotionen, die sich der jeweiligen Stimmungslage fast zu schnell anpassen, ständig wechselnde physische Symptome) und an den typischen Merkmalen, wie das Verlangen nach frischer Luft, die Unfähigkeit, warme Räume zu ertragen, Unverträglichkeit gegenüber übermäßigem Essen, üppigen Speisen und so weiter (siehe Kapitel 4).

8.1.4 Sepia

Bei drohender oder unvollständiger Fehlgeburt sollte **Sepia** in Erwägung gezogen werden, wenn ein Gefühl der Schwere und eines nach unten ziehenden Schmerzes vorherrscht, wobei nicht unbedingt ein tatsächlicher Gebärmuttervorfall gegeben sein muß; dies gilt vermehrt, wenn auch noch andere wesentliche Kennzeichen des Mittels zu beobachten sind, wie Übelkeit und Reizbarkeit (siehe Kapitel 4).

8.1.5 Ignatia

Eine Krankheitsgeschichte voller Kummer und Enttäuschung zusammen mit widersprüchlichen oder geradezu „unmöglichen" Symptomen weist gewöhnlich auf **Ignatia** hin. Ein solches Symptomenbild tritt entweder unmittelbar zum Zeitpunkt der Fehlgeburt in Form einer Komplikation auf, die den normalen Prozeß behindert, oder es kann schon im Vorfeld hinter den offensichtlichen Ängsten vermutet werden, die es zu überwinden gilt (siehe Kapitel 6).

8.1.6 Sabina

Tinktur aus den frischen, jungen Zweigspitzen, Juniperus sabina, N.O. Coniferae - Nadelgewächse, Sadebaum.

Sabina ist ein wichtiges Heilmittel für Blutungen nach der Geburt und für jede Art von funktionaler Gebärmutterblutung. Es wird auch in den Kapiteln 10 und 11 besprochen. Das Mittel ist oft angezeigt für die Vorbeugung oder Behandlung einer Fehlgeburt und hat, wenn auch keine eindeutigen und spezifischen Symptome vorhanden sind, so doch einige allgemeine Charakteristika, die an dieser Stelle vorgestellt werden können.

Sabina hilft auch bei der Behandlung von venerischen Warzen und Entzündungen im Urogenitalbereich beiderlei Geschlechts. Es entspricht häufig Fällen mit übermäßiger und schmerzhafter Blutung der Gebärmutter während oder nach einer Fehlgeburt, einer Geburt oder der Menstruation. Die Schmerzen sind stark und einschnürend, ziehen sich vom Kreuzbein bis zum Schambein und kommen wellenartig in regelmäßigen Abständen. Mit den Schmerzen gehen Klumpen von Blut oder Gewebe ab. Es kann auch passieren, daß der ständige schon vorhandene Blutungsfluß so stark wird, daß das Blut richtig hervorschießt. **Sabina** ist vor allem für füllige Frauen mit kräftiger Gesichtsfarbe geeignet, denen immer warm ist und die Hitze nur schlecht vertragen.

Fallbeispiel 8.2

Eine alleinstehende Frau im Alter von 28 Jahren kam im fünften Monat ihrer zweiten Schwangerschaft wegen Blutungen zu mir. Im dritten Monat hatte sie eine Schmierblutung mit einer wiederauftretenden Trichomonadeninfektion bemerkt, war aber nicht zum Arzt gegangen. Im vierten Monat war die Blutung so stark, daß sie Tampons benötigte, sie sprach aber dennoch mit niemandem darüber. Erst als die Blutung einen Monat später wieder auftrat und dann in ihrer Stärke einer leichten Periode entsprach, kam sie in meine Sprechstunde. Das Blut war dunkel mit großen Klumpen, die ihr bei jeder Ausstoßung krampfartige Schmerzen im Rücken und in den Hüften verursachten, auch in ihrer Stuhlprobe befand sich Schleim. Sie hatte einmal einen Tripper gehabt, während sie eine Intrauterinspange trug. Sie war kräftig gebaut, wog fast 200 Pfund und litt sichtlich unter der Hitze. Um die Blutung in den Griff zu bekommen, empfahl ich Bettruhe und die Einnahme von **Sabina C200** viermal täglich. Die Ultraschalluntersuchung bestätigte meine Vermutung einer Plazentavorlagerung. Innerhalb von 48 Stunden schied sie einen totgeborenen Fetus aus, der etwa 22 Wochen alt war. Sie brauchte dazu keinen ärztlichen Beistand und verlangte auch hinterher nach keiner weiteren Behandlung.

*

Sabina sollte auch für anhaltende Vaginalblutungen und andere typische Beschwerden in Erwägung gezogen werden, die seit einer Fehlgeburt in der Vergangenheit nie ganz behoben wurden. Ebenso eignet es sich zur Vorbeugung einer Fehlgeburt, wenn diese von der Krankheitsgeschichte her zu erwarten ist oder wenn eine Fehlgeburt droht und keine anderen typischen Symptome vorhanden sind.

8.1.7 China

Tinktur aus der getrockneten Rinde, Cinchona officinalis, N.O. Rubiaceae - Rötegewächse, Peruanische Cinchona, Chinarindenbaum.

Auch **China**, das in den Kapiteln 10 und 11 noch besprochen wird, ist ein führendes Mittel für Blutungen nach der Geburt und für Beschwerden, die durch Blutungen, Dehydrierung und übermäßigen Verlust von Körperflüssigkeit im allgemeinen verursacht werden. Das akute Syndrom, das nach **China** verlangt, entspricht genau dem Zustand nach starkem Blutverlust: Der Patient friert, ist durstig und befindet sich in einem allgemeinen Schockzustand, der sich durch niedrigen oder nicht meßbaren Blutdruck, schnellen und schwachen Puls und ähnliches definiert. Das chronische Bild ist geprägt von extremer und langanhaltender Müdigkeit, die sich in der Folge eines solchen Ereignisses einstellt.

Fallbeispiel 8.3

Eine 32jährige Frau entband ihr viertes Kind zu Hause ohne Probleme, war aber innerhalb von vier Monaten schon wieder schwanger. Ein vorheriger serologischer Test war positiv, und ihre Krankheitsgeschichte beinhaltete zwei Fehlgeburten und einen Abort, genauere Tests schlossen aber eine aktive oder latente Syphilis aus. In der achten Woche hatte sie einen Anfall von Krämpfen und starken Blutungen, die aber ohne den Abgang von Gewebe wieder aufhörten. Danach hatte sie jedoch nicht mehr das Gefühl, schwanger zu sein, und auch der Test verlief negativ. Sie kam zwei Wochen später in meine Sprechstunde, weil sie sich immer noch sehr müde und schwach fühlte und seit der Fehlgeburt immerzu fror. Die Untersuchung ergab keinerlei Befund. Sie bekam **China C30** viermal täglich, und innerhalb weniger Tage konnte sie wieder stillen und ihre anderen Pflichten erledigen.

*

8.2 Abgang

Für die Schmerzen, Blutungen, Infektionen oder emotionalen Probleme nach einem Abgang oder einer Gebärmutterausschabung können dieselben Heilmittel verwendet werden wie nach einer Fehlgeburt. Lediglich zwei zusätzliche Mittel sind hier zu nennen:

8.2.1 Calendula

Dieses wichtige Heilmittel für Risse und Abschabungen der Haut und der Schleimhäute hat auch eine heilende Wirkung auf die Innenwände der Gebärmutter nach einem Abgang oder einer Ausschabung wenn das Gewebe wund, empfindlich und eingerissen ist. In solchen Fällen kann **Calendula C30** oral alle paar Stunden gegeben werden. Eine verdünnte Lösung von wäßrigem **Calendula** ˇ in sterilem Wasser oder in Kochsalzlösung kann so oft wie nötig zur Spülung verletzter Gewebe verwendet werden.

8.2.2 Pyrogenium

Dieses hervorragende Mittel für eine beginnende oder drohende Entzündung des Uterus nach einer Geburt wird noch in Kapitel 11 besprochen. **Pyrogenium** wird verwendet, um einer Infektion nach einem Abgang vorzubeugen, wenn der Wochenfluß faulig oder verdorben riecht, wenn sich Fieber oder Schüttelfrost entwickeln. Im fortgeschrittenen Stadium ist eine konventionelle Notbehandlung im Krankenhaus unumgänglich.

8.3 Übelkeit und Erbrechen

Diese häufigste aller Schwangerschaftsbeschwerden in den ersten drei Monaten wird oft als einfache Folge der hormonellen Veränderungen abgetan, sie verdient aber eine genauere Untersuchung. Die erhöhte Ausschüttung des Progesteron-Hormons, die für die frühe Schwangerschaft typisch ist, wird annähernd auch jeden Monat vor der Menstruation in der sogenannten Gelbkörperphase erreicht; anhaltende Übelkeit und Erbrechen sind aber nur im schwangeren Zustand typisch. Aber nicht einmal mit Hilfe der typischen Schwangerschaftshormone läßt sich erklären, warum manche gesunde Frauen in ihrer Schwangerschaft niemals an Übelkeit oder Erbrechen leiden.

Übelkeit und Erbrechen sind vielleicht nur der Ausdruck dieser biologischen Spannung zwischen den Urtrieben der Fortpflanzung und der Selbsterhaltung, die jede schwangere Frau irgendwie in Einklang bringen muß. Das Immunsystem ist grundlegend darauf ausgerichtet, instinktiv alle Fremdkörper zu orten, zu zerstören und auszutreiben. Um eine gesunde Schwangerschaft zu durchleben, muß der Organismus der Mutter diese Störung seines instinktiven Verhaltensmusters tolerieren lernen. Die schwangere Gebärmutter braucht sich bis zur Vollendung der Plazentabildung am Ende des dritten Monats ständig selbst auf, um die anwachsenden Gewebesäulen des Embryo aufnehmen zu können.

Sogar wenn die Schwangerschaft beabsichtigt und erwünscht war, kann die Aufgabe physiologischer Unabhängigkeit und persönlicher Freiheit, die nun einmal zur Erhaltung der Schwangerschaft nötig ist, auf den einfachsten biologischen und psychischen Ebenen erheblichen Widerstand hervorrufen. Übelkeit und Erbrechen sind vielleicht nur der bekannteste und symptomatische Ausdruck dieses Entwicklungsprozesses, der normalerweise Wochen und Monate dauert und der zweifelsohne auch das extrauterine Leben beeinflußt. Es ist geradezu ein Wunder, daß den Frauen die Fähigkeit gegeben ist, diese Anpassungen so schnell und effizient zu vollziehen [3].

Die typische Übelkeit in der ersten Zeit der Schwangerschaft kann oft sehr erfolgreich mit homöopathischen Mitteln behandelt werden. Man muß aber damit rechnen, daß die Beschwerden in den ersten drei Monaten und auch noch später wiederholt auftreten und daß das Mittel häufiger als in anderen akuten Situationen wiederholt oder sogar gewechselt werden muß.

8.3.1 Sepia

Das grundlegende Urbild von **Sepia** ist eine bioenergetische Ambivalenz auf allen Ebenen. **Sepia** ist somit das Mittel, das am häufigsten bei Übelkeit und Erbrechen in der Schwangerschaft hilft. Manchmal kann man das Mittel an der Art der Übelkeit erkennen: Sie verschlimmert sich zum Beispiel schon, wenn man Speisen, die man sonst eigentlich sehr gerne mag, nur riecht oder an sie denkt. Eine ähnliche Ambivalenz kann auch darin gesehen werden, daß man sich gegenüber Freunden, Geliebten oder Familienangehörigen, vielleicht sogar gegenüber der Schwangerschaft selbst ausgesprochen ablehnend verhält. Diese Abneigung mag sogar der Patientin selbst übertrieben und untypisch erscheinen, unabhängig davon, ob es ihr gelingt, sie zu verbergen oder nicht. **Sepia**-Patienten werden allgemein als reizbar, „gefühlsbetont“ und selbstsüchtig bezeichnet, weil sie ein großes Bedürfnis danach haben, allein zu sein und in Ruhe gelassen zu werden. Sie wollen keine Verantwortung für andere übernehmen, erwarten aber andererseits, daß sie umsorgt werden, ohne darum bitten zu müssen.

Körperliche Betätigung ist in vielen Fällen unmöglich, weil sich die Übelkeit bei der geringsten Anstrengung verschlimmert, und sei es auch nur, daß man aus dem Bett aufsteht, um zur Toilette zu gehen. Auch das Fahren im Auto, Schiff oder Flugzeug verschlimmert das Befinden. Ebenso bemerkenswert ist die Verschlimmerung der Übelkeit durch Fasten und die sofortige Besserung, sobald man auch nur eine Kleinigkeit zu sich nimmt. Diese beiden Phänomene sind typisch für die „Übelkeit am Morgen“. Alle diese Symptome vermitteln den Eindruck eines verwirrten, ambivalenten Immunsystems, das nach einem Mittelweg sucht zwischen einer völligen Einheit mit oder einer totalen Ablehnung und Ausscheidung der Schwangerschaft als „Fremdkörper“.

Sepia-Patienten vertragen auch häufig keine fetten Speisen, und sie klagen oft über charakteristische, nach unten ziehende Schmerzen in Gebärmutter, Rektum und Blase (ähnliche Gefühle, als ob etwas schwer nach unten hängen würde, können auch an anderen Stellen im Körper auftreten).

Bei entsprechender Indikation kann **Sepia C12** oder **C30** dreimal täglich oder öfter mehrere Tage hintereinander gegeben werden, bis eine Besserung eintritt. Dann kann es wöchentlich bei Bedarf eingenommen werden. Mit **Sepia C200** empfehlen sich drei Gaben innerhalb von 24 Stunden; im Abstand von einer Woche kann diese Dosis wiederholt werden und **Sepia C12** oder **C30** wird zwischendurch bei Bedarf genommen.

Fallbeispiel 8.4

Eine verheiratete Frau im Alter von 32 Jahren wurde im sechsten Monat ihrer zweiten Schwangerschaft zu mir geschickt, weil sie immer wieder an Übelkeit litt. Die typische „Übelkeit am Morgen“ war vor Monaten auch ohne Medikamente vorübergegangen. Sie hatte sich aber jetzt wieder eingestellt, seitdem ihr zweijähriger Sohn nachts aufwachte und zu den Eltern ins Bett kam. Ihr Mann erlaubte dieses Verhalten mit liebevoller Nachsicht, da es ihm sein Beruf erlaubte, am nächsten Morgen zu Hause zu bleiben und den versäumten Schlaf tagsüber nachzuholen. Im Übrigen kümmerte er sich selten um das Kind, würdigte aber auch im allgemeinen nicht die erzieherischen Bemühungen der Mutter. Allein seine Anwesenheit im Haus versetzte die Mutter zu diesem Zeitpunkt in Wut. Die Übelkeit wurde durch zu vieles Essen ebenso verschlimmert wie durch das Überspringen einer Mahlzeit oder durch Gehen und Fahren. Sie brauchte eindeutig **Sepia C200**. Nach drei Gaben innerhalb von 24 Stunden brachte sie die Schwangerschaft ohne weitere Probleme zu Ende, setzte eine sinnvollere Arbeitsteilung mit ihrem Mann durch und entband schließlich - ermutigt und unterstützt von ihrem Mann - ohne Komplikationen zu Hause.

*

8.3.2 Pulsatilla

Auch **Pulsatilla** ist ein hervorragendes Mittel für die Übelkeit in der Schwangerschaft. Gewöhnlich verweisen charakteristische Merkmale auf dieses Mittel wie die rasche Veränderlichkeit auf physischer und emotionaler Ebene, Unverträglichkeit gegenüber warmen Räumen, Besserung in der frischen Luft und empfindliche Reaktionen auf übermäßiges Essen, fette oder üppige Speisen, Brot, Milch oder Obst (siehe auch Kapitel 4).

Fallbeispiel 8.5

Nach einer erfolgreichen Hausgeburt und einem Abort nur fünf Monate später befand sich eine 28jährige Frau nun erneut in der neunten Woche einer Schwangerschaft. Sie litt an starker Übelkeit, wie sie sie noch bei keiner der vorangegangenen Schwangerschaften erlebt hatte. Die Übelkeit wurde zwar beim Geruch von fettigen Speisen oder Tabak schlimmer, trat aber ansonsten eher zufällig und kurzzeitig tagsüber und auch nachts auf. Ein Spaziergang in der frischen Luft linderte die Beschwerden etwas. Ich verordnete **Pulsatilla C200** dreimal innerhalb von 24 Stunden, zusammen mit den C6-Tabletten, die bei Bedarf tagsüber genommen werden sollten. Innerhalb einer Woche war sie wieder völlig in Ordnung; die übrige Schwangerschaft und die Geburt verliefen problemlos.

*

8.3.3 Nux vomica

Das Symptomenmuster, das auf dieses Mittel verweist, läßt eine Übererregung des Nervensystems erkennen, dem gewöhnlich typische Merkmale zugrundeliegen: Mißbrauch oder Unverträglichkeit von Medikamenten und Drogen, Verstopfung oder andere autonome Fehlfunktionen, Schlaflosigkeit oder Beschwerden, die durch Schlafmangel oder emotionale Erregung verursacht werden (siehe auch Kapitel 6).

Fallbeispiel 8.6

In der achten Woche ihrer ersten Schwangerschaft wurde es einer 35jährigen Frau stark übel, nachdem sie Bier getrunken hatte. Diese Übelkeit wurde mehr oder weniger zum Dauerzustand, als sie sich ein paar Tage später erkältete. Ihre Sinneswahrnehmungen schienen ungewöhnlich empfindlich, und sogar alltägliche Gerüche wie Autoabgase oder Zigarettenrauch erschienen ihr so unerträglich, daß sie davon Kopfschmerzen bekam. Auch ihre übliche Sucht nach Alkohol, Kaffee, Tabak oder Marihuana konnte nicht mehr gestillt werden, ohne daß es sofort zu verheerenden Reaktionen kam. Drei Gaben von **Nux vomica C200** innerhalb von 24 Stunden und C6-Tabletten je nach Bedarf beruhigten ihr Nervensystem auf wunderbare Weise. Ihre Übelkeit verschwand schnell, und sie brachte die Schwangerschaft ohne ernsthafte Probleme zu Ende; sie entband wie geplant zu Hause.

*

8.3.4 Ignatia

Die Indikationen für dieses Mittel finden sich im Zusammenhang mit akutem Kummer, Sorge oder Enttäuschung, die gewöhnlich mit „unmöglichen" oder widersprüchlichen Symptomen oder mit sonstigen Anzeichen nervöser Erregung verbunden sind wie Schlaflosigkeit, Zittern, Unverträglichkeit von Medikamenten und ähnliches (siehe Kapitel 6).

Fallbeispiel 8.7
Eine 18jährige junge Frau, die in der neunten Woche schwanger war, klagte über Übelkeit, Kopfschmerzen und andere scheinbar voneinander unabhängige Beschwerden, die sich bald nach der Trennung von ihrem Freund eingestellt hatten. Er hatte eine neue Freundin gefunden. Ihre Bekannten glaubten, daß die Schwangerschaft ihren letzten verzweifelten Versuch darstellte, den Freund zu halten. In Wirklichkeit hatte sie selbst aber schon die letzten sechs Monate über geplant, sich von ihm zu trennen, sie überließ es dann aber ihm, den Rest an liebevoller Bindung zu zerstören. Die Übelkeit hielt sehr lange an und wurde oft von stechenden Kopfschmerzen, einem Taubheitsgefühl in den Händen und Anfällen von Sehstörungen begleitet: Buchstaben und andere Gegenstände erschienen dann entweder größer oder kleiner als in Wirklichkeit. Obwohl sich diese Symptome durch Alkohol, Kaffee und Tabak stark verschlimmerten, rauchte sie weiterhin zwei Packungen Zigaretten täglich. Drei Gaben von **Ignatia C1000** innerhalb von 24 Stunden halfen ihr in dieser Situation sehr wirksam. Es folgte zwar zunächst eine Woche mit hysterischen Anfällen, bei denen sie mit dem Kopf gegen die Wand schlug und Mord- und Selbstmordgedanken durchlebte. Dann aber beendete sie das erste College-Jahr mit guten Ergebnissen und brachte in den Frühlingsferien ohne ernsthafte Probleme Zwillinge zur Welt.

*

8.3.5 Phosphorus

Auch **Phosphorus** sollte bei Schwangerschaftsbeschwerden immer in Betracht gezogen werden. Es hilft besonders bei Symptomen, die aus einer übermäßig aktiven Einbildungskraft heraus entstehen oder dadurch verstärkt werden; übertriebene Ängste und eine Tendenz zu somatischen Reaktionen sind typisch. Es gibt aber auch noch andere grundlegende Merkmale wie brennende Schmerzen, Durst auf kalte Getränke usw. (siehe Kapitel 7).

Fallbeispiel 8.8
In der sechsten Woche ihrer ersten Schwangerschaft kam eine 27jährige Frau voller Erwartung und ganz aufgeregt zu ihrer ersten Schwangerschaftsvorsorgeuntersuchung zu mir. Sie fühlte sich schon beim Aufstehen am Morgen übel und schwindelig und mußte sich zwingen, etwas zu essen, danach ging es ihr wesentlich besser. Sie war Kunsterzieherin am Gymnasium, glücklich verheiratet und freute sich sehr darüber, schwanger zu sein. Aber sie hatte eine so lebhafte Phantasie, daß sie Migräne bekam bei der Vorstellung, ein mongoloides Kind zur Welt zu bringen. Sie war ungewöhnlich durstig auf kaltes Wasser und Fruchtsäfte und litt häufig nach den Mahlzeiten an Magenschmerzen. Nach einer Gabe von **Phosphorus C200** fühlte sie sich schon innerhalb einer Woche viel besser, sieben Monate später entband sie erfolgreich zu Hause.

*

8.3.6 Natrium muriaticum

Innerhalb der Vielzahl von Symptomen in der frühen Schwangerschaft, geht das Bild von **Natrium mur.** leicht unter. Es ist hauptsächlich an seinem Grundtenor von Kummer, Sorge und Enttäuschung zu erkennen. Die aus dieser Vorgeschichte resultierende Verhärtung, Strenge und Unbeweglichkeit scheint alle Hoffnung auf Besserung oder Veränderung zunichte zu machen (siehe Kapitel 7).

Fallbeispiel 8.9
Eine 36jährige Frau war in der siebten Woche ihrer zweiten Schwangerschaft. Sie konsultierte mich wegen starker Übelkeit, die durch Kaffee, Alkohol und Tabak verschlimmert wurde; auch wenn sie zu lange nichts gegessen hatte oder beim Autofahren ging es ihr schlechter. Sowohl ihr

Mann als auch sie selbst und der fünfjährige Sohn waren voller Vorfreude auf das Baby. Sie hatte vor allem Lust auf heiße, würzige Speisen, warmen Tee und Suppe. **Nux vomica C30** half eine Weile ganz gut. Die deutliche Besserung ihres Zustandes am Meer und ihr ausgeprägtes Verlangen nach Salzigem rief mir dann aber eine Episode ihrer Vergangenheit in Erinnerung: Sie hatte vor drei Jahren beinahe ihren Mann verlassen, nachdem sie von ihm einen Tripper bekommen hatte, nur auf seine inständigen Bitten und Treueschwüre hin hatte sie sich erweichen lassen, mit ihm zusammenzubleiben. Nach einer Gabe von **Natrium mur. C1000** waren ihre Symptome innerhalb einer Woche fast völlig verschwunden. Die verbleibende Zeit der Schwangerschaft und die Geburt verliefen ohne besondere Vorfälle.

*

8.3.7 Cocculus

Tinktur aus den pulverisierten Samen, Cocculus indicus, N.O. Menispermaceae - Mondsamengewächse, Indische Kockelskörner.

Die südindischen Fischer gebrauchen diese Pflanze auch heute noch, um ihre Beute zu betäuben. Sie enthält alkaloides Picrotoxin, das eine Erregung und Verkrampfung des zentralen Nervensystems hervorruft. Im homöopathischen Gebrauch hat das Mittel eine besondere Affinität zum Gleichgewichtsorgan des Innenohres. Für die Behandlung von Kopfschmerzen, Übelkeit und anderer nervöser Unregelmäßigkeiten mit Schwindel und Gleichgewichtsstörungen scheint es durch zwei weitere Charakteristika besonders geeignet:

Das erste Merkmal ist die deutliche Verschlimmerung aller Symptome bei der Fortbewegung im Auto, Schiff, Zug oder Flugzeug; **Cocculus** ist das führende Heilmittel für die einfache Reisekrankheit, wenn es keine anderen spezifischen Indikationen gibt. Wie bei **Sepia** und einigen anderen Mitteln reagieren auch **Cocculus**-Patientinnen sehr empfindlich auf den Geruch von Essen, oder es wird ihnen schon beim bloßen Gedanken an Essen übel - eine häufige Erscheinung bei schwangeren Frauen in den ersten Monaten.

Das zweite Merkmal ist eine ebenso eindeutige empfindliche Reaktion auf Schlafmangel, die sogar noch stärker ausgeprägt ist als bei **Nux vomica**. Sie ist oft gekoppelt mit einer Neigung zu Schlaflosigkeit, die aus einer emotionalen Erregung heraus zu erklären ist; so kann zum Beispiel die Belastung einer ununterbrochenen und aufopferungsvollen Pflege eines chronisch kranken Freundes oder geliebten Menschen und die daraus entstehende zwanghafte Sorge zu solchen Schlafstörungen führen.

Fallbeispiel 8.10

Eine 23jährige Frau kam in der sechsten Woche ihrer zweiten Schwangerschaft wegen starker Übelkeit zu mir. Sie hatte zwar tagsüber so gut wie keine Beschwerden, aber sobald sie beim Kochen Essen riechen und das Gekochte dann auch verzehren mußte, wurde ihr furchtbar schlecht. Sie litt auch sehr unter Kopfschmerzen und Reisekrankheit. Diese Beschwerden hatte sie schon in ihrer Kindheit gekannt. **Cocculus C200** wirkte in diesem Fall sehr rasch, innerhalb von 48 Stunden war die Übelkeit verschwunden, auch alle anderen Symptome gingen zurück, und sie überstand die restliche Schwangerschaft und die Geburt ohne größere Probleme.

*

8.3.8 Colchicum

Tinktur aus der im Frühjahr gesammelten Wurzelknolle, Colchicum autumnale, N.O. Melanthaceae (Liliaceae) - Liliengewächse, Herbstzeitlose.

Colchicum enthält bekanntlich Kolchizin, das große Mittel gegen Gicht. In der homöopathischen Praxis wird die Herbstzeitlose hauptsächlich für die Behandlung arthritischer und rheumatischer Beschwerden verwendet, die durch Bewegung verschlimmert werden. **Colchicum** ähnelt stark **Bryonia**, was die Unverträglichkeit gegenüber der geringsten Bewegung anbelangt. Normales Gehen, eine Kopfbewegung oder welche Tätigkeit auch immer verschlimmern nicht nur einzelne Symptome (Gelenkschmerzen, Kopfschmerzen, Übelkeit usw.), sondern auch das gesamte Befinden des Patienten. Ebenso charakteristisch für **Colchicum**-Patienten ist ihre ausgeprägte Empfindlichkeit auf Gerüche (Essen, Tabak, Windeln, Autoabgase, Parfum usw.). Patienten, die auf dieses Mittel gut ansprechen, wird man immer bewegungslos sitzend oder liegend und so weit wie nur möglich von jeglichen starken Gerüchen entfernt finden. Weitere typische Merkmale sind eine Tendenz zu Irritationen des Darms mit schleimigem oder gallertartigem Stuhl und eine deutliche Verfrorenheit mit empfindlicher Reaktion auf kaltes oder feuchtes Wetter.

Fallbeispiel 8.11

Eine 21jährige Frau litt in der achten Woche ihrer ersten Schwangerschaft an großer Übelkeit. Sie arbeitete als Empfangsdame in einem feinen Restaurant und klagte über ihre empfindliche Nase, die „alles riechen" konnte. Die scharfe Soße zwei Tische weiter roch sie ebenso intensiv wie die Blumen am anderen Ende des Raumes, und jeder Geruch verstärkte ihre Übelkeit. Während ihrer Anfälle von Übelkeit fühlte sie sich noch schlechter, wenn sie ihrer normalen Pflicht nachkam und die Gäste zu ihren Tischen geleitete. Nur wenn sie ganz ruhig sitzen- oder liegenbleiben konnte, schien es ihr besser zu gehen. Ansonsten war sie aber bei guter Gesundheit und lebte glücklich mit ihrem Freund, obwohl sie noch nicht verheiratet waren und auch noch keine Schwangerschaft geplant hatten. Mit Hilfe von **Colchicum C30** ging es ihr innerhalb einer Woche schon wesentlich besser: Sie hatte mehr Energie, war nicht mehr ganz so empfindlich auf Gerüche und konnte ohne größeres Unbehagen arbeiten und essen. Die Schwangerschaft verlief gesund, und sie hatte eine schöne Hausgeburt ohne ernsthafte Probleme.

*

8.3.9 Ipecac

Tinktur und Trituration aus der getrockneten Wurzel, Cephaelis ipecacuanha, N.O. Rubiaceae - Rötegewächse, Brechwurzel.

In der Notfallmedizin wird diese südamerikanische Pflanze meist dazu verwendet, Erbrechen herbeizuführen, wenn zufällig oder beabsichtigt Gift oder eine Überdosis an Medikamenten verschluckt wurden. In der Homöopathie sind die Beschwerden, bei denen **Ipecac** am wirksamsten hilft, gekennzeichnet durch starke und anhaltende Übelkeit, die nicht durch Erbrechen erleichtert werden kann. Es ist deshalb auch in sehr ernsten und fortgeschrittenen Fällen besonders hilfreich, wenn der Patient nichts mehr essen kann und intravenös ernährt werden muß. Unter Umständen hilft es auch, wenn es keine spezifischen Indikationen für andere Mittel gibt oder wenn scheinbar deutlich indizierte Mittel wirkungslos geblieben sind. In solchen Fällen ist der starke Speichelfluß oft eine Leitsymptom.

Wenn diese Merkmale zu erkennen sind, kann **Ipecac** auch geeignet sein für die Behandlung von Asthma, Bronchitis und Bronchiolitis bei Babies und Kleinkindern. Zusammen mit **Sabina** und **China** wird es in der Literatur auch oft für die Behandlung von Blutungen nach der Geburt genannt.

Fallbeispiel 8.12

In der achten Woche ihrer zweiten Schwangerschaft wurde eine 32jährige Frau in der Nacht wach von starken Schmerzen im Oberbauch und von einer Übelkeit, die sie von diesem Zeitpunkt an immer begleitete. Zwei Wochen lang mußte sie bei fast jedem Essen würgen und erbrechen, danach war es ihr noch stundenlang übel. Die Magenschmerzen, die scheinbar willkürlich kamen und gingen, gaben ihr das Gefühl, einen Bärenhunger zu haben. Sie arbeitete als Krankenschwester. Seit dem Tod ihrer Mutter in den ersten Wochen der Schwangerschaft fühlte sie sich neuerdings angewidert von Blut und Schleim, die nun einmal zu ihrem Arbeitsplatz gehörten. Eine gelegentliche Zigarette beruhigte ihren Magen, noch besser wirkte Marihuana. Eine Woche nach einer Gabe **Ipecac C30** war es ihr nicht mehr so übel und sie hatte keine Schmerzen mehr, sie war aber immer noch geschwächt und konnte kaum mehr als warme Milch und Kartoffeln zu sich nehmen. Sie mußte würgen, sobald sie sich hungrig fühlte, auch nur den kleinsten Bissen geschluckt oder etwas getrunken hatte oder wenn sie sich auch nur wenig bewegte. In dieser schwierigen Situation war **Ipecac C30** rasch wirksam; sie konnte bald wieder normal essen. Allerdings hatte sie später in der Schwangerschaft noch andere Probleme und das Kind kam mit gravierenden angeborenen Anomalien zur Welt.

*

8.3.10 Symphoricarpus

Tinktur aus den frischen, reifen Beeren, Symphoricarpus racemosus, N.O. Caprifoliaceae - Geißblattgewächse, Schneebeere.

Dieses Heilmittel wird in der Literatur für die schlimmsten und hoffnungslosesten Fälle empfohlen: Den Patienten ist zum Sterben übel und sie müssen anfallsweise so heftig erbrechen, daß sie dabei Blut spucken. Es sollte durchaus in hartnäckigen Fällen versucht werden, die auf kein anderes Mittel ansprechen, oder auch, wenn keine anderen spezifischen oder charakteristischen Merkmale vorherrschen.

8.4 Anämie und Unterernährung

Die richtige Ernährung in der Schwangerschaft ist ein umfassendes Thema, das wenige allgemeingültige Regeln enthält und der persönlichen Kreativität viel Freiraum läßt. Die Schwangere sollte sich alles aufschreiben, was sie im Laufe einer Woche ißt, um sicherzugehen, daß sie alle Nährstoffe und Nahrungsarten zu sich nimmt und auch verträgt. Im Idealfall, wenn also keine Schwangerschaftsübelkeit auftritt, sollte eine solche Liste so früh wie möglich erstellt werden.

Die Ernährung sollte, soweit möglich, frische, unbehandelte Vollwertnahrung beinhalten. Es ist selten nötig, besondere Diäten, Vitamin- oder Mineralzusätze zu verschreiben, es sei denn im Krankheitsfall, in einer Notlage oder wenn die Frau für die besonderen Anforderungen in Arbeit und Beruf in dieser Situation danach verlangt. Mit dem gesunden Menschenverstand lassen sich einige Grundregeln erstellen, mit deren Hilfe man den täglichen Kalorienbedarf und die Gewichtszunahme sinnvoll gestalten kann.

Hier sind einige einfache Verhaltensregeln:

1. Essen Sie oft genug, so daß Sie weder Heißhunger noch ein unangenehmes Völlegefühl empfinden.

2. Essen und trinken Sie regelmäßig, vermeiden Sie Schnellimbisse.

3. Essen Sie nur, wenn sie hungrig sind, essen Sie Dinge, die Ihren Appetit anregen.

4. Planen Sie Mahlzeiten für eine Woche im voraus, um sicherzugehen, daß alle wichtigen Nährstoffe und Nahrungsarten vertreten sind. Benützen Sie ein Nachschlagewerk, das die Konzentration der wichtigsten Nährstoffe in den verschiedenen üblichen Nahrungsmitteln auflistet [4].

5. Halten Sie die Gewichtszunahme unter 40 bis 45 Pfund. Ein größerer Zuwachs erschwert bekanntlich die Geburt, ist hinterher nur schwer wieder loszuwerden und schafft oft noch zusätzliche Gesundheitsprobleme.

6. Suchen Sie medizinischen Rat, wenn Sie übermäßig starken Appetit haben oder unangemessen viel zunehmen, wenn Sie die Nahrung, die

Sie zu sich nehmen, nicht richtig verdauen oder verwerten oder wenn aus irgenwelchen Gründen eine besonders eingeschränkte Diät angezeigt ist (makrobiotisch, vegetarisch, hefefrei usw.)

Obwohl sich die Fachleute immer noch darüber streiten, ist eine angemessene Versorgung mit Eiweiß für die Gesundheit von Mutter und Kind wichtig. Sie kann später in der Schwangerschaft durchaus klinisch von Bedeutung werden, wenn Ödeme, Bluthochdruck und Proteinurie auf einen Mangel an Eiweiß hindeuten. Dieses Thema wird gründlich erläutert in dem Buch von Brewer and Brewer [5] und wird auch in Kapitel 9 noch besprochen. Eine einfache vegetarische Kost, ergänzt durch Milchprodukte und gelegentliche Fisch- und Geflügelgerichte ist für die meisten Schwangeren völlig angemessen.

Die zusätzlichen Belastungen des Stoffwechsels in der Schwangerschaft erfordern eine Steigerung der Herzförderleistung und des Blutkreislaufs um 30 bis 40%. Andererseits kann das Blut deutlich dünner sein. Oft fällt der Hämatokritwert oder der Anteil der roten Blutkörperchen auf 34 oder 35%, eine Marke, die man ansonsten als anämisch bezeichnen würde. Eine Anämie in der Schwangerschaft läßt sich wohl nur dann berechtigterweise diagnostizieren, wenn der Hämatokrit bei 32 oder darunter liegt, vielleicht auch schon bei einem Wert von 33 bis 34, wenn zusätzlich Symptome wie Müdigkeit, Atemnot oder Palpitationen auftreten.

Die zwei bekanntesten Arten von ernährungsbedingter Anämie können leicht durch ein Blutbild unterschieden werden, bei dem die Größe und die Hämoglobinkonzentration der roten Zellen gemessen werden. Bei einer Anämie mit Eisenmangel sind im typischen Fall die roten Blutkörperchen kleiner und weniger konzentriert als normalerweise. Sie erscheinen auf dem peripheren Abstrich blaß und „ausgewaschen". Im Gegensatz dazu wird eine Anämie mit einem Mangel an Vitamin B12 und Folsäure durch rote Blutkörperchen charakterisiert, die anormal groß und stark pigmentiert sind.

Die Eisenmangel-Anämie tritt so häufig auf, daß viele Geburtshelfer eine routinemäßige Versorgung mit Eisenpräparaten während der Schwangerschaft befürworten. Man sollte aber bedenken, daß jede medizinische Substanz Symptome nicht nur heilen, sondern auch hervorrufen kann [6]. Mineralien, die über Monate hinweg in großen Dosen verabreicht werden, können die Mangelzustände, für die sie ursprünglich verschrieben wurden, fortbestehen lassen.

Ich habe es oft erlebt, daß Anämie und Erschöpfung auch nach einer langen Therapie mit Eisenpräparaten anhielten oder sogar erst in der Folge einer solchen Therapie auftraten, eine Besserung erfolgte erst, als die Eisenpräparate abgesetzt wurden. Die beste Medizin für eine Eisenmangel-Anämie ist eine vorbeugende Ernährung, für die folgende Leitlinien gelten können:

1. Essen Sie viermal wöchentlich Nahrungsmittel, die einen natürlichen Eisengehalt haben [7].

2. Essen Sie viermal in der Woche Nahrungsmittel, die Mangan enthalten, ein wichtiges Spurenelement, das die Abspaltung und Verwertung von Eisen in der Nahrung erleichtert [8].

3. Vermeiden Sie Kaffee oder Tee, da diese Produkte die Eisenverwertung aus der Ernährung behindern können.

4. Sollte sich ein Eisenmangel ergeben, können problemlos ein oder zwei Monate lang chelatbildende Eisenzusätze (eisenhaltige Fumarate, eisenhaltige Glykose) gegeben werden.

Im gesunden Zustand werden Vitamin B12 und Folsäure durch die Darmbakterien bereitgestellt. Eine Anämie, die auf einen Mangel an B12 und Folsäure zurückgeht, läßt demzufolge eine Störung oder Veränderung in der Darmflora vermuten. Sie kann verursacht werden durch:

a) eine radikale Veränderung in der Ernährung. Dies ist zum Beispiel der Fall bei übermäßigem Fasten, wenn man ungebührlich streng oder langdauernd eine „reinigende" oder angeblich „schleimfreie" Diät einhält oder auch wenn man an starker Schwangerschaftsübelkeit leidet, die einem das Essen so sehr verleidet, daß man fast verhungert, oder durch

b) chronische oder immer wieder auftretende Verdauungsprobleme, besonders im Zusammenhang mit übermäßiger Einnahme von Antibiotika und einem zu starken Wachstum von Hefepilzen oder anderen wenig verträglichen Substanzen.

Unter diesen Umständen wird die Verabreichung von B12 und Folsäurezusätzen nichts nützen, bevor nicht die normale Darmflora wiederhergestellt ist. Wenn nötig, muß dies mit Hilfe von Joghurt und Milchsäurekulturen geschehen.

Meine Erfahrungen mit Kalzium entsprechen genau dem, was gerade über Eisen gesagt wurde. Kalzium ist in ausreichendem Maße in der Nahrungskette enthalten [9]. Große Dosierungen von Kalziumzusätzen sind selten länger als einige Wochen nötig. Sie rufen eher Symptome hervor, wenn sie über längere Zeiträume gegeben werden. Vielen Frauen, die zu Beginn der Schwangerschaft an Krämpfen in den Beinen leiden, hilft eine kurzfristige Behandlung mit Kalziumpräparaten. Wenn diese zusätzliche Kalziumversorgung aber weiter beibehalten wird, klagen sie in den späteren Monaten der Schwangerschaft wieder über Beschwerden. Nur das Absetzen der Kalziumtherapie bringt dann Erleichterung.

Folgende einfache Grundregeln gelten für alle Betroffenen, ob sie nun Milch trinken oder nicht:

1. Essen Sie regelmäßig einmal am Tag Nahrungsmittel, die reich an Kalzium sind [10].

2. Essen Sie viermal in der Woche Nahrungsmittel, die Silikon enthalten, dieses wichtige Spurenelement erleichtert die Verwertung von Kalzium in der Ernährung [11].

Die Verabreichung von Spurenelementen wie Mangan und Silikon an Schwangere anstelle von Eisen oder Kalzium wurde erstmals 1940 von dem französischen Physiker Louis Kervran vorgeschlagen. Er behauptete, die nukleare oder interatomare Umwandlung von Eisen und Mangan und in ähnlicher Weise von Kalzium und Silikon im Tierkörper nachgewiesen zu haben [12]. Die Kervranschen Hypothesen haben zwar nie große Anerkennung in der biomedizinischen Welt gefunden, die Leitlinien der Ernährung, die auf ihnen basieren, haben sich jedoch in meiner Erfahrung als sehr wirksam erwiesen.

8.5 Körperliche Übungen und gesunde Lebensweise

Die Schwangerschaft, die Geburt und die Zeit des Stillens stellen geradezu athletische Belastungen für den Körper dar. Sie erfordern Ausdauer und eine geistige und körperliche Kraft, die am besten durch ein regelmäßiges Trainingsprogramm erlangt wird. Schwangere Frauen befinden sich nicht in einer Wettkampfsituation; wenn sie sich körperlich betätigen, sollte ihr einziges Anliegen sein, sich gut zu fühlen, ihren Körper zu nutzen, Gefallen an ihm zu finden und ein Gefühl dafür zu entwickeln, daß ihr Körper gleichzeitig Werkzeug und Objekt für alles ist, was sich gerade in ihm abspielt.

Ein entsprechendes Übungsprogramm für die Schwangerschaft sollte folgende Elemente beinhalten:

1. Egal welche Übung gewählt wird, es ist wichtig, daß sie nicht als Anstrengung empfunden wird und daß sie den Körper fit hält. Elemente der Aerobic-Gymnastik können durchaus integriert werden.

2. Übungen sollten unbedingt abgebrochen werden, bevor der Zustand der Erschöpfung erreicht ist; sobald man sich nicht mehr wohl dabei fühlt, sollte man aufhören.

3. Wenn man sich und seinen Körper aufmerksam beobachtet, wird man merken, wann man eine bestimmte Bewegung nicht mehr so leicht ausführen kann und wann es Zeit ist, damit aufzuhören. Auch wenn eine Übung besonders empfohlen wird oder bisher dem Körper immer gutgetan hat, sollte man diese Signale beachten und befolgen.

Schwimmen ist für viele schwangere Frauen eine hervorragende Betätigung, weil es Ausdauer, Kondition, Atemtechnik und Muskelstärke fördert und weil die Tragfähigkeit des Wassers das zusätzliche Gewicht des Babies ohne übermäßige Dehnungen und Spannungen stützt. Wieder andere Frauen, die täglich joggen - und zwar manchmal bis zum Tag der Entbindung und dann wieder unmittelbar am Tag danach - haben sehr leichte und zum Teil erstaunlich schnelle Entbindungen erlebt. Eine Frau Ende dreißig allerdings sagte mir, daß sie sich auch ohne sportliche Betätigung hervorragend fühle und nicht die Absicht habe, nur auf mein Geheiß hin Sport zu treiben; auch sie entband ohne Probleme.

Was für Eisen und Kalzium gilt, trifft in noch größerem Maße für den Gebrauch von Stimulanzien wie Alkohol, Kaffee und Tabak zu, ebenso wie für Medikamente, ob nun pharmazeutischer, pflanzlicher oder homöopathischer Art. Prinzipiell wirken alle medizinischen Substanzen in zweierlei Weise: Sie können Symptome nicht nur heilen, sondern auch hervorbringen. Je länger sie eingenommen werden und je größer die Dosierung ist, desto größer ist das Risiko von Komplikationen. Andererseits sollten Medikamente oder Drogen, von denen schwangere Frauen schon abhängig sind, nur allmählich abgesetzt werden und auch nur dann, wenn es der allgemeine Gesundheitszustand erlaubt.

Meditation, Gebet und Psychotherapie können eine Hilfe sein, wenn ein anstrengendes Berufs- oder Familienleben, persönliche Probleme oder körperliche oder mentale Symptome die Schwangerschaft erschweren oder unerträglich machen. Auch unter normalen und gesunden Umständen ist eine regelmäßige geistige Übung eine wertvolle Quelle für innere Ruhe, Kraft und Selbstbewußtsein.

8.6 Blasenentzündung

Häufiges Urinieren und verstärkter Harndrang sind in den ersten drei Monaten und dann wieder in den letzten Wochen der Schwangerschaft üblich. Der Grund liegt wohl darin, daß die Gebärmutter auf die empfindliche Schleimhaut der Blase drückt; eine Behandlung ist in diesen Fällen selten nötig. Wenn es sich allerdings um eine Entzündung der Harnröhre handelt, die zu jeder Zeit auftreten kann, dann muß ärztliche Hilfe beansprucht werden, egal ob die Nieren mitbetroffen sind oder nicht.

8.6.1 Pulsatilla

Pulsatilla eignet sich hervorragend für Irritationen der Reflexblase. Es erweist sich in vielen Fällen als wirksam, in denen der Harndrang verschlimmert wird durch warme, ungelüftete Räume, zu reichliches oder üppiges Essen, Ärger oder emotionale Erregung. Auch andere typische **Pulsatilla**-Merkmale werden vorhanden sein (siehe Kapitel 4).

8.6.2 Sepia

Sepia hilft Beschwerden heilen, die durch eine unterschiedlich stark ausgeprägte Zystozele ausgelöst werden. Es handelt sich hierbei um ein Absinken oder einen tatsächlichen Vorfall der Blase in das Scheidengewölbe. Die typischen Symptome sind nach unten ziehende Schmerzen, Inkontinenz und emotionale Gereiztheit. Körperliche Betätigung schafft Erleichterung (siehe Kapitel 4).

8.6.3 Staphysagria

Staphysagria ist das klassische Heilmittel für die sog. „Flitterwochen-Blasenentzündung“. In diesen Fällen ist die Reizung der Blase auf verstärkte sexuelle Tätigkeit zurückzuführen. Andere Ursachen sind vielleicht chirurgische Eingriffe in der Vergangenheit, die nicht ganz ausgeheilt wurden, oder leidenschaftliche Emotionen wie Empörung, Demütigung oder nicht erwiderte Liebe, die „hinuntergeschluckt“ wurden und nie offen ausgesprochen wurden (siehe Kapitel 6).

8.6.4 Cantharis

Tinktur oder Trituration aus lebenden Insekten, Cantharis vesicator, N.O. Coleoptera, Spanische Fliege.

Eine Tinktur dieses Insektes ruft bei Hautkontakt starke Blasenbildung hervor. **Cantharis** ist in der homöopathischen Verdünnung ein führendes Mittel für die Behandlung von Verbrennungen zweiten Grades und bläschenartigen Hauterkrankungen mit Blasen unterschiedlicher Größe. **Cantharis** kann auch eine Irritation oder Entzündung des Harntraktes hervorrufen oder heilen. Für die Behandlung einer blutenden Blasenentzündung wird man wohl als erstes an **Cantharis** denken, wenn keine eindeutigen anderen Symptome gegeben sind.

Patienten, die dieses Mittel brauchen, leiden an qualvollem Harndrang und Tenesmus mit brennenden Schmerzen in der Blase und Harnröhre sowohl während als nach der Entleerung. **Cantharis** führt auch zu Entzündungen der männlichen und weiblichen Genitalien. Es genießt ganz unverdient den Ruf eines Aphrodisiakums, weil es starke und manchmal lustvolle Gefühle hervorrufen kann, die denen sexueller Erregung ähneln. Leider sind diese Empfindungen aber, wie alles andere, was mit diesem Mittel zusammenhängt, fast immer sehr schmerzhaft und in keiner Weise mit der normalen Funktion vereinbar.

8.7 Emotionale Probleme

Emotionale Probleme sind zwar in der Schwangerschaft nicht häufiger als zu anderen Zeiten, sie kommen aber vielleicht nun eher an die Oberfläche und verlangen entsprechende Aufmerksamkeit. Das Heranwachsen des Embryos, die Differenzierung und die gleichzeitige Anpassung zweier Körper und der schicksalhafte Prozeß, der diese Entwicklungen in Einklang bringen muß, stellen enorme Anforderungen an den Organismus der Mutter. Erwägungen des guten Benehmens und der Höflichkeit erscheinen dagegen unwichtig. Die Schwangerschaft ist aber auch eine Gelegenheit der persönlichen Bereicherung; das Auftreten von Symptomen kann als Hinweis darauf gewertet werden, daß etwas geändert werden muß. Homöopathische Heilmittel haben schon vielen schwangeren Frauen geholfen, die Angst und den Schmerz zu überwinden, die ihnen bei schwierigen Entscheidungen im Wege standen.

8.7.1 Cimicifuga

Dieses Mittel kann oft abgeleitet werden aus einem griesgrämigen, niedergeschlagenen und negativen Verhalten, das von schlimmen Erfahrungen mit einer früheren Schwangerschaft, Geburt, Fehlgeburt, einem Abgang oder der Menstruation herrührt und sogar soweit gehen kann, daß die Patientin Angst hat, verrückt zu werden. Die Wahl des Mittels wird zusätzlich bestätigt, wenn auch die physischen Symptome zerrissen und wechselhaft erscheinen. So verändern sich Kopfschmerzen, Neuralgien oder rheumatische Schmerzen ganz plötzlich. Gleichzeitig oder kurz zuvor sind Funktionsstörungen der Gebärmutter zu beobachten (siehe Kapitel 3).

Fallbeispiel 8.13

Eine 37jährige Frau konsultierte mich in der 15. Woche ihrer Schwangerschaft wegen großer Angstgefühle. Ihre erste Schwangerschaft hatte in der sechsten Woche mit einer Fehlgeburt geendet. Dieses Mal mußte sie immer an ihre Mutter denken: Als diese im vierten Monat mit ihr schwanger war, kam ihre Schwester bei einem Autounfall ums Leben; ihre Mutter hatte sie immer für diesen Unfall verantwortlich gemacht. Die Patientin war so ängstlich, daß die geringste Schmierblutung oder ein bißchen Kopfschmerzen sie in hellste Aufregung versetzten, auch wenn sie noch so oft den Herzschlag des Kindes hören durfte. Nach einer Gabe **Cimicifuga C200** hörte die Blutung auf und sie fühlte sich viel ruhiger, war aber immer noch davon überzeugt, daß ihr das Kind letztlich doch „weggenommen“ würde. In der 24. Woche bekam sie **Cimicifuga C10.000**. Bald danach fühlte sie zum ersten Mal, wie sich das Kind in ihrem Leib bewegte, nun war sie endlich überzeugt, daß sie das Baby austragen würde. In der 37.Woche erhielt sie noch einmal **Cimicifuga C200** und in der 42.Woche bekam sie **Cimicifuga C10.000**. Daraufhin begannen endlich die Wehen und sie entband ohne Probleme.

*

8.7.2 Pulsatilla

Die Emotionen der **Pulsatilla**-Patienten sind fast zu wechselhaft und willfährig, sie passen sich zu bereitwillig den Bedürfnissen anderer an, und dies geschieht oft auf Kosten der eigenen Selbstbehauptung und des Selbstwertgefühls. Ihre offensichtliche Ehrlichkeit und Herzlichkeit sind so einnehmend, daß sie und alle, die ihnen nahe sind, eher geneigt sind, den Weg des geringeren Widerstandes zu gehen, als sich den Problemen und Konflikten der eigenen Persönlichkeit zu stellen. Auch andere typische Merkmale und physische Symptome von **Pulsatilla** sind gewöhnlich vorhanden (siehe Kapitel 4).

Fallbeispiel 8.14

Eine 32jährige Frau befand sich in der 12.Woche ihrer dritten Schwangerschaft, als sie wegen Depressionen zu mir kam. Obwohl sie eigentlich kein Kind mehr wollte, lehnte sie eine Abtreibung ab und setzte auch von sich aus die Medikamente ab, von denen sie wegen ihrer Depressionen schon lange abhängig war. Als sie in meine Sprechstunde kam, war sie in einem jämmerlichen Zustand. Sie war in Tränen aufgelöst und völlig erschöpft von Übelkeit und Schwindelgefühl, die meiste Zeit war sie unfähig, überhaupt aufzustehen, geschweige denn ihren Haushalt und ihre Kinder zu versorgen. Nur nachts, wenn die Familie schlief, konnte sie ihren Tränen freien Lauf lassen, ohne die Kommentare ihres Mannes fürchten zu müssen, der ihre Krankheit oder ihr Unvermögen nicht zu akzeptieren bereit war. Nach jeder Mahlzeit wurde es ihr furchtbar übel, sie konnte den ganzen Tag über nur winzige Portionen essen, erbrach Milch und fette Speisen, fühlte sich schwindelig in geschlossenen Räumen und mußte die Fenster öffnen oder nach draußen gehen, um Erleichterung zu finden. Nach einer Gabe **Pulsatilla C10.000** war sie zwar immer noch ängstlich in bezug auf die Schwangerschaft und fing zu weinen an, sobald sie davon sprach, aber sie konnte wieder mehr oder weniger normal essen, ihre Lebensgeister erwachten wieder, und sie kam besser mit ihrem Mann aus. Als sie viermal wöchentlich eine Gabe **Pulsatilla C200** bekommen hatte, hatte sie genügend Energie, um erstmals wieder ihre Hausarbeit zu erledigen. Eine letzte Dosis **Pulsatilla C1000** wurde in der 24. Woche verabreicht, und fünf Monate später entband sie, ohne noch ein weiteres Mittel zu benötigen.

*

8.7.3 Sepia

In Bezug auf emotionale Bindung ist **Sepia** fast das Gegenteil von **Pulsatilla**: Die **Sepia**-Patientin neigt dazu, sich von ihren Familienangehörigen, deren Ansprüchen und den eigenen Verpflichtungen ihnen gegenüber zu entfernen, da sie als Bedrohung der persönlichen Freiheit empfunden werden. Die Patientinnen klagen darüber, keine Zuneigung für ihren Ehegatten oder die älteren Kinder mehr zu verspüren, oder sie sind vielleicht auch in bezug auf die Schwangerschaft unentschieden; häufig sind auch die typischen physischen Symptome zu beobachten (Übelkeit, Ziehen nach unten, Schwere), die sich bessern, sobald die Patientin kräftig Sport treibt oder sich einfach nur Zeit für sich selbst nimmt.

Fallbeispiel 8.15
Schon in der sechsten Woche ihrer fünften Schwangerschaft war es einer 34jährigen Frau „Tag und Nacht" übel, sie fühlte sich erschöpft und meistens in schlechter Stimmung. Nach einer Gabe **Sepia C30** war es ihr nicht mehr so schlecht und sie konnte ihren Jüngsten wieder stillen, aber sie konnte das Lärmen und Gestreite ihrer anderen Kinder nicht ertragen. Sie schrie sie an und tobte, um schließlich in Tränen auszubrechen bei dem Gedanken, daß diese Muttersorgen nun noch endlos so weitergehen würden. **Sepia C200** half, mußte aber einige Male wiederholt werden; es gab auch noch andere Symptome, die ihr bis zum Schluß lästig waren. Sie wehrte sich auf diese Weise gegen ihr Schicksal eines Lebens voller Verpflichtungen und Selbstaufopferung.

*

8.7.4 Ignatia

Das Symptomenbild dieses Mittels wird beherrscht von unterdrücktem Kummer, Sorgen oder Enttäuschung. Oft verraten sich diese verborgenen

Gefühle in emotionalen Ausbrüchen, die unangemessen oder untypisch erscheinen, oder durch physische Symptome, die widersprüchlich oder anatomisch „unmöglich" sind (siehe Kapitel 6).

Fallbeispiel 8.16

In der 32. Woche ihrer ersten Schwangerschaft bekam eine 23jährige Frau Fieber und Halsschmerzen, die ihr das Schlucken erschwerten, gleichzeitig hatte sie auch Husten, der wiederum das Schlucken erleichterte. Sie verweigerte aber alle Nahrung außer heißer Zwiebelsuppe mit Knoblauch. Ihre Krankheitsgeschichte war nicht weniger außergewöhnlich: Als ihr Vater starb, war sie vierzehn und alkoholsüchtig, mit siebzehn rauchte sie täglich Marihuana, mit neunzehn hatte sie einen Nervenzusammenbruch, sie heiratete mit zwanzig und lebte in einer religiösen Sekte. Als ein Jahr später ihre Mutter starb, verließ sie die Sekte; unmittelbar darauf wurde sie schwanger. Ihr Mann überzeugte sie davon, keine Abtreibung vorzunehmen. Eines Nachts kam er nach Hause und roch stark nach Alkohol, ein Geruch, den sie inzwischen absolut verabscheute. Sie sprach zwar nicht unmittelbar darüber mit ihrem Mann, wachte aber am nächsten Morgen auf und hatte die Halsschmerzen wie oben beschrieben. Bei der Untersuchung hustete sie so stark, daß sie würgen mußte. Der Geschmack ihrer Zigaretten verursachte ihr große Übelkeit, aber sie brachte es trotzdem nicht fertig, das Rauchen aufzugeben. Nach einigen Gaben **Ignatia C200** verschwanden die Halsschmerzen so schnell wie sie gekommen waren, und sie entband bald darauf problemlos zu Hause. Die Ehe blieb allerdings nicht mehr lange bestehen.

*

8.7.5 Nux vomica

Das emotionale Bild dieses Mittels ist gekennzeichnet von den Auswirkungen eines sympathischen Nervensystems, das unter ständigem Streß steht und die meiste Zeit auf „Hochtouren" funktionieren muß. **Nux-vomica**-Patienten sind oft „aufgedreht" und „angespannt", als würden sie unter dem Einfluß von Amphetaminen stehen. Sie sind gereizt, aggressiv oder „kurz angebunden" und haben wenig Geduld für andere Meinungen oder Lebenseinstellungen. Die unmittelbar sichtbaren Beschwerden auf physischer Ebene haben meistens mit einem Ungleichgewicht der autonomen oder vegetativen Funktionen zu tun, wie Essen, Verdauen, Ausscheiden, Schlafen oder Entspannen (siehe Kapitel 6).

Fallbeispiel 8.17

In der sechsten Woche ihrer zweiten Schwangerschaft konsultierte mich eine 25jährige Frau wegen „Nervosität" und Zittern am ganzen Körper. Sie hatte zwar neun Jahre lang Amphetamine genommen und sich auch, noch bevor sie von ihrer Schwangerschaft wußte, einige Male Kokain und Dilaudid gespritzt, seitdem aber hatte sie versucht, „sauber" zu bleiben, und sie schien sich das Baby auch wirklich zu wünschen. Die ersten paar Wochen hatte sie unter Übelkeit gelitten, aber hauptsächlich beunruhigt war sie wegen nervöser Symptome, wie hysterisches Weinen, gereiztes und impulsives Verhalten (sie brüllte, schlug Türen und zerbrach Dinge), außerdem war sie „schusselig" und vergeßlich. Da sie weiterhin Haschisch rauchte und regelmäßig Alkohol trank und sich weigerte, diese als Drogen anzuerkennen, lehnte ich meine Mithilfe für eine Hausgeburt ab. Sie kam jedoch mit wöchentlichen Dosen von **Nux vomica C200** recht gut aus und rief mich einige Monate später an, um sich zu bedanken. Sie hatte eine natürliche Geburt im Krankenhaus, die problemlos verlief.

*

8.7.6 Staphysagria

Patienten, die dieses Mittel brauchen, haben sich in ihrer Krankheitsgeschichte oft nicht richtig von chirurgischen Eingriffen erholt, wurden mißbraucht, beschimpft oder gedemütigt, oder sie haben Verärgerung, enttäuschte Liebe und andere Gefühle erlebt, die nie offen ausgesprochen oder in der Vergangenheit verarbeitet wurden (siehe Kapitel 6).

8.7.7 Arsenicum album

Diese Patienten beklagen sich oft primär über körperliche Symptome wie Müdigkeit, Verfrorenheit, brennende Schmerzen usw. Dahinter verbirgt sich aber meist die charakteristische Ängstlichkeit und Unsicherheit, die sie nur nicht in Worte zu fassen vermögen. Ob nun ihre Ängstlichkeit und Ruhelosigkeit oder ihr Bedürfnis nach Ordnung und Genauigkeit der Antrieb sind, **Arsenicum-album**-Patienten suchen oft ärztlichen Beistand und machen dann bereitwillig alle Tests und Untersuchungen mit, um sich beruhigen zu lassen (siehe Kapitel 7).

Fallbeispiel 8.18

Eine 34jährige Frau befand sich in der 14.Woche ihrer zweiten Schwangerschaft. Bei dem Gedanken an Essen wurde es ihr immer noch übel, aber vor allem war sie voller Angst und Sorge über ihre Schwangerschaft und andere größere Veränderungen in ihrem Leben. Sie hatte gerade eine Doktorarbeit begonnen, gleichzeitig wollte sie sich ein Haus kaufen; in der Karriere ihres Mannes stand ebenfalls ein deutlicher Wechsel bevor, und zu all dem kam nun auch noch das zweite Kind. Sie geriet in Panik, wenn sie darüber nachdachte, wie sie mit all diesen Veränderungen fertig werden sollte. Nachdem ihr erstes Kind mit Kaiserschnitt zur Welt gekommen war, wollte sie nun unter allen Umständen die nächste Geburt ohne die Tyrannei des medizinischen Apparats und ausschließlich unter eigener Kontrolle vollziehen. Gleichzeitig scheute sie sich davor, irgendeine positive Bemerkung über ihre Schwangerschaft vor ihren Freunden zu machen aus Furcht, eine neidische oder eifersüchtige Bemerkung könnte ihr schaden. Auch hatte sie Angst, das Baby könnte zu groß oder zu klein sein, und sie verwechselte in diesem Zusammenhang oft ihre Angst, zuviel zu essen, mit ihrem Widerwillen dagegen, überhaupt essen zu müssen. Nach einer Gabe **Arsenicum album C1000** konnte sie die Schwangerschaft in einer entspannteren Verfassung zu Ende bringen. Sie entband auf natürliche Weise in einem Geburtszentrum in der Nähe ihres Wohnortes. Innerhalb eines Jahres war sie wieder schwanger, im achten Monat beendete sie erfolgreich ihre Examina.

*

8.7.8 Phosphorus

Der **Phosphorus**-Zustand zeichnet sich aus durch eine übermäßig starke emphatische oder telepathische Identifikation mit den Problemen und Leiden anderer. Oft geht dies so weit, daß sogar die gleichen Symptome übernommen werden oder daß die eigenen tatsächlichen Erfahrungen nicht mehr unterschieden werden von den Hirngespinsten der blühenden Phantasie. Daneben kann man physische Symptome beobachten, die die Wahl dieses Mittels bestätigen, wie brennende Schmerzen, Husten, Heiserkeit oder Durst (siehe Kapitel 7).

8.7.9 Natrium muriaticum

Egal welche spezifische Erkrankung vorliegt, **Natrium-mur.**-Patienten sind von ihrer Krankheitsgeschichte her chronisch unglücklich. Ihre Sorgen haben sich zu einer pessimistischen oder fatalistischen Grundhaltung verhärtet, sie sind aber mit düsterer Miene entschlossen, zu überleben. Auch die körperlichen Symptome haben eine gewisse unnachgiebige Qualität, die der Versteifung auf vielen funktionalen Ebenen entspricht (siehe Kapitel 7).

Fallbeispiel 8.19

Im sechsten Monat ihrer ersten Schwangerschaft kam eine 22jährige Frau in meine Sprechstunde wegen eines Genitalherpes, der schon vor einigen Monaten erneut aufgetreten war. Hauptsächlich war sie aber mit persönlichen und finanziellen Problemen belastet. Obwohl ihr Mann nie eine Arbeitsstelle länger als ein paar Monate behielt und sie ihn auch schon zweimal verlassen hatte, liebte sie ihn immer noch und wollte auch das Kind von ihm haben. Sie war seit ihrer Kindheit an Armut und Not gewöhnt und konnte sich nicht an glücklichere oder sorgenfreie Tage erinnern. Am meisten verabscheute sie die „materialistischen Werte" des amerikanischen Lebensstils und hatte doch gleichzeitig keine andere Wahl, als mit dem mageren Unterhalt zufrieden zu sein, den sie diesem System abringen konnte. Körperlich war sie völlig erschöpft und kaum mehr in der Lage, ihre Teilzeitarbeit zu erledigen.. Sie schlief täglich zehn Stunden, neigte zu kleineren Infekten und vertrieb sich die Langeweile mit Tagträumen, in denen sie hoch zu Pferd über die Ebene ritt, ihren Garten bestellte und ihr eigenes Holz schlug. Zwei Gaben von **Natrium mur.** im Abstand von vier Wochen taten ihr sehr gut. Sie brachte die Schwangerschaft ohne Herpes zu Ende und entband ohne Zwischenfälle. Einige Monate später rief sie mich an, um sich persönlich für die Behandlung und vor allem für die Tatsache zu bedanken, daß sie sich hatte aussprechen können.

*

Kapitel 9

Mittel- und Endphase der Schwangerschaft

9.1 Vom vierten bis zum sechsten Monat

Sobald der Embryo nicht mehr in den Beckengürtel hineinpaßt und die Schwangerschaft äußerlich sichtbar wird, verringert sich der Druck nach unten auf die Scheide und Blase deutlich. Gleichzeitig drückt nun das schnell wachsende Kind auf den Bauchbereich, das Zwerchfell und die Atemmuskulatur der Brustwand. Diese veränderten anatomischen Gegebenheiten führen häufig zu zeitweiliger Kurzatmigkeit, zu Sodbrennen und Verdauungsstörungen, vor allem während des vierten und fünften Monats. Wenn ansonsten keine weiteren Komplikationen auftreten, verlaufen die meisten Schwangerschaften in diesem Zeitraum aber relativ ruhig.

9.1.1 Scheidenentzündung

Mit dem Fortschreiten der Schwangerschaft werden die Ausscheidungen der Vagina gewöhnlich dickflüssiger und reichlicher. Die Scheidenschleimhaut kann ungewöhnlich feucht oder saftig sein. Im Einzelfall kann eine Veränderung des Säuregehalts oder der Alkalität das Wachstum von Mikroorganismen begünstigen, wie von Hefepilzen (Candida albicans), Trichomonaden, Streptokokken oder Gardnerella. Scheidensekrete, die keine Reizung oder Beeinträchtigung mit sich bringen, müssen im allgemeinen nicht behandelt werden. Eine routinemäßige Behandlung mit Antibiotika oder Zäpfchen bewirkt sogar oft das Gegenteil und kann tiefgreifende und ernsthafte Probleme hervorrufen. Bei fortdauernden, beunruhigenden Symptomen oder spezifischen Krankheitserregern wirken homöopathische Heilmittel, die richtig ausgewählt wurden, meist schnell und sicher.

9.1.1.1 Caulophyllum

Dieses Mittel wird assoziiert mit reichlichem und ätzendem Ausfluß oder einer Scheidenentzündung vor allem gegen Ende der Schwangerschaft. Meist treten auch noch andere typische Merkmale auf, wie Fehlfunktionen der Gebärmutter, Arthritis in den kleinen Gelenken oder nervöse Erregung. Dieses Mittel sollte in Erwägung gezogen werden, wenn ein anhaltender oder beunruhigender Ausfluß keine anderen Anhaltspunkte gibt oder durch andere Mittel nicht zu beeinflußen ist. Eine erfolgreiche Behandlung durch **Caulophyllum** kann später auch die Geburt erleichtern (siehe auch Kapitel 3).

9.1.1.2 Pulsatilla

Pulsatilla ist ein hervorragendes Heilmittel für Scheidenentzündung. Es entspricht katharrischen Entzündungen aller Schleimhäute und tritt meist mit reichlichem, weißlichem Sekret und den üblichen allgemeinen Anzeichen und Modalitäten auf. In manchen Fällen kann die Entzündung jukken, reizen oder unangenehm riechen (siehe Kapitel 4).

Fallbeispiel 9.1

In der sechzehnten Woche ihrer zweiten Schwangerschaft kam eine 30jährige Frau wegen einer Scheidenentzündung zu mir, die sie seit acht Monaten hatte und zwar seit dem Beginn ihrer Beziehung zu dem Mann, dessen Kind sie jetzt austrug. Sie war zwar nicht wirklich in ihn verliebt und wünschte sich mehr Zeit für ihren Sohn, aber sie nahm doch dankbar seine Liebe und seine Zuneigung an, solange sie ihr geschenkt wurden. Der Ausfluß war grünlich-gelb, von üblem Geruch und wies im Test Trichomonaden auf. Die Reibung durch Kleidung verursachte ein Jucken und Brennen, das nur durch frische Luft und Sonne zu beheben war. Sie war auch leicht anämisch, bekam Verstopfung, wenn sie Milch trank, und neigte zu Verdauungsproblemen, wenn sie zuviel aß. Der Ausfluß verschwand bald nach einer Gabe **Pulsatilla C1000**. Sie fühlte sich stärker und tatkräftiger. Nach der Geburt rief sie mich an, um mir zu sagen, daß alles gutgegangen war.

*

9.1.1.3 Sepia

Sepia ist ein anderes wichtiges Heilmittel für Scheidenentzündung. Es entspricht einem Gefühl der Schwere und des Ziehens nach unten, einer Abneigung gegenüber Geschlechtsverkehr oder zumindest einem Unbehagen während dessen und einer deutlichen Besserung durch körperliche oder sportliche Betätigung. Die Scham und die Scheide sind wund oder gereizt, es können sich auch richtige Geschwüre bilden. Der Ausfluß ist von unterschiedlicher Art und Konsistenz. Auch andere typische **Sepia**-Merkmale sind gewöhnlich zu beobachten (siehe Kapitel 4).

Fallbeispiel 9.2

Im sechsten Monat ihrer zweiten Schwangerschaft kam eine 23jährige Frau zur routinemäßigen Schwangerschaftsuntersuchung. Sie hatte reichlichen, geruchlosen, klebrigen Ausfluß, der aber keine Hautreizung hervorrief. Ihr Therapeut hatte mir gegenüber zwar angedeutet, daß sie gewisse sexuelle Probleme mit ihrem Mann habe, sie selbst aber sprach nur davon, daß ihr Mann momentan sehr beschäftigt und selten zu Hause war. Sie fühlte sich oft gereizt, „rührselig“ und zittrig, und zwar vor allem, nachdem sie Kaffee getrunken hatte. Sie mußte alle paar Stunden etwas essen, um sich wohler zu fühlen. Andererseits hatte sie aber genug Kraft, um sich um ihren Sohn zu kümmern, Yoga zu betreiben und täglich zwölf Kilometer Fahrrad zu fahren. Nach einer Gabe **Sepia C1000** verstärkten sich kurz alle ihre Symptome, dann aber folgte eine stetige, langsame Besserung, und sie hatte keine weiteren Probleme mehr mit ihrer Schwangerschaft, die sie mit einer erfolgreichen Hausgeburt zu Ende brachte.

*

9.1.1.4 Kreosotum

Tinktur aus flüchtigen Ölen, hauptsächlich Guajacol und Kreosol, Destillationsprodukt des Buchenholzteers, Kreosot.

Das Kreosot des Buchenholzteers wurde früher als Konservierungsstoff beim Räuchern verwendet, weil es das Verderben von Fisch und Fleisch verhindert. In der Homöopathie wird es für Krankheiten verwendet, die Anzeichen und Symptome der Fäulnis aufweisen. Es ist ein hervorragendes Heilmittel für eine Art von ätzender Scheidenentzündung mit einem faul riechenden oder auch blutigen Ausfluß, der in der Scham und Scheide brennende und stechende Schmerzen hervorruft, und zwar vor allem während sexueller Erregung oder Berührung.

9.1.1.5 Nitricum acidum

Tinktur aus Salpetersäure, HNO_3.

Ein weiteres Mittel für schwere Fälle mit brennenden, stechenden Schmerzen und einem dünnen, übelriechenden, ätzenden Ausfluß. **Nitricum acidum** hat eine besondere Affinität zu Körperöffnungen, wo Haut und Schleimhäute dicht beieinander liegen (Mund, Scheide, Rektum, Harnröhre) und wird hauptsächlich mit der Bildung von Geschwüren assoziiert.

Fallbeispiel 9.3

In der zwanzigsten Woche ihrer vierten Schwangerschaft kam eine 35jährige Frau zur Schwangerschaftsuntersuchung. Sie hatte, wie schon häufig in früheren Zeiten, eine Hefepilzinfektion, die durch den Abstrich bestätigt wurde. Sie hatte kaum Scheidensekret, aber ein juckendes, brennendes und unangenehm trockenes Gefühl in der Scheide, das durch die Reibung engsitzender Kleidung oder beim Geschlechtsverkehr noch verstärkt wurde; gelegentlich verspürte sie auch scharfe, stechende Schmerzen, die nach oben in die Scheide ausstrahlten. Auch das Wasserlassen verursachte ihr leichtes Unbehagen, aber ansonsten war sie bei guter Gesundheit. Sie hatte einen Heißhunger auf Schinken und Milch, was für sie aber ganz normal war. Nach einer Gabe **Nitricum acidum C200** gingen Juckreiz und Irritationen zurück und traten auch nicht wieder auf. Zum Entbindungstermin schlüpfte das Baby so leicht und schnell heraus, daß ich viel zu spät kam.

*

9.1.1.6 Sanicula

Tinktur aus dem Mineralwasser der Sanicula-Quelle, Ottawa, Illinois; Sanicula-Wasser enthält $NaCl$, $MgCl_2$, $CaCl_2$, $Ca(HCO_3)_2$, $NaHCO_3$, $NaBr$, NaI, $CaSO_4$, K_2SO_4, B, Fe, Li, Al und Si.

Sanicula (oder **Sanicula**-Wasser) ist ein Konstitutionsmittel mit einem breitem Wirkungsfeld. Es wird manchmal auch verwendet für die Behandlung von venerischen Warzen und Vaginalinfektionen mit einem Ausfluß, der nach altem Käse oder verdorbenem Fisch riecht.

9.1.2 Genitalherpes

Der Herpesvirus stellt ein besonderes Problem dar: es besteht unter Umständen die Gefahr, daß die Mutter das Virus an den Fötus in utero oder an das Neugeborene beim Austritt aus der Scheide weitergibt. Herpesinfektionen sind zwar während der Schwangerschaft sehr häufig, beim Neugeborenen aber relativ selten. Trotzdem handelt es sich um eine ernstzunehmende Krankheit, die bisweilen für das Baby sogar tödlich sein kann, wenn eine intrauterine oder vaginale Übertragung erfolgt. Am gefährlichsten ist eine Herpesinfektion, wenn sie zum ersten Mal bei der werdenden Mutter ausbricht. Schwangere, die schon früher Herpes hatten, haben gewöhnlich Antikörper im Fruchtwasser, trotzdem gibt es auch hier immer wieder Fälle von Infektionen. Wenn innerhalb von vier bis sechs Wochen vor dem Entbindungstermin ein akuter Herpesauschlag entdeckt wird, plädieren die meisten Geburtshelfer immer noch für einen Kaiserschnitt, um jedes Risiko zu vermeiden.

Frauen, die in der Schwangerschaft an Genitalherpes leiden, erfahren oft Hilfe und Linderung durch eine homöopathische Behandlung; sie sollten aber unbedingt einen Arzt oder erfahrenen Homöopathen aufsuchen. Eine Selbstbehandlung von Ausschlägen, die am Ende der Schwangerschaft auftreten, muß auf alle Fälle begleitet werden von regelmäßigen medizinischen und labortechnischen Untersuchungen. Häufig erweist sich ein Verdacht auf Herpes nach der Anlage einer Kultur als unbegründet. Solange keine akuten Infektionen nachzuweisen sind und solange die Eltern die Verantwortung übernehmen, liegt die Entscheidung für eine Hausgeburt letztendlich natürlich bei den Eltern.

9.1.2.1 Sepia

Sepia ist ein führendes Mittel für Herpes an der Scham, den Schamlippen und in der Vagina. Es wird gewöhnlich durch seine typischen Merkmale indiziert, kann aber auch versucht werden, wenn andere, genauere Hinweise fehlen (siehe Kapitel 4).

9.1.2.2 Phosphorus

Die allgemeinen Merkmale des Mittels wie brennende Schmerzen, Durst, Ängste, Hypochondrie usw. springen meist sofort ins Auge; auch wird die Patientin nach Zuneigung und Aufmerksamkeit verlangen (siehe Kapitel 7).

Fallbeispiel 9.4

In der zehnten Woche ihrer ersten Schwangerschaft war eine 29jährige Frau voller Vorfreude und bei bester Gesundheit. Sie hatte lediglich panische Angst vor Genitalherpes. Sie hatte schon sechsmal Herpes an ihrer Scham gehabt, zuletzt sogar erst vor zwei Wochen, sie malte sich mit ihrer lebhaften Phantasie aus, was alles noch in der nächsten Zukunft passieren könnte, und ihre großen, glänzenden Augen flehten mich um Hilfe an. Sie war glücklich verheiratet und ansonsten gesund. Nach einer Gabe **Phosphorus C200** hatte sie bis zur 35. Woche keine Probleme, dann aber traten innerhalb einer Woche zweimal Hautausschläge auf, die beide weniger stark waren als sonst, aber natürlich dennoch beunruhigend genug. Nachdem ein „Papanicolaou“-Abstrich und einige Kulturen negative Ergebnisse brachten, gab ich ihr **Phosphorus C1000** und wir entschlossen uns, eine Hausgeburt vorzubereiten. Die Geburt verlief wunderbar und ohne eine Komplikation.

*

9.1.2.3 Natrium muriaticum

Wie immer geben die allgemeinen Indikationen den Ausschlag für die Wahl dieses Mittels: großer, langandauernder Kummer, eine grimmige Entschlossenheit, trotz aller Widrigkeiten durchzuhalten, und die begleitenden Anzeichen von physiologischer Starre und Unbeweglichkeit (siehe Kapitel 7).

9.1.2.4 Mercurius

Trituration aus metallischem Merkur, Mercurius vivus, Hg, Quecksilber.

Mercurius war zu Hahnemanns Zeit ein führendes Mittel gegen die Syphilis. Es wird heutzutage verwendet zur Behandlung von zersetzenden oder geschwürartigen Ausschlägen, wo auch immer sie am Körper auftreten, und von fauligen, schleimigen und unangenehmen Ausscheidungen aus beliebigen Körperöffnungen. Im Mundbereich können Quecksilber-Amalgam-Füllungen das Problem noch verstärken. Das Mittel ist indiziert bei übermäßiger Speichelbildung, schlechtem Atem, Zahnschmerzen mit eitrigen Abszessen, Erkrankungen des Zahnfleisches und bei herpesartigen oder aphtösen Geschwüren. Im Bereich von Scham und Scheide kann es bei Herpes oder anderen Infektionen mit Geschwüren und unangenehmem Ausfluß helfen. **Mercurius** ist auch ein führendes Mittel bei Ruhrerkrankungen. Es sollte für Patienten in Erwägung gezogen werden, die nachts schwitzen, an Knochenschmerzen oder ungesunden Ausscheidungen beliebiger Ursache leiden und deren Symptome in den Nachtstunden verstärkt auftreten.

9.1.2.5 Thuja

Tinktur aus den frischen grünen Zweigen, Thuja occidentalis, N.O. Coniferae - Zypressengewächse, arbor vitae, Lebensbaum.

Thuja ist ein weiteres Mittel, das schon von Hahnemann mit einer chronischen Krankheit identifiziert wurde [1]. Es ist angezeigt für Patienten, deren Symptomenbild von übermäßigem Wachstum oder von Wucherungen der Gewebe bestimmt wird (Warzen, Male, Zysten, Tumore, Hyperplasie) oder von einer Krankheitsgeschichte, in der Tripper oder andere Infektionen der Genitale durch konventionelle Behandlung unterdrückt, aber nicht ausgeheilt wurden.

Fallbeispiel 9.5

Zu Beginn ihrer ersten Schwangerschaft kam eine 32jährige Frau zu ihrer ersten Vorsorgeuntersuchung. Am meisten besorgt war sie wegen Genitalherpes, da sie bereits zehn Infektionen an der Scham gehabt hatte und die letzte erst vor zwei Wochen aufgetreten war. Zudem hatte sie als Kind viele Warzen an den Händen und Knien gehabt, die alle mit flüssigem Stickstoff entfernt worden waren. Auch eine Bartholinische Zyste war erst vor einigen Jahren durch einen chirurgischen Eingriff entfernt worden, und schließlich hatten mehrere „Pap"-Abstriche einen positiven Befund für eine Dysplasie des Gebärmutterhalses ergeben. Sie war ansonsten bei bester Gesundheit, litt aber seit Jahren an Schlafstörungen und schien in Bezug auf ihr Privatleben sehr zurückhaltend und wenig mitteilsam. Nachdem sie **Thuja C200** erhalten hatte, trat einige Monate lang kein Herpes mehr auf, obwohl zweimal typische Symptome zu beobachten waren, die scheinbar eine Infektion ankündigten; dergleichen war früher nie passiert. In der 32. Woche bekam sie einen ganz untypischen Ausschlag, von dem zweimal eine Kultur angelegt wurde, die sich jedes Mal als negativ erwies. **Thuja C200** wurde noch einmal verabreicht, und wir entschlossen uns zur Hausgeburt, die wunderbar verlief.

*

9.1.3 Verdauungsstörungen und Darmbeschwerden

Es ist in der Schwangerschaft fast unvermeidlich, daß der vermehrte Druck auf das Rektum und der Blutandrang im Becken eine schon vorhandene Neigung zu Verstopfung und Hämorrhoiden in den letzten Monaten noch verstärken. Vor allem zwischen dem vierten und dem sechsten Monat sind Sodbrennen und Verdauungsstörungen zu erwarten: das zunehmende Wachstum des Fötus nach oben beginnt nun, die wichtigen Verdauungsorgane einzuengen. Viele Schwangere ziehen es vor, diese kleineren Beschwerden ohne medizinische Behandlung zu ertragen, zumal sie kein Risiko für die Schwangerschaft bedeuten. Richtig angewandte Homöopathie kann aber auch hier große Erleichterung bringen und wird auf keinen Fall schaden.

Eine frühere Dickdarm- oder Krummdarmentzündung oder eine andere entzündliche Darmerkrankung kann während der Schwangerschaft wiederauftreten oder aber zurückgehen. Auch in solchen Fällen ist eine homöopathische Behandlung erfolgversprechend. Sie verlangt aber nach ärztlicher Überwachung und kann im Rahmen dieses Buches nicht näher erörtert werden.

9.1.3.1 Pulsatilla

Pulsatilla ist ein hervorragendes Mittel für Sodbrennen und einfache Verdauungsstörungen nach zu vielem Essen. Es hilft vielen Patientinnen, die ihre üblichen Mahlzeiten nicht mehr vertragen und gezwungen sind, häufiger kleine Portionen zu essen, und die empfindlich reagieren auf fette, üppige Speisen, Fleisch, Brot, Milch, Obst und besonders Rohkost. Wie auch die anderen Symptome dieses Mittels verstärken sich Sodbrennen und Verdauungsbeschwerden in dem Moment, wo sich der Patient hinlegt, setzt oder sich zu entspannen versucht. Ständige Beschäftigung oder auch eine Brise frischer Luft bessern dagegen das Befinden. Auch andere typische Merkmale sind vermutlich zu beobachten. **Pulsatilla** kann unter diesen Umständen auch besonders gut bei Verstopfung wirken (siehe Kapitel 4).

Fallbeispiel 9.6

In der 23.Woche ihrer ersten Schwangerschaft klagte eine 29jährige Frau über Sodbrennen nach dem Verzehr von Bananen oder Avocado. Da sie ansonsten gesund war und keine Symptome zeigte, solange sie sich beschäftigte, gab ich ihr nichts. Als sie vier Wochen später wiederkam, litt sie sehr unter der Hitze und hatte vor allem abends starkes Sodbrennen. Auch schmerzten ihre linke Hüfte und das Kreuzbein. Durch Bewegung wurden diese Beschwerden aber erträglicher. Sie konnte ihre üblichen Mahlzeiten nicht mehr essen, brach oft grundlos in Tränen aus und wollte dann gestreichelt und liebkost werden wie ein Kind. In diesem typischen Fall war **Pulsatilla C30** äußerst wirksam: ihre Symptome gingen allmählich zurück und der Rest der Schwangerschaft sowie die Geburt verliefen problemlos.

*

9.1.3.2 Sepia

Auch **Sepia** wird für Verstopfung, Sodbrennen und andere Verdauungsbeschwerden verwendet, seine typischen Merkmale sind aber: schlaffe Muskulatur, ein Gefühl der Schwere und des Ziehens nach unten im Bekken und im Rektum, emotionale Reizbarkeit und ein Mangel an Zuneigung zu den eigenen Angehörigen, Lebensgefährten, Kindern etc. Auch hier bringt körperliche Betätigung eindeutige Besserung. Unter Umständen ist auch noch Übelkeit zu beobachten, die sich seit den frühen Schwangerschaftsmonaten immer wieder einstellt. Alle Symptome verschlimmern sich, wenn man im Auto fährt, wenn man Essen riecht oder daran denkt, und vor allem, wenn man nicht genug ißt (siehe Kapitel 4).

Fallbeispiel 9.7

Eine 36jährige Frau konsultierte mich in der 25.Woche ihrer dritten Schwangerschaft. Sie fühlte sich matt und hatte nach allen Mahlzeiten Sodbrennen, unabhängig davon, was sie gegessen hatte. Dieses Sodbrennen war manchmal sogar noch schlimmer, wenn sie gar nichts aß, so daß sie sich dann oft hinlegen mußte. Ansonsten klagte sie noch über dick geschwollene Krampfadern an den Schamlippen, Bauchkrämpfe nach dem Geschlechtsverkehr und darüber, daß sie jedes Mal, wenn sie aufstand, das beunruhigende Gefühl hatte, das Baby würde aus ihrem Leib herausrutschen. Sie schätzte es unter diesen Umständen nicht sehr, als ich sie daran erinnerte, daß sie vor vielen Monaten wegen ihrer Unfruchtbarkeit und ihres Kinderwunsches zu mir gekommen war. Lediglich Yoga, das sie auch berufsmäßig unterrichtete, verschaffte ihr Erleichterung. Nach einer Gabe **Sepia C200** bekam sie Hämorrhoiden, die sie aber nicht weiter störten. Ihre Verdauungsprobleme waren schnell vorüber, und sie brachte die letzten Monate und die Geburt ohne Schwierigkeiten hinter sich.

*

9.1.3.3 Nux vomica

Nux vomica ist ein hervorragendes Mittel für Verdauungsstörungen, Blähungsschmerzen und Verstopfung, es hilft auch bei Beschwerden, die hervorgerufen werden durch zu üppige oder zu stark gewürzte Speisen, durch den Mißbrauch von Stimulanzien, Drogen oder Medikamenten oder durch einen zu „hoch-tourigen" oder zu stark streßbetonten Lebensstil (lange Arbeitszeiten, anstrengender Beruf, Schlafmangel, nervöse Anspannung, Reizbarkeit etc.). Auch wenn sie nicht gerade akut an Verstopfung oder Schmerzen durch Rektalkrämfe und harten Stuhlgang leiden, empfinden **Nux-vomica**-Patienten eine gesunde Nachtruhe und normale Darmtätigkeit als sehr wohltuend (siehe Kapitel 6).

9.1.3.4 Colocynthis

Zusammen mit **Mag. phos.** ist dieses Mittel hauptsächlich angezeigt für Bauchschmerzen, die krampfartig auftreten und sich bei Anwendung von Wärme oder durch starken Druck bessern. Die Schmerzen von **Colocynthis** werden oft verstärkt durch offenen oder unterdrückten Ärger. Sie stehen oft im Zusammenhang mit einem Reizkolon, das sich durch Durchfall und Blut oder Schleim im Stuhl äußert (siehe Kapitel 6).

9.1.3.5 Staphysagria

Staphysagria ist komplementär zu **Colocynthis** und ist oft als Folgemittel angezeigt. Es entspricht Beschwerden, wie sie nach chirurgischen Eingriffen oder nach unterdrücktem Ärger auftreten und hilft bei Erkrankungen des Verdauungsapparates, wie Koliken und Darmentzündung (siehe Kapitel 6).

9.1.3.6 Carbo vegetabilis

Carbo veg. ist hauptsächlich indiziert für eine schlechte Sauerstoffversorgung des Blutes, es verhindert die Fäulnis von Nahrungsstoffen durch anaerobe Bakterien im Darm und fördert eine gesunde Verwertung und Ausscheidung der Nährstoffe, indem es die Darmflora ausgleichend beeinflußt. Eine Verdauungsstörung, die nach **Carbo veg.** verlangt, ist gewöhnlich zu erkennen an einem unangenehmen Blähgefühl nach dem Essen, das nur durch teilweise recht kräftiges Aufstoßen oder durch Winde erleichtert werden kann. Ursache ist meist ein ausgiebiges Mahl mit üppigen, schweren Saucen, Nachspeisen oder anderen schwer verdaulichen Speisen, wie sie der **Carbo-veg.**-Patient leider nun einmal sehr schätzt. Eine schlechte Sauerstoffversorgung zeigt sich auch an einer gewissen Trägheit, Blausucht und Lufthunger, die sich durch Zufuhr von kalter Luft oder durch Fächeln bessern.

9.1.3.7 Sulphur

Auch **Sulphur** hilft bei Sodbrennen oder Blähungen, Verstopfung oder Durchfall. Patienten, die **Sulphur** brauchen, sind im allgemeinen überhitzt und vertragen Hitze nur schlecht. Sie weisen auch andere typische Merkmale auf, wie juckende Ausschläge, Durst, Heißhunger auf bestimmte Speisen, sie baden nicht gerne, sind sehr extrovertiert usw. (siehe Kapitel 7).

9.1.3.8 Lycopodium

Ein weiteres wichtiges Mittel für Verdauungsprobleme ist **Lycopodium**, ebenso wie bei **Carbo veg.** tritt ein starkes Blähgefühl auf, ähnlich wie bei **Pulsatilla** wird zuviel Essen schlecht vertragen. Abgesehen von den typischen Merkmalen (rechtsseitige Symptome, Verschlimmerung zwischen 16.00 und 20.00 Uhr usw.) gibt es noch einen weiteren, wenn auch oft nicht gleich erkennbaren Hinweis auf dieses Mittel: der Patient hat Angst, zu scheitern oder einem Problem nicht gewachsen zu sein (siehe Kapitel 7).

Fallbeispiel 9.8

Eine 30jährige Frau befand sich in der 28.Woche ihrer dritten Schwangerschaft, als sie sich während einer Schwangerschaftsuntersuchung über starke Verdauungsprobleme beklagte. Diese traten nicht unbedingt nach dem Essen, sondern vielmehr von 4 Uhr nachmittags an immer wieder auf. Sie konnte ihr Befinden nicht genau beschreiben, es war ihr nicht richtig übel, aber sie empfand ein widerliches, geradezu schmerzhaftes Gefühl dabei. Nur wenn sie den ganzen Tag über immer wieder ein wenig Milch trank, ging es ihr besser. Viel bemerkenswerter als dieses Symptom an sich war ihre enorme Zurückhaltung, ja geradezu Verschwiegenheit über ihre inneren Gefühle und ihr Seelenleben. Schon vor ihrer zweiten Geburt hatte sie unsere Kurse zur Vorbereitung der Geburt nicht besucht. Sie lehnte auch die Anwesenheit meiner Krankenschwester bei der Geburt ab. Die Entbindung verlief übrigens ebenso rasch und leicht wie die erste. Auch zu den Schwangerschaftsuntersuchungen kam sie eher selten, und sie kam auch dieses Mal sicher nur wegen der Verdauungsstörungen. Sie schien sich darüber also mehr Sorgen zu machen, als sie eigentlich zugestehen wollte. Da ich sonst keine genaueren Hinweise erkennen konnte, gab ich ihr **Lycopodium D30**, daraufhin brachte sie, wie bei den ersten beiden Malen, den Rest der Schwangerschaft und die Geburt mit einer heiteren Gelassenheit und einem rätselhaften Lächeln hinter sich, das zwar nun etwas verbindlicher und interessanter wirkte, aber niemals ihr Innerstes preisgab.

*

9.1.3.9 Arsenicum album

Dies ist eines der wichtigen Heilmittel für Ruhr und Lebensmittelvergiftung. Übelkeit und Erbrechen treten ebenso auf wie Durchfall; typische Merkmale sind Verfrorenheit, Erschöpfung, Ruhelosigkeit, Angst, brennende Schmerzen und Durst. Alle Symptome werden durch Anwendung von Wärme besser und verschlimmern sich, wenn der Patient alleine ist (siehe Kapitel 7).

Fallbeispiel 9.9

Eine 36jährige Frau hatte in der 13.Woche ihrer zweiten Schwangerschaft eine akute Magen-Darmentzündung. Sie war sichtbar verfroren und unruhig, quälte sich mit Krämpfen und stechenden Schmerzen und hatte immer wieder ganz plötzlich Durchfall, so daß sie oft kaum mehr rechtzeitig die Toilette erreichte. Danach fühlte sie sich noch verfrorener und zittriger als zuvor. Am schlimmsten war das Würgen und Brechen, das es ihr unmöglich machte, etwas zu essen oder zu trinken, obwohl sie großen Durst hatte. Nach ein paar Gaben **Arsenicum album C1000** konnte sie wenigstens einfaches Essen und Wasser behalten. Sie erholte sich schnell und entband sieben Monate später zu Hause.

*

9.1.3.10 Mercurius

Auch **Mercurius** ist ein hervorragendes Mittel bei Ruhr, es entspricht fauligem oder schmierigem Durchfall mit Blut oder Schleim, übermäßigem Speichelfluß und unangenehm riechendem Schweiß. Alle Symptome verschlimmern sich gewöhnlich während der Nachtstunden. Es eignet sich auch sehr gut für Sodbrennen in der Nacht, wie es so häufig in der Schwangerschaft vorkommt (siehe Kapitel 8).

9.1.3.11 Robinia

Tinktur aus der frischen Rinde der Wurzeln oder junger Zweige, Robinia pseudo-acacia, N.O. Leguminosae - Schmetterlingsblütler, falsche Akazie.

Das wesentliche Merkmal dieses Mittels ist eine Übersäuerung des Magens oder Dyspepsie, die besonders am Abend auftritt, wenn man sich hinlegt und die das Einschlafen erschwert.

Fallbeispiel 9.10

Eine 29jährige Frau konsultierte mich im sechsten Monat ihrer zweiten Schwangerschaft wegen Sodbrennens, das sie vor allem dann quälte, wenn sie sich hinlegte. Sie mußte säurebindende Mittel nehmen, um einschlafen zu können. Ansonsten war sie jedoch gesund. **Robinia D30** half ihr schnell über diese Beschwerden hinweg und sie konnte auch beim zweiten Mal problemlos zu Hause entbinden.

*

9.1.4 Schmerzen im Beckenbereich

Von den stechenden Schmerzen einer Gelbkörperzyste im frühen Stadium bis zu den Braxton-Hicks-Kontraktionen der späteren Monate sind gelegentliche ungewöhnliche und schmerzhafte Empfindungen im Beckenbereich in der Schwangerschaft durchaus üblich und erfordern gewöhnlich keine Behandlung. Wenn bei anhaltendem Schmerz im Uterus oder in den Eierstöcken keine Krankheitsursache erkennbar ist, die einen sofortigen medizinischen oder chirurgischen Eingriff erfordert, kann homöopathische Selbstbehandlung durchaus hilfreich sein. Akute Infektionen im Beckenbereich treten meist mit starken Schmerzen und Fieber auf. Sie können die Schwangerschaft durchaus gefährden und verlangen eine Einlieferung ins Krankenhaus, auch wenn passende Mittel indiziert zu sein scheinen.

9.1.4.1 Magnesium phosphoricum

Die hauptsächliche Indikation für dieses Mittel ist ein krampfartiger Schmerz in Gebärmutter und Eierstöcken, der so stark ist, daß sich die Patientin krümmt. Die Anwendung von Wärme bringt Erleichterung (siehe Kapitel 6).

9.1.4.2 Colocynthis

Wie bei **Magnesium phos.** sind die Schmerzen von **Colocynthis** krampfartig und bessern sich bei Wärme. Starker Druck hilft jedoch meist am besten. Oft gibt es im Vorfeld Verärgerung oder Entrüstung, die zu den Symptomen führen (siehe Kapitel 6).

Fallbeispiel 9.11

Bald nachdem sie hierher gezogen war, kam eine 17jährige Frau in der 22.Woche ihrer ersten Schwangerschaft zu mir. Sie klagte über heftige Schmerzen in der rechten Leiste. Die Schwangerschaft war zwar noch nicht geplant, aber ihr Freund und sie wollten heiraten und schienen sich wirklich auf das Baby zu freuen; eine Abtreibung war aus moralischen Gründen für sie überhaupt nicht zur Diskussion gestanden. Die Schmerzen, die innerhalb weniger Tage nach ihrem Umzug begonnen hatten, fühlten sich an wie eine „Muskelverspannung“, sie wurden schlimmer beim Stehen, Gehen, Hinlegen oder wenn sie sich im Bett umdrehen wollte. Besserung verspürte sie nur, wenn sie sich aufsetzte und mit ihren Ellbogen starken Druck auf die schmerzhafte Stelle ausübte. Sie hielt diese Symptome für die Folge der Belastung, der sie durch die Wohnungssuche ausgesetzt war. Das Bemühen, eine Bleibe zu finden, war ihr sehr nahe gegangen, sie hatte es teilweise als „persönliche Erniedrigung“ empfunden. **Colocynthis C200** war sehr rasch erfolgreich. Sie blieb daraufhin bei guter Gesundheit und konnte ohne jede Probleme zu Hause entbinden.

*

9.1.4.3 Staphysagria

Dieses Mittel entspricht Schmerzen im Uterus, den Eierstöcken oder im Beckenbereich nach ungewöhnlicher oder übermäßiger sexueller Betätigung, unterdrücktem Ärger oder Demütigung oder auch nach einem größeren chirurgischen Eingriff (siehe Kapitel 6).

9.1.4.4 Lycopodium

Dieses Mittel wird gewöhnlich aufgrund von typischen Indikationen verschrieben, wie Schmerzen im rechten Eierstock, die schlimmer werden durch übermäßiges Essen und zu bestimmten Tageszeiten (zwischen 16.00 und 20.00 Uhr) und die von den charakteristischen Ängsten begleitet werden; Besserung erfolgt durch Winde und Aufstoßen (siehe Kapitel 7).

9.1.4.5 Lachesis

Lachesis hilft bei linksseitigem Schmerz im Becken oder in den Eierstöcken, der während oder nach dem Schlafen am stärksten ist oder durch Berührung und engsitzende Kleidung noch verschlimmert wird. Besserung erfolgt durch Ausscheidungen, egal welcher Art (siehe Kapitel 7).

9.1.4.6 Lilium tigrinum

Tinktur aus den frischen Stengeln, Blättern und Blüten, Lilium tigrinum, N.O. Liliaceae - Liliengewächse, Tigerlilie.

Lilium tigrinum hilft bei vielen typischen Frauenbeschwerden. Es wird in Verbindung gebracht mit einem schmerzhaften Ziehen nach unten im Beckenbereich, bräunlichem Scheidenausfluß, heftigen und leidenschaftlichen Gemütsausbrüchen, innerer Ruhelosigkeit, gehetzt wirkenden Gedanken und Bewegungen und unangemessenen oder übertriebenen Reaktionen. So wurden zum Beispiel sonderbare Herzschmerzen beschrieben, so als ob „eine Hand das Herz zusammendrückt und dann wieder locker läßt". Diese Schmerzen strahlen in den rechten Arm aus, wandern auf und ab und wechseln mit anderen Symptomen ab. **Lilium**-Patienten sind gewöhnlich überhitzt, leiden an plötzlichen Hitzewallungen, vertragen warme Räume nur schlecht und fühlen sich grundsätzlich besser an der frischen Luft.

Lilium hat viel mit **Pulsatilla** gemeinsam, das ebenso erregbar ist und Hitze nicht verträgt. Mit **Sepia** verbinden es die nach unten ziehenden Schmerzen. Auch **Ignatia**, das noch wilder und ausgefallener ist, weist gewisse Ähnlichkeiten auf. Am engsten ist die Verbindung zu **Platinum**.

Fallbeispiel 9.12

Nach einer kurzen Beziehung zu einem knapp Zwanzigjährigen erwartete eine 23jährige Frau ein Kind von ihm. Aufgeregt und entsetzt begab sie sich zu einer Abtreibungsklinik, machte aber im letzten Augenblick einen Rückzieher. Sie lebte nun mit dem jungen Mann zusammen und war bereit, das Kind zu haben. In der 14.Woche kam sie zur ersten Schwangerschaftsuntersuchung. Sie berichtete, daß sie 10 Tage lang dunkelbraune Blutungen und starke ziehende Schmerzen in beiden Leisten gehabt habe, so daß sie sich oft hinlegen mußte. Infolgedessen war sie ungewöhnlich nervös und ängstlich, wirkte in ihren Gedanken und Bewegungen sehr gehetzt und machte den Eindruck, als wolle sie immer alles zu gleicher Zeit tun. Nach einer Gabe **Lilium tigrinum C200** hörten die Schmerzen und die Blutungen auf und es gelang ihr schließlich, sich mit der Schwangerschaft zurechtzufinden. Sie brachte sie ohne weitere Schwierigkeiten zu Ende und entband zu Hause, ihr junger Ehemann stand ihr liebevoll zur Seite.

*

Fallbeispiel 9.13

Eine 29jährige Frau war zu Besuch von einer anderen Stadt hier und gerade in der sechsten Woche schwanger. Sie kam zu mir wegen sporadischer Vaginalblutungen und einem Gefühl tief im Becken, als würde etwas nach unten drücken oder ziehen und alle ihre inneren Organe herausfallen. Über das letzte Jahr hinweg hatte sie ähnliche, aber weniger starke Empfindungen nach ihren Perioden gehabt. Vor sieben Jahren hatte sie ihr erstes Kind als Totgeburt zur Welt gebracht. Insgesamt schien ihre Gesundheit stabil; bei der Vaginaluntersuchung ergab sich allerdings ein vergrößerter, empfindlicher linker Eierstock und ein faulig riechender Ausfluß, der in Farbe und Konsistenz einem Schokoladenpudding glich. Bei der Kultur ergaben sich Bakteroiden und andere anaerobe Arten. Nach drei oder vier Gaben **Lilium tigrinum C200** hörten die Schmerzen und die Blutungen sofort auf. Sie brachte die Schwangerschaft bei guter Gesundheit zu Ende und rief mich nach der Entbindung an, um mir zu sagen, daß alles gutgegangen war.

*

9.1.4.7 Palladium

Trituration aus dem Metall, Palladium, Pd.

Dieses Mittel hat eine starke Beziehung zum rechten Eierstock; die Schmerzen dieses Mittels werden durch Druck oder Massage leichter. Auf der psychischen Ebene entsprechen diesem Mittel Gefühle von verletztem Stolz, die gepaart sind mit einem übermäßigen Bedürfnis nach Bestätigung.

Platinum ist komplementär.

9.1.4.8 Platinum

Trituration aus dem Metall, Platinum, Pt.

Metallisches Platin wird in der Chemotherapie für die Behandlung von Eierstockkrebs verwendet. Als homöopathisches Mittel hilft es bei Schmerzen und Beschwerden vor allem des linken Eierstockes. Häufig werden die Schmerzen begleitet von einem Gefühl, als würde etwas nach unten drükken und ziehen. Oft verstärken sich diese Empfindungen während oder nach dem Geschlechtsverkehr. Die äußeren Geschlechtsorgane können extrem empfindlich auf Berührung reagieren, so daß es entweder zu höchster sexueller Erregung kommt oder aber Sexualkontakt unmöglich gemacht wird.

Auf der mentalen Ebene wirken Patienten, die **Platinum** brauchen, übermäßig stolz und hochmütig; sie sehen sich selbst und ihre Fähigkeiten in einem idealisierten Licht der Vollkommenheit, auch oder gerade wenn ihr persönliches Schicksal einen Einbruch erlitten hat. In einer typischen Somatisierung nehmen sie andere Personen und Gegenstände als kleiner und entfernter wahr, als sie es tatsächlich sind. Schließlich verändern sich die Symptome ständig und wechseln einander ab, so daß ein seltsames und sehr bewegtes Bild entsteht.

Lilium tigrinum und **Palladium** sind komplementär.

9.2 Zwei wichtige Heilmittel für die späte Schwangerschaft

Für viele Beschwerden im zweiten und letzten Drittel der Schwangerschaft sind zwei Mittel angezeigt, die man fast als Konstitutionsmittel für den gesamten Zeitraum der späten Schwangerschaft bezeichnen könnte. Sie werden zwar auch oft in den früheren Monaten verschrieben, aber sie haben gerade dann einen besonders engen Bezug zur Physiologie der Mutter, wenn die Entwicklung der Plazenta schon entsprechend weit vorangeschritten ist. Diese Mittel sollten aufgrund ihres allgemeinen Symptomenbildes in Erwägung gezogen werden und nicht so sehr nur für spezifische Beschwerden.

9.2.1 Sulphur

Sulphur ist das Konstitutionsmittel schlechthin für viele Arten und Phasen chronischer Krankheiten. Es entspricht besonders den erhöhten Anforderungen, die eine Schwangerschaft an den Stoffwechsel stellt, zumal, wenn schon bestehende Tendenzen noch intensiviert oder schon bestehende Muster angepaßt oder verändert werden müssen. Oft lassen sich **Sulphur**-Beschwerden auf eine erhöhte Wärmeproduktion im Körper zurückführen; dementsprechend ist es charakteristisch für **Sulphur**, daß warme Räume, warme Bäder, warme Kleidung oder auch nur die Bettwärme äußerst schlecht vertragen werden. Diese Unverträglichkeit tritt sehr unvermittelt und unregelmäßig auf, wobei bestimmte Körperflächen oder Bereiche viel stärker betroffen sind als andere. Was immer die vordergründigen Beschwerden sein mögen, **Sulphur**-Patienten werden meist auch andere typische Symptome aufweisen, wie brennende Schmerzen, Jucken und Rötungen. Alle diese Erscheinungen verschlimmern sich bei Hitze und werden durch Anwendung von Kälte besser. Typisch sind außerdem großer Durst auf eiskalte Getränke, Heißhunger oder große Schwäche um 11.00 Uhr vormittags und starkes Verlangen nach Süßigkeiten oder Alkohol. Weitere **Sulphur**-Beschwerden in der späten Schwangerschaft sind Verdauungsstörungen, Scheidenentzündung, Hämorrhoiden, Ödeme, Blutvergiftung, Dermatitis und vieles mehr (siehe Kapitel 7).

Fallbeispiel 9.14

In der sechzehnten Woche ihrer ersten Schwangerschaft kam eine 31jährige Frau zu mir, weil sie sich „abgeschlafft" und schwach fühlte und vor allem unter der Hitze litt. Sie hatte eine Parodontose-Erkrankung hinter sich und eine depressive Phase nach dem Tod ihrer Mutter. Nun aber machte sie sich zusammen mit ihrem Mann in groben, scherzhaften Tönen über ihre eigenen Unzulänglichkeiten lustig und wirkte dabei bemerkenswert übermütig und gutgelaunt. Sie war von kräftiger Gestalt und wirkte ein bißchen schlampig, aß mit Genuß riesige Mahlzeiten, die sie mit reichlich Wasser und Soda hinunterspülte, und fühlte sich schwach, wenn sie zuviel Zeit zwischen den einzelnen Mahlzeiten verstreichen ließ. Ihr Körper war leicht wassersüchtig und aufgeschwemmt; sie wachte nachts auf, weil sich ihre Nase trocken anfühlte und juckte. Nach einer Gabe **Sulphur C1000** war ihr Energiehaushalt ausgeglichener, sie hatte weniger starken Appetit und sie brachte schließlich ihre Schwangerschaft gut zu Ende und entband problemlos zu Hause.

*

Fallbeispiel 9.15

Zu Beginn ihrer ersten Schwangerschaft konsultierte mich eine 33jährige Frau, weil ein „Pap"-Abstrich eine schwerwiegende Dysplasie dritten Grades ergeben hatte. Nachdem sie **Sepia, Ignatia** und **Calcarea carbonica 200** bekommen hatte, war das Testergebnis wieder normal. Die Patientin kam dann noch einmal in der 37.Woche zu mir: Wegen einer Infektion der Harnwege hatte man ihr Antibiotika verschrieben. Sie war daraufhin aufgeschwemmt und unbeweglich geworden und hatte völlig irrationale Ängste in Bezug auf ihren Mann und das Baby. Am auffallendsten war jedoch, daß sie sich nicht mehr, wie üblicherweise, eher unterkühlt, sondern vielmehr überhitzt fühlte. Sie riß mitten im Winter die Fenster auf und trank literweise eiskaltes Sodawasser. **Sulphur C1000** wirkte hier geradezu wundersam. Sie schrieb mir bald danach, um zu berichten, daß sie einen Sohn mit neun Pfund ohne weitere Probleme zur Welt gebracht hatte.

*

9.2.2 Kalium carbonicum

Trituration des Salzes, Kaliumkarbonat, K_2CO_3.

Kalium carb. ist ein Mittel, daß man leicht übersieht und das schwer zu erkennen ist. Es paßt zu Patienten, die ihre Symptome nur mürrisch, ungenau und ausweichend wiedergeben, so als würden sie sich irgendwie schämen, zuviel von sich selbst preiszugeben. Diese Symptome mögen wenig spektakulär und eher unauffällig sein, sie reichen aber gewöhnlich als Indikator für dieses Mittel aus, wenn man nur daran denkt, es in die nähere Auswahl miteinzubeziehen.

Eine erstes typisches Merkmal dieses Mittels sind bohrende, stechende Schmerzen, „Seitenstechen" und Hexenschuß. Die schmerzhaften Stellen müssen oft fest gedrückt oder massiert werden, um eine Besserung herbeizuführen. Ein zweites Charakteristikum ist, daß sich das Befinden der Patientin und die meisten ihrer besonderen Beschwerden in den frühen Morgenstunden verschlechtern, und zwar besonders zwischen 2.00 und 4.00 Uhr morgens. Damit wird **Kalium carb.** zu einem wichtigen Heilmittel für Schlafstörungen in der späten Schwangerschaft. Wenn die Patientin in der Nacht aufwacht, weil sie zur Toilette gehen will, weil sie Schmerzen oder Ängste verspürt oder auch ohne spezifische Symptome, dann wird sie nur schlecht wieder einschlafen können; praktische Probleme ihres Alltags, unbestimmte Zweifel und vage Ängste werden sie dann beschäftigen. Ähnlich wie bei **Arsenicum album** werden viele Patienten, die **Kalium carb.** brauchen, von diffusen Ängsten gequält, die sich nicht an einem Punkt festmachen lassen und die verstärkt auftreten, wenn der Patient allein ist oder, vor allem nachts, von den Aufgaben des täglichen Lebens weniger beansprucht ist.

Eine weitere Ähnlichkeit zu **Arsenicum album** ist die Verfrorenheit und die empfindlichen Reaktionen auf Kälte. **Kalium carb.** ist ein hervorragendes Mittel für fast alle Beschwerden der späten Schwangerschaft, die durch eine Nervenschwäche, wie oben beschrieben, bestimmt sind. Es hat auch schon gute Dienste getan bei der Behandlung von Husten, Katarrh,

Lungenentzündung oder Bronchitis oder bei einer verzögerten und langdauernden Rekonvaleszenz nach einer schweren oder schwächenden Krankheit mit chronischer Müdigkeit, Anämie oder Gewichtsverlust.

Fallbeispiel 9.16

Im sechsten Monat ihrer zweiten Schwangerschaft klagte eine 30jährige Frau während einer der regelmäßigen Schwangerschaftsuntersuchungen über Sodbrennen, Schlafstörungen und sporadische Schwächeanfälle wie bei einer Grippe, die sie plötzlich überfielen und sie zwangen, sich eine halbe Stunde hinzulegen, um sich wieder zu erholen. Das Sodbrennen war am stärksten, wenn sie spät abends noch etwas gegessen hatte, aber auch schon honigsüßer Tee reichte aus, um sie frühmorgens um 3.00 Uhr mit Sodbrennen zu wecken. Sie wachte aber auch sonst häufig um diese Zeit auf, fror dann, obwohl sie gut zugedeckt war und fing an, sich darüber Sorgen zu machen, wie sie mit dem Baby fertig werden würde, wie sie mit ihren mageren finanziellen Mitteln zurechtkommen würden usw. Ihre Lieblingsspeise, Fleisch und Würste, konnte sie aber ohne jede Nebenwirkungen nach wie vor verspeisen. Sie erzählte alle diese Symptome in einer weinerlichen, monotonen Art, so als wollte sie den Zuhörer bewußt langweilen oder verhindern, daß ihrer Erzählung Bedeutung beigemessen wurde. Nach einer Gabe **Kalium carb. C200** konnte sie besser schlafen und verfügte über mehr Energie. Die anderen Symptome gingen zurück, und sie hatte eine schnelle und leichte Hausgeburt ohne Komplikationen. **Kalium carb.** half ihr noch einmal, als sie in der dritten Schwangerschaft Heuschnupfen bekam.

*

Fallbeispiel 9.17

Gegen Ende ihrer ersten Schwangerschaft bekam eine 24jährige Frau eine Erkältung mit Halsschmerzen und Husten, die sich beim Hinlegen verschlimmerten und die sie manchmal in den frühen Morgenstunden aufweckten. Sie erholte sich nur langsam von dieser Erkrankung, fühlte sich schwach, verfroren und leicht fiebrig und hatte Beinkrämpfe, die sie um 3.00 Uhr morgens aus dem Schlaf weckten. Ihre größte Sorge war eine unbestimmte Angst vor der Geburt und vor dem „Unbekannten", die sie selbst aber kaum näher beschreiben konnte oder wollte. Wenige Tage nachdem sie **Kalium carb.** bekommen hatte, verschwanden diese Symptome und sie entband problemlos zu Hause.

*

9.3 Das letzte Drittel der Schwangerschaft

In den letzten drei Monaten gehen das Wachstum und die Entwicklung des Embryo und seiner Organe und Gewebe besonders rasch voran. Gleichzeitig nehmen das Blutvolumen und die Herzförderleistung der Mutter um bis zu 30% zu; das Blut wird etwas dünner, der Hämatokritwert bzw. der Anteil der roten Blutkörperchen geht oft auf bis zu 34 oder 35% zurück; der Blutdruck aber kann in den letzten Wochen bis auf 140/90 steigen, ein Wert, der normalerweise als Bluthochdruck gelten würde.

Zur gleichen Zeit weiten und lockern sich Schambeinfuge und Kreuzbeingelenke und vergrößern damit den Beckenumfang; damit wird sowohl dem Wachstum des Kindes entsprochen als auch die bevorstehende Austreibung erleichtert. Auch die Brüste entwickeln sich weiter und werden noch größer. Zum Ende der Schwangerschaft rutscht das Baby zurück ins Becken und nimmt seine Endstellung ein. Damit wird der Druck auf das Zwerchfell, die Rippen und den Magen geringer, dafür drückt das ganze Gewicht nun nach unten gegen die Blase, das Rektum und die unteren Extremitäten.

Viele typische Beschwerden während der letzten drei Monate sind auf Grund dieser Veränderungen bis zu einem gewissen Grad unvermeidlich und können durch gewisse angeborene Veranlagungen noch kompliziert werden. Homöopathische Heilmittel können in diesen Fällen aber sicherer und wirksamer helfen, als irgendwelche herkömmlichen Methoden.

9.3.1 Arthritis, Neuralgien und rheumatische Beschwerden

9.3.1.1 Caulophyllum

Dieses Mittel hilft bei Schmerzen und Entzündungen der Finger und der Zehen. Gleichzeitig sind die typischen Funktionsstörungen der Gebärmutter, Muskelschwäche und nervöse Erregung zu beobachten oder zumindest sind diese Erscheinungen in der Vergangenheit aufgetreten (siehe Kapitel 3).

9.3.1.2 Cimicifuga

Im allgemeinen wird dieses Mittel mit starken Kopfschmerzen und neuralgischen Schmerzen in Verbindung gebracht. **Cimicifuga** entspricht aber ebenso Arthritis und Rheumatismus der größeren Gelenke sowie unbestimmten oder auch genau lokalisierbaren Empfindungen der Quetschung und des Wundseins. Meist sind es die anderen typischen Merkmale, die eine Indikation nahelegen: Funktionsstörungen der Gebärmutter, eine gewisse Zerrissenheit auf geistiger wie auf körperlicher Ebene, ein ständiger Wechsel der Symptome, veitstanzähnliche Bewegungen usw. (siehe Kapitel 3).

9.3.1.3 Pulsatilla

Pulsatilla ist ein wichtiges Heilmittel für Arthritis. Seine Schmerzen sind durch ihre Veränderlichkeit charakterisiert, sie wandern von einer Stelle zur anderen. **Pulsatilla**-Patienten reagieren höchst empfindlich auf überhitzte oder stickige Räume, zu reichliches Essen, fette oder üppige Speisen und auf jede emotionale Erregung (siehe Kapitel 4).

9.3.1.4 Sepia

Sepia ist das Heilmittel schlechthin für lockere Gelenke und schlaffe Muskeln. Es kann Wunder wirken für das Kreuzbein und schmerzhafte Beschwerden, die in der späten Schwangerschaft durch das Gewicht des Babies verursacht werden, das nach unten auf das Becken und die unteren Extremitäten drückt. Typisch für diese Schmerzen ist die Besserung durch energische körperliche Betätigung. Auch andere Charakteristika wie ziehende Schmerzen, die nach unten drücken, Unverträglichkeit von Fett, Reizbarkeit oder ein Mangel an Zuneigung für die eigenen Familienangehörigen sind vermutlich zu beobachten (siehe Kapitel 4).

9.3.1.5 Arnica

Arnica wird meistens für ein akutes Trauma von weichem Gewebe verwendet. Es eignet sich hervorragend bei Stürzen, Verstauchungen und Zerrungen mit Blutergüssen und kann auch als flüssiges Einreibemittel direkt auf die verletzten Muskeln aufgetragen werden, es sollte jedoch niemals in eine offene Wunde gebracht werden (siehe Kapitel 5).

9.3.1.6 Nux vomica

Nux vomica ist ein hervorragendes Mittel für Muskelverspannungen, die auf Schlafmangel, Verstopfung, Mißbrauch von Drogen oder Stimulanzien oder einfache Nervosität zurückgehen. Dieses Mittel ist oft angezeigt für Patienten, die zuviel arbeiten, aber auch ein Spiel zu ernst nehmen, die sich nie richtig entspannen können, häufig ergibt sich daraus eine Versteifung oder Anspannung in Hals, Rücken oder den Gliedmaßen (siehe Kapitel 6).

9.3.1.7 Bryonia

Bryonia ist hauptsächlich ein Mittel für Gelenke, Sehnen, Bänder und Beutel. Es entspricht akuten oder subakuten Entzündungen mit Schmerzen, die sich auf die geringste Bewegung hin verschlimmern und nur durch absolute Bewegungslosigkeit oder durch das Liegen auf der schmerzhaften Seite gebessert werden. Es ist sehr wirksam bei gewöhnlicher Schleimbeutelentzündung der Schulter, bei Brustfellentzündung und Brustfellschmerz. Auch andere **Bryonia**-Merkmale sind vermutlich zu erkennen, wie Durst, schroffes Wesen, Unverträglichkeit von sensorischer oder mentaler Stimulanz (siehe Kapitel 6).

9.3.1.8 Rhus toxicodendron

Rhus tox. ist ein führendes Mittel für einfache Verstauchungen, gedehnte oder gezerrte Muskeln oder Bänder, Sehnenentzündung, Hexenschuß usw. Es hat scharfe, ziehende Schmerzen, die sich in Ruhestellung aufbauen, zu Beginn der Bewegung besonders stechend werden, dann aber bei kontinuierlicher Bewegung allmählich zurückgehen. Sobald der Körper ermüdet, setzen die Schmerzen wieder ein, so daß also häufige Stellungswechsel nötig sind. Die meisten Patienten fühlen sich schlechter bei feuchtem oder kaltem Wetter, während sich ihr Befinden bessert durch heiße Getränke oder Wärme im allgemeinen (siehe Kapitel 6).

Fallbeispiel 9.18

Im siebten Monat ihrer ersten Schwangerschaft kam eine 31jährige Frau erschöpft und mit angeschwollenen Gliedmaßen zu mir. Sie war stark behindert durch einen Nerv, der in ihrem Kreuzbein eingezwickt war: Der Nerv „klemmte“ in dem Moment, wo sie aufstand, so daß ihre Beine unter ihrem Gewicht einknickten. Da sie eine geübte Tänzerin war, konnte sie diesen Symptomen vorbeugen oder sie lindern, indem sie regelmäßig trainierte, dabei aber darauf achtete, sich nicht zu überanstrengen. Nach einer Gabe **Rhus tox. C200** ging das gesamte Syndrom schnell zurück und machte ihr nie wieder Beschwerden. Sie blieb danach bei guter Gesundheit und konnte zu Hause ohne Komplikationen entbinden.

*

9.3.1.9 Magnesium phosphoricum

Magnesium phos. ist hauptsächlich ein neuralgisches und antispastisches Mittel. Es beruhigt die scharfen, krampfartigen, schießenden oder reißenden Schmerzen, die man oft bei Ischias erlebt. Sie werden gewöhnlich durch Druck, Massage oder auch nur durch ein Heizkissen, ein heißes Bad, eine heiße Wärmflasche oder durch Anwendung von Wärme in jeder Form gelindert (siehe Kapitel 6).

Fallbeispiel 9.19

Im siebten Monat ihrer zweiten Schwangerschaft litt eine 29jährige an Schmerzen in der linken Schulter, die sie „wie das Stechen einer großen Nadel“ empfand, und an einem Ischias-Schmerz, der in ihr rechtes Bein ausstrahlte. In beiden Fällen half Wärme und Massage. Sie hatte beide Beschwerden schon seit längerer Zeit: Die Schulterschmerzen hatten auf der rechten Seite zu Beginn der Schwangerschaft angefangen, und der Ischias-Schmerz war erstmals etwa um die gleiche Zeit während der ersten Schwangerschaft aufgetreten. Nach einer Gabe **Magnesium phos. C200** verschwanden beide Beschwerden sofort. Sie blieb bei guter Gesundheit und entband problemlos zu Hause.

*

9.3.1.10 Colocynthis

Auch dieses Mittel ist sehr hilfreich bei Ischias und Schmerzen, die denen von **Magnesium phos.** entsprechen. **Colocynthis**-Schmerzen werden aber hauptsächlich durch starken Druck gebessert, die Anwendung von Wärme spielt nur eine untergeordnete Rolle. In vielen Fällen kam es im Vorfeld der Erkrankung zu einer Verärgerung oder Empörung (siehe Kapitel 6).

9.3.1.11 Colchicum

Wie **Bryonia** entspricht auch **Colchicum** schmerzhaften Entzündungen der Gelenke und der Bindegewebe, die durch die geringste Bewegung oder Tätigkeit verschlimmert werden und nur durch absolute Ruhigstellung zu bessern sind. Zur Differenzierung gegenüber **Bryonia** hilft, daß **Colchicum**-Patienten häufig verfroren sind und sehr empfindlich auf Gerüche und kaltes, feuchtes Wetter reagieren (siehe Kapitel 8).

Fallbeispiel 9.20
Eine 27jährige konsultierte mich im vierten Monat ihrer dritten Schwangerschaft wegen Rückenschmerzen, die hauptsächlich im unteren Bereich auftraten und auch in die Schenkel ausstrahlten. Die Schmerzen waren in ihrer Art und Intensität wehenähnlich und zwangen sie oft, sich mitten in ihrer Arbeit hinzulegen und so regungslos wie nur möglich zu verharren. Außerdem fror sie auch, egal welche Temperaturen herrschten, und es wurde ihr immer wieder von Gerüchen übel, zum Beispiel wenn sie Küchendüfte roch. **Colchicum C200** war hier sehr wirkungsvoll; die Patientin schrieb mir später, daß die spätere Schwangerschaft und die Geburt gut verlaufen waren.

*

9.3.1.12 Kalium carbonicum

Dieses Mittel eignet sich für bohrende Schmerzen im Rücken oder in den Seiten, die auf starkes Reiben hin besser werden. Die Schmerzen wecken den Patienten zwischen 2.00 und 4.00 Uhr morgens auf und gehen meist einher mit weinerlichem und mißmutigem Verhalten, das nur schwer zu beruhigen ist.

Fallbeispiel 9.21
Eine 28jährige Frau bekam im siebten Monat ihrer ersten Schwangerschaft stechende Schmerzen in der Rippengegend, so daß sie nicht mehr auf der Seite schlafen konnte. Die Schmerzen waren nach reichlichem Essen etwas stärker, besserten sich leicht, wenn die Stelle fest massiert wurde, aber sie reagierten nicht auf die Anwendung von Wärme oder Kälte. Auffallend war lediglich, daß sie oft um 3.00 Uhr morgens auftraten und der Patientin dann den Schlaf raubten. Nach einer Gabe **Kalium carb. C200** verschwanden diese Schmerzen sofort und sie hatte keine weiteren Beschwerden mehr. Sie beendete die Schwangerschaft mit einer schönen Hausgeburt.

*

9.3.1.13 Ledum

Tinktur aus den getrockneten Blättern und Sprossen, Ledum palustre, N.O. Ericaceae - Heidekrautgewächse, Sumpfporst.

Ledum ist ein gutes Heilmittel für Punktionswunden. Es wird hauptsächlich präventiv nach Insektenstichen und Bißverletzungen verwendet. In fortgeschrittenen Fällen, wenn es zu einer anaeroben Infektion in der Wunde kommt, kann sich eine bläuliche Verfärbung ergeben und die Oberfläche der Verletzung kann sich kalt anfühlen; trotzdem verlangt der Patient zur Linderung der Schmerzen nach eiskalten Umschlägen. **Ledum** hilft auch bei arthritischen oder rheumatischen Beschwerden mit ähnlichen Merkmalen.

9.3.1.14 Ruta

Tinktur aus der ganzen, frischen Pflanze, Ruta graveolens, N.O. Rutaceae - Rautengewächse, Weinraute.

Ruta wird hauptsächlich für Knochenprellungen und Verletzungen der Knochenhaut verwendet, z.B. bei Schlägen vor das Schienbein, ins Gesicht oder über die Fußsohlen. Das Mittel hilft auch bei Knochenschmerzen ähnlicher Art, ohne daß eine tatsächliche äußere Verletzung vorliegt, wie z.B. bei einer subkutanen Knochenabsplitterung (Schienbeinsplitter) und bei Knochenhautentzündung an beliebigen Stellen im Körper.

9.3.2 Hämorrhoiden

Hämorrhoiden sind erweiterte Venen der rektalen Schleimhaut, die äußerlich als bläuliche, traubenähnliche Schwellungen um die Analöffnung sichtbar werden; man fühlt ihr Hervortreten gewöhnlich während oder kurz nach der Darmentleerung. Sie sind harmlos und bei entsprechender erblicher Veranlagung in der Endphase der Schwangerschaft kaum zu vermeiden. Eine Behandlung ist nur nötig, wenn sie jucken, schmerzen oder zu Blutungen neigen.

9.3.2.1 Pulsatilla

Pulsatilla ist ein wichtiges Venenmittel und hilft Patienten mit Hämorrhoiden, deren Symptome sehr veränderlich sind und denen in der typischen Weise bald heiß und bald kalt ist. Warme Räume, zuviel Essen oder emotionale Erregung vertragen sie nur schlecht, und an der frischen Luft geht es ihnen besser (siehe Kapitel 4).

9.3.2.2 Sepia

Sepia hat die bekannten Empfindungen, daß etwas schwer nach unten zieht, manchmal meint man sogar, einen richtigen „Ball" im Rektum zu fühlen. Es wirkt bei entsprechender Indikation hervorragend für Hämorrhoiden. Auch andere typische Symptome sollten vorhanden sein, wie der Verlust einer liebevollen Zuneigung zu den Familienangehörigen oder die Besserung des Befindens durch kraftvolle körperliche Betätigung (siehe Kapitel 4).

9.3.2.3 Nux vomica

Die typische Lebensart der **Nux-vomica**-Patienten, die nachts lange aufbleiben, immer in nervöser Übererregung sind, in üppigen Speisen schwelgen und Drogen oder Stimulanzien brauchen, belastet die Leber und damit auch die hämorrhoidalen Venen. **Nux-vomica**-Patienten leiden häufig an Hämorrhoiden, die durch Verstopfung und Schlafmangel noch verstärkt werden. Es fällt diesen Menschen nicht leicht, ihre schädlichen Gewohnheiten einzuschränken (siehe Kapitel 6).

9.3.2.4 Sulphur

Sulphur ist eines der wichtigsten Heilmittel für die Spätphase der Schwangerschaft im allgemeinen. Es entspricht Patienten, die sich durch ein stark vergrößertes Blutvolumen in einem überhitzten Zustand befinden und zu Blutstauungsphänomenen an der Hautoberfläche und anderswo, auch am Rektum, neigen. Entsprechend hilft es bei Hämorrhoiden, die als heiß und brennend empfunden werden und die durch Bettwärme oder nach einem Bad noch schlimmer werden. Typische Begleitsymptome sind großer Durst und Unverträglichkeit von Hitze im allgemeinen (siehe Kapitel 7).

Fallbeispiel 9.22

Eine 30jährige Frau war im achten Monat mit ihrem zweiten Kind schwanger. Bei der Schwangerschaftsuntersuchung klagte sie über Schmerzen im Rektum und Beschwerden durch immer wieder auftretende Hämorrhoiden. Sie hatte schon seit ihrer ersten Entbindung in ihrer Heimat damit zu tun, aber seit sie unter schwierigen Umständen in die Staaten gekommen war, hatten sich die Hämorrhoiden wesentlich verschlimmert. Nachdem sie **Pulsatilla** genommen hatte, waren sie etwas besser geworden, dann aber stärker als je zuvor wiedergekommen. Nach dem Stuhlgang hatte sie stechende Schmerzen, die sie den ganzen Tag über und auch nachts noch quälten. Außerdem fühlte sie sich, sogar im Winter, meist überhitzt. Sie konnte Hitze in keiner Form ertragen, in der Sonne wurde ihr schlecht, sie trank große Mengen eiskalter Flüssigkeit und streckte sogar noch in der kältesten Nacht die Füße unter ihrer Bettdecke heraus. **Sulphur C200** beruhigte ihr Rektum auf wunderbare Weise und verhalf ihr zu einer schönen Hausgeburt ohne die geringsten Probleme.

*

9.3.2.5 Lachesis

Lachesis hat bläuliche Verfärbungen und Schwellungen. Es hilft bei Hämorrhoiden, die empfindlich reagieren auf Berührung, Reibung oder engsitzende Kleidung und die sich während oder nach dem Schlafen verschlimmern (siehe Kapitel 7).

9.3.2.6 Aesculus

Tinktur aus dem reifen Kern, Aesculus hippocastanum, N.O.Sapindaceae - Seifenbaumgewächse, Roßkastanie.

Wenn keine anderen führenden Symptome vorhanden sind, ist **Aesculus** das klassische Mittel für Hämorrhoiden. Es hilft vor allem bei fortgeschrittenen Fällen, das Rektum fühlt sich dann an, als sei es mit Nadeln gespickt. Wie alle anderen Mittel auch, die mehr auf eine routinemäßige oder nur sehr allgemeine Indikation hin verabreicht werden, sollte es in niedrigen Potenzen (C6 oder C12) einige Tage lang gegeben werden, bis eine Reaktion eintritt.

9.3.2.7 Hamamelis

Tinktur aus der frischen Rinde von Zweigen und Wurzeln, Hamamelis virginica, N.O. Hamamelidaceae - Hamamelisgewächse, Virginische Zaubernuß.

Wenn keine anderen Indikationen vorliegen, ist **Hamamelis** das wichtigste Venenmittel. Es ist unübertroffen in der Behandlung von Trauma oder Verletzung der Venen. Die rektalen Symptome sind in erster Linie charakterisiert durch Blutandrang, Schwellungen, Wundgefühl und passive, venöse Blutungen. Es hat insgesamt eine enge Beziehung zu **Arnica** und **Pulsatilla**.

9.3.3 Krampfadern

Wie Hämorrhoiden sind Krampfadern oder erweiterte oberflächliche Venen der unteren Extremitäten anlagebedingt. Sobald die Grenze ihrer Elastizität überschritten ist, sind sie auch nicht mehr reversibel. An sich sind sie zwar harmlos, aber sie bringen gewisse Unannehmlichkeiten mit sich, wie unansehnliche Schwellungen, ein Gefühl der Schwere und des Wundseins. Alle diese Erscheinungen können aber homöopathisch behandelt werden. Gewöhnlich befinden sich Krampfadern am Oberschenkel oder an den Waden, sie treten aber auch an den Schamlippen und in der Scheide auf. Venenentzündungen kommen selten vor und sind nur dann gefährlich, wenn auch tiefliegende Venen betroffen sind.

9.3.3.1 Pulsatilla

Die allgemeinen Indikationen von **Pulsatilla** sind für Krampfadern dieselben wie für Hämorrhoiden (siehe Kapitel 4).

9.3.3.2 Sepia

Die typischen Merkmale von **Sepia** bei Krampfadern gleichen den entsprechenden Symptomen der Schwere oder des Drucks nach unten im Becken und im Rektum. Außerdem sind Reizbarkeit, Mangel an Zuneigung für die nächsten Angehörigen und eine Besserung durch körperliche Betätigung zu beobachten (siehe Kapitel 4).

9.3.3.3 Carbo vegetabilis

Carbo veg. ist selten für Krampfadern allein angezeigt. Das Mittel beinhaltet einen gewissen Grad an systemischer Desoxygenierung mit einer diffusen Blausucht und anderen Anzeichen einer Beeinträchtigung der tiefen Venen (Ödeme, Stauungsgeschwüre, kalte Oberfläche usw.), dem typischen Bedürfnis nach kalter Luft, Blähungen und einer allgemeinen Tendenz zur schleppenden Heilung und langandauernden Rekonvaleszenz (siehe Kapitel 6).

9.3.3.4 Lachesis

Die hauptsächlichen Indikationen für dieses Heilmittel sind jede ausgeprägte Linksseitigkeit, Empfindungen, als würde etwas zusammengeschnürt, oder empfindliche Reaktionen auf Berührung oder enge Kleidung. Paradoxerweise werden die Symptome schlimmer beim Schlafen und verbessern sich, wenn der Patient wach ist und sich bewegt, obwohl dies den Gesetzen der Schwerkraft widerspricht (siehe Kapitel 7).

9.3.3.5 Hamamelis

Dieses Mittel eignet sich für typische Fälle mit eher vagen oder nicht genau beschreibbaren Symptomen wie Blutandrang, Schwellung, Gefühl der Schwere und des Wundseins. **Hamamelis** versucht man am besten, wenn keine genaueren Indikationen für andere Heilmittel vorliegen. Es sollte dann in niedriger Potenz (C6, C12) und öfters gegeben werden.

9.3.4 Anormale Lage des Kindes

Vor der 32.Woche ist es selten nötig oder wünschenswert, Babies aus der Steiß- oder Querlage in die Scheitellage zu drehen, da fast die Hälfte der Kinder sich bis zu diesem Zeitpunkt spontan wenden; manchmal drehen sie sich sogar erneut in die Steißlage zurück. In den letzten Wochen nimmt die Menge des Fruchtwassers im Verhältnis zum Größenwachstum des Kindes ab. Eine erfolgreiche Drehung des Kindes hat dann größere Aussichten, bis zur Entbindung erhalten zu bleiben; allerdings ist sie dann auch schwieriger zu bewerkstelligen, vor allem wenn die Geburtseinstellung bereits erfolgt ist.

Wenn man all diese Dinge bedenkt, bleibt für eine bestmögliche Behandlung eigentlich nur der Zeitraum zwischen der 32. und der 36.Woche beim ersten Kind, beim zweiten oder dritten Kind kann man vielleicht sogar noch etwas länger warten.

Die Drehung aus einer Steiß- oder Querlage mit den Mitteln der Homöopathie beweist einerseits die Eleganz dieser klassichen Methode, andererseits aber auch, wie mittelmäßig die Ergebnisse sind, wenn man versucht, diese Drehung vorzeitig herbeizuführen. In der Literatur wird einhellig **Pulsatilla** für anormale Kindslage empfohlen. Meiner Erfahrung nach wirkt dieses Mittel auch bei 40% aller gesunden Frauen, wenn keine eindeutigen Indikationen für andere Mittel gegeben sind. Eine Behandlung ist aber noch um vieles erfolgversprechender, wenn das Mittel auch genau zur Gesamtheit aller Symptome paßt.

Fallbeispiel 9.23

Eine 30jährige Frau war in der 33.Woche schwanger mit ihrem vierten Kind. Sie hatte keinerlei Vorsorgeuntersuchung machen lassen und fühlte sich nun sichtlich unwohl: Sie ging unruhig auf und ab, seufzte dabei immer wieder tief auf, fächelte sich Luft zu und erleichterte sich schließlich durch wiederholtes, lautes Aufstoßen. Bei der Untersuchung ergab sich eine eindeutige Steißlage des Babies. Am dringlichsten erschien ihr allerdings ihr schlechtes Befinden. Sie führte es auf wiederholte Anfälle von Bronchitis und Lungenentzündung zurück und auf die Medikamente, die man ihr zur Behandlung verschrieben hatte, außerdem litt sie erst seit kurzem wieder an Verdauungsstörungen, weil sie zuviel und zu reichlich gegessen hatte. Innerhalb von zwei Tagen nach einer Gabe **Carbo veg. C200** hatte sich ihr Befinden wesentlich gebessert und zudem hatte sich auch noch das Baby gedreht. Bei ihrem nächsten Besuch nach zwei Wochen willigte ich in die geplante Hausgeburt ein, die dann auch gut verlief.

Die Patientin hatte allerdings nach der Entbindung ein paar Tage lang hohes Fieber. **Carbo veg.** hätte auch hier sicherlich zu einer schnelleren Heilung verholfen, wenn ich nur daran gedacht hätte, es anzuwenden.

*

Wenn die Patientin sich ansonsten wohl fühlt, keine anderen Symptome aufweist und auch keine Indikationen für andere Mittel vorliegen, kann **Pulsatilla C30** dreimal täglich mehrere Tage lang gegeben werden, darauf folgt dann, wenn nötig, die **C200-** und die **C1000**-Potenz, die im Abstand von einer Woche verabreicht werden. Wenn das Baby nach drei Wochen immer noch in der Steißlage bleibt, ist es vermutlich einfacher, es in dieser Stellung zu entbinden, und es sollte demzufolge dann auch so bleiben dürfen.

Fallbeispiel 9.24

Eine 23jährige Frau hatte bisher eine unauffällige erste Schwangerschaft gehabt. Um die 32.Woche wurde sie wegen leichter Anämie für ein paar Wochen auf eine Eisentherapie gesetzt - mit gutem Erfolg. Bei einer Untersuchung in der 34.Woche befand sich das Baby in Steißlage. Sie bekam drei Tage lang dreimal täglich **Pulsatilla C30**, während dieser Zeit fühlte sie starke Kindsbewegungen und scharfe Schmerzen tief im Becken. Bei der nächsten Untersuchung eine Woche später hatte sich das Kind gedreht, und es blieb in der Scheitellage bis zur Entbindung, die ein paar Wochen später ohne Probleme erfolgte.

*

9.3.5 Blutungen

Anhaltende Vaginalblutungen in den letzten drei Monaten sind immer sehr ernst zu nehmen. Es gibt das sog. Zeichnen, eine Blutung kurz vor der Entbindung, bei der erstaunliche Mengen an hellrotem Blut ausgeschieden werden, die jedoch wenig oder gar keinen Schleim enthalten, sie dauert jedoch selten länger als einen Tag. Auch sogenannte Kontaktblutungen durch Polypen am Muttermund oder durch eine Entzündung des Gebärmutterhalses sind, z.B. nach dem Geschlechtsverkehr, möglich; auch diese Art von Blutung dauert gewöhnlich nicht lange.

Die Hauptursachen von Blutungen in der späten Schwangerschaft sind aber entweder eine Vorlagerung oder sogar eine frühzeitige Ablösung der Plazenta. Beides ist sowohl für die Mutter wie für das Kind gefährlich und erfordert sofortige Behandlung im Krankenhaus. In den meisten Fällen sind hier homöopathische Mittel unnötig oder sogar unzureichend. Gegebenenfalls helfen dieselben Mittel, die auch für Blutungen nach der Entbindung in Erwägung zu ziehen sind (siehe Kapitel 10).

9.3.6 Bluthochdruck und Schwangerschaftstoxikose

Die gefürchteten Komplikationen von Hypertonie, Proteinurie, Schwangerschaftskrampfen und schließlich Nierenversagen waren früher die Hauptursachen für Frühgeburten und verantwortlich für die hohe Sterblichkeitsrate bei der Geburt. Der Umfang und die Art der modernen Schwangerschaftsvorsorge sind aus diesen negativen Erfahrungen heraus entstanden. Aber auch heute noch gibt es keine einheitliche Erklärung für diese Erkrankungen, die Entstehung der Krankheit bleibt nach wie vor ein Rätsel, die Behandlung erfolgt empirisch, und allein schon die Erwähnung dieser Erkrankungen verbreitet Angst. Die folgenden Beobachtungen zu diesem Thema erheben keineswegs den Anspruch einer formalen Theorie, und sie bieten mit Sicherheit nicht die Lösung aller Probleme. Sie entsprechen der Summe meiner eigenen Erfahrungen in der Praxis und sind als einfache Arbeitshypothesen zu verstehen.

In den letzten drei Monaten ist der Anstieg des Blutdrucks auf 140/90 relativ häufig, weil der Körper damit auf die erhöhte Herzförderleistung und das vergrößerte Blutvolumen zum Ende der Schwangerschaft reagiert. Im Verhältnis zur Verdünnung des Blutes scheiden auch die Nieren entsprechend mehr Eiweiß über den Urin aus. Bei der Urinprobe ergeben sich dann Werte, die auf der Skala zwischen „geringe Belastung“ und 1+ liegen - eine Markierung, bei der eine leichte bis mäßige Schwellung der Füße, Hände und des Gesichts zu beobachten ist. Diese weitverbreiteten Unregelmäßigkeiten sind mit einer gesunden Schwangerschaft durchaus in Einklang zu bringen und führen nur selten zu einer Toxikose. Mit entsprechender Diät und homöopathischen Mitteln können sie auf sichere Art überwacht und korrigiert werden.

Der Blutdruck reagiert normalerweise sehr empfindlich auf Lage- oder Stellungswechsel, momentane Aktivitäten, Ernährung und emotionale Faktoren, wobei gerade die Furcht der Patientin vor drastischen medizinischen Maßnahmen nicht unterschätzt werden sollte. Aus all diesen Gründen ist für mich weniger der Wert einer einzelnen Blutdruckmessung bzw.

die einmal gemessene „Höhe“ entscheidend, als vielmehr der niedrigste Grundwert des Blutdrucks, der errreicht werden kann, wenn man dem Körper nur die Zeit dazu läßt.

Am besten mißt man demzufolge den Blutdruck, während der Patient schläft oder zumindest so entspannt wie nur irgendmöglich ist und sich der Untersuchung nicht wirklich bewußt wird; eine gute Voraussetzung ist es, einige Zeit auf der linken Seite (niemals auf dem Rücken!) zu ruhen. In den meisten Fällen wird allein schon dieses Vorgehen sowohl die systolischen als auch die diastolischen Werte um 10 bis 20 Einheiten senken. Daran ist einerseits zu erkennen, daß sich der Körper angemessen an eine veränderte Stellung anpaßt, andererseits wird auch die hohe Flexibilität der Blutgefäße sichtbar. Wenn die Messung in dieser liegenden Ruhestellung innerhalb der normalen Werte liegt und es auch sonst keine gefährlichen Anzeichen gibt (ein Eiweißwert von 1+ oder höher, Ödeme oder übermäßige Gewichtszunahme, hyperaktive Reflexe), dann muß nichts weiter unternommen werden. Häufige und sorgfältige Beobachtung reicht in diesen Fällen aus.

Meine Erfahrung bestätigt Brewers Behauptung, daß gefährlich erhöhte Eiweißwerte im Urin durch eine stark eiweißhaltige Diät vermieden werden können. Aber selbst Patienten, die sich ausschließlich vegetarisch ernähren, müssen selten mehr Eiweiß zu sich nehmen, als sie es von ihren natürlichen Neigungen her sowieso schon tun; lediglich, wenn die Urinprobe einen Eiweißwert von 1+ oder höher ergibt, wäre dies nötig, aber auch dann nur so lange, bis der Wert wieder die Normgrenze erreicht. In den dreizehn Jahren meiner Praxis mit Hausgeburten, in denen über 600 Entbindungen stattgefunden haben, mußte bisher jedenfalls nur eine einzige Patientin wegen Toxikose ins Krankenhaus eingeliefert werden. Auch sie konnte aber in der 38.Woche ohne Komplikationen und ohne Folgeerscheinungen vaginal entbinden.

Wenn sich trotz einer guten Diät und in einer ansonsten gesunden Schwangerschaft ernsthafte Probleme mit Bluthochdruck und Proteinurie ergeben, können, solange der Patient genau beobachtet wird, homöopathische Heilmittel durchaus erfolgversprechend eingesetzt werden.

9.3.6.1 Sulphur

Sulphur ist ein hervorragendes Mittel für Präeklampsie bzw. Schwangerschaftstoxikose. Es hilft Patientinnen mit Bluthochdruck, Ödemen, Proteinurie und anderen typischen Beschwerden der späten Schwangerschaft, die, bedingt durch die erhöhte Wärmeproduktion im Körper, besonders stark ausgeprägt sind, wie Durst, Rötung, Unverträglichkeit von jeder Art von Hitze (siehe Kapitel 7).

Fallbeispiel 9.25

Bei einer 38jährigen Frau, die zum ersten Mal schwanger war, wurden in der 24.Woche Zwillinge diagnostiziert und durch Ultraschall bestätigt. In der 32.Woche kam sie gesund, gutgelaunt und voller Energie zur Untersuchung. Ihre Knöchel und Finger waren jedoch stark angeschwollen, ihr Gesicht war rot und aufgeschwemmt. Die Urinprobe ergab einen Eiweißwert von 3+, der Blutdruck lag, noch bevor ich das Ventil öffnete, bei 200 mm. Ich vermutete, wie ich es schon bei einer Reihe von anderen Patienten erlebt hatte, eine empfindliche Reaktion auf die Manschette selbst, ließ den Druck also noch einml ab und pumpte ein zweites Mal, diesmal lag der Wert bei 160/110. Nach drei Gaben **Sulphur C200** hatte sie eine starke Harnausscheidung, die Schwellungen waren bei ihrem nächsten Besuch ein paar Tage später stark zurückgegangen, der Proteinwert lag bei 2+ und ihr Blutdruck war auf 150/100 gefallen, auch dieses Mal wieder allerdings erst beim zweiten Versuch. Nach einigen weiteren Gaben **Sulphur C200** waren die Schwellungen minimal, sie war voller Energie und bester Dinge, aber ihr Blutdruck ging nie unter 150/100 zurück, auch der Proteinwert blieb bei 2+ bestehen. Letztlich kam ich zu dem Schluß, daß diese Werte wohl normal waren für eine Frau, die fast 1.80m groß war und zu diesem Zeitpunkt ihrer Schwangerschaft 200 Pfund wog. Ich beschloß also, weiter nichts mehr zu unternehmen, außer sie sorgfältig zu beobachten. Nach 38 Wochen brachte sie zwei gesunde Kinder zur Welt, die jeweils sechs Pfund wogen. Die Geburt dauerte lange, aber sie fand zu Hause statt und es ergaben sich auch danach keinerlei Probleme.

*

9.3.6.2 Apis

Tinktur aus dem Gift, Apis mellifica, N.O. Insecta - Insekten, Honigbiene.

Die bekannten Folgen eines Bienenstichs - stechende Schmerzen, lokalisierte Schwellung, Rötung und Hitze - illustrieren auf nützliche Weise, wie **Apis** homöopathisch bei inneren Erkrankungen wirkt, vor allem bei Nierenentzündung und Toxikose. Seine klassischen Symptome, verminderte

Harnausscheidung, kein Durst, Unverträglichkeit von Hitze, entsprechen der Tatsache, daß, im Vergleich zu **Sulphur**, die Nieren zu einem höheren Grad und in fortgeschrittenem Maße in Mitleidenschaft gezogen sind. Eine erleichterte Harnausscheidung zeigt an, daß das Mittel richtig wirkt.

Natrium mur. ist komplementär.

Eine Eklampsie mit Krämpfen ist ein absoluter Notfall, der für Mutter und Kind tödlich sein kann und unbedingte und sofortige medizinische Behandlung im Krankenhaus erfordert. Ich habe noch nie versucht, mit meinem Kenntnisstand einen solchen Fall ausschließlich mit homöopathischen Mitteln zu behandeln und werde dies auch nie tun.

Kapitel 10

Wehen und Geburt

Die intensive Arbeit der Entbindung ist gewöhnlich innerhalb weniger Stunden vollbracht und im Verhältnis zu den langen Monaten der Schwangerschaft und der folgenden jahrelangen Elternschaft auch schnell vergessen. Die Geburt bleibt aber dennoch die höchste emotionale und körperliche Herausforderung, auf die sich die schwangere Frau lange vorbereitet. Sie ist der biologische Augenblick der Wahrheit, auf den sich alle ihre Hoffnungen und Ängste für sich selbst und für das Kind konzentrieren.

Bei einer schnellen und leichten Geburt gehen die einzelnen Phasen der Geburt oft einfach ineinander über, so daß Veränderungen der Atmung, der Stimmführung, des Gesamtbefindens und der Körpersprache das Fortschreiten der Geburt ausreichend anzeigen. Lästige medizinische Prozeduren sind dann unnötig. Wenn die Entbindung „steckenbleibt" oder einfach längere Zeit braucht, können die einzelnen Phasen nur durch körperliche Untersuchungen genauer identifiziert werden. Ihre Bestimmung ist dann auch in medizinischer Hinsicht wichtiger. Dementsprechend verstehe ich das Konzept der einzelnen Phasen der Geburt auch nur in dem lockeren Sinn einer Folge von Stationen, die jede Frau in der ihr gemäßen Zeit und Art durchlebt, und nicht als einen Maßstab, an dem Erwartungen und Leistung gemessen werden.

10.1 Der Beginn der Geburt

10.1.2 Vorzeitige Wehen

Man kann weder die ideale noch die tatsächliche Länge der Schwangerschaft je genau bestimmen. Die Diagnose einer Frühgeburt ist dann gerechtfertigt, wenn die Geburt lange vor dem berechneten Zeitpunkt einsetzt, wobei die letzte Periode und des Größenwachstums des Fötus einander entsprechen müssen, zu einem Zeitpunkt also, zu dem das Baby noch nicht voll entwickelt ist.

Andererseits setzen die Wehen vielleicht auch deshalb frühzeitig ein, weil das Baby ernsthafte Mißbildungen aufweist oder die Plazenta nicht mehr in der Lage ist, das intrauterine Leben zu erhalten. Eine künstliche

Verlängerung der Schwangerschaft ist in einem solchen Fall weder wünschenswert noch sinnvoll. Homöopathische Heilmittel können nur insoweit wirksam werden, wie der einzelne Patient auf sie reagiert. Deshalb ermöglicht die Homöopathie Frauen bei vorzeitigen Wehen, für sich selbst zu erkennen, ob die Schwangerschaft noch aufrechterhalten werden kann oder ob sie zu diesem Zeitpunkt zu Ende gebracht werden sollte.

Die Heilmittel, die bei vorzeitigen Wehen helfen, sind mehr oder weniger dieselben wie bei den sog. „falschen Wehen". In beiden Fällen können sie zweierlei bewirken:

1. entweder helfen sie, die Wehen zu unterbinden, wenn die Schwangerschaft erhalten bleiben kann und die Kontraktionen nur einer übermäßigen Reizung der Gebärmutter entsprechen oder

2. sie helfen, die Schwangerschaft zu beenden, wenn das Baby schon tot oder im Sterben ist oder wenn es außerhalb der Gebärmutter größere Überlebenschancen hat.

10.1.2.1 Caulophyllum

Wie immer sind die Hauptindikationen für dieses Mittel zunächst die typischen Fehlfunktionen der Gebärmutter mit Schwäche und nervöser Erregbarkeit. Das Mittel ist auch angezeigt, wenn sich ein ähnliches Syndrom ankündigt oder in der Vergangenheit aufgetreten ist. Weitere Anzeichen wie Neuralgien, Rheumatismen der Finger und Zehen oder eine starke, juckende Scheidenentzündung bestätigen die Indikation (siehe Kapitel 3).

10.1.2.2 Cimicifuga

Wenn keine anderen Mittel angezeigt sind, ist **Cimicifuga** ein führendes Mittel zur Prävention und Behandlung von Frühgeburten. Es hilft bei ernsthaften Fehlfunktionen der Gebärmutter mit starker Veränderlichkeit und krassem Wechsel der Symptome auf geistiger und körperlicher Ebene, Kopfschmerzen, Neuralgien oder Arthritis. Wie Caulophyllum kann es eingesetzt werden, wenn eine Frühgeburt zu befürchten oder in der Vergangenheit schon einmal erfolgt ist (siehe Kapitel 3).

10.1.2.3 Pulsatilla

Pulsatilla ist für eine Vielzahl von Eventualitäten zu gebrauchen. Es ist gewöhnlich an seinen charakteristischen Merkmalen zu erkennen, wie veränderliche Symptome und Stimmungen, Kreislaufinstabilität, Ruhelosigkeit und Unverträglichkeit von warmen Räumen etc. (siehe Kapitel 4).

10.1.2.4 Gelsemium

Gelsemium ist ein akutes Heilmittel, das **Caulophyllum** in gewisser Weise ähnelt. Es ist gekennzeichnet von grippeähnlichen Symptomen wie Schwäche, Zittern, Gliederschmerzen, Frösteln und emotionaler Erregbarkeit, der Geburtsvorgang scheint zu stagnieren, geht aber dennoch voran (siehe Kapitel 5).

10.1.3 „Falsche Wehen“

Die Bezeichnung „falsche Wehen“ ist nur gerechtfertigt, wenn die Wehen wieder zum Stillstand gekommen sind. Es handelt sich um eine Nachahmung der richtigen Geburtswehen mit mehr oder weniger starken und regelmäßigen Kontraktionen, die viele Stunden lang anhalten können, aber unkoordiniert sind und den Muttermund nicht öffnen. Im Unterschied zu vorzeitigen Wehen treten diese Wehen etwa zum Zeitpunkt des berechneten Entbindungstermins auf, wenn das Baby voll entwickelt ist. Meist folgt die tatsächliche Entbindung einige Tage oder eine Woche darauf. Man könnte diese Wehen als eine Art Funktionsstörung der Gebärmutter bezeichnen, die schließlich wieder vorübergeht.

Meistens treten diese „falschen Wehen“ bei einer zweiten oder wiederholten Schwangerschaft auf. Ich kann mich an Fälle erinnern, wo ich sicherheitshalber die ganze Nacht bei der Schwangeren verbracht habe, nur um am Morgen festzustellen, daß die Wehen ebenso sporadisch auftraten, wie schon seit Tagen oder Wochen. Da auch viele normale und gesunde Entbindungen auf diese Weise beginnen, kann die rechtzeitige Wahl der richtigen Mittel helfen, den kürzesten und sichersten Weg aus dieser unklaren Situation zu finden.

Falsche Wehen sind zwar für alle Betroffenen sehr lästig. Sie scheinen aber eine durchaus normale Variante oder vielleicht sogar eine Art Generalprobe der Entbindung zu sein, die die restliche Geburt zu verkürzen hilft, wenn sie erst einmal richtig einsetzt. In anderen Fällen können die Wehen für eine gewisse Zeit ganz normal verlaufen, dann einen Tag lang völlig aufhören und schließlich dort wieder weitergehen, wo sie vorher aufgehört haben. Auch eine solche Geburt kann durchaus ohne negative Auswirkungen für Mutter und Kind verlaufen.

Die hauptsächlichen Heilmittel sind dieselben wie für vorzeitige Wehen oder Funktionsstörungen während der Geburt (siehe unten).

10.1.4 Verspäteter Beginn der Wehen und Übertragung

Wenn auch die Berechnung des Entbindungstermins immer ungenau sein wird, verlangen doch Schwangerschaften, die deutlich über den vorgesehenen Termin hinausgehen, besondere Aufmerksamkeit. Bei einer Übertragung treten viele Erscheinungen auf, die auch bei vorzeitigen Wehen oder bei Funktionsstörungen während der Geburt zu beobachten sind, und häufig können auch die gleichen Heilmittel verwendet werden. Wie immer hängt die Wirksamkeit der homöopathischen Mittel, die die Wehen in Gang setzen sollen, davon ab, ob sie dem gesamten Symptomenbild der Patientin genau entsprechen. Zwanghafte Ängste oder „Horrorgeschichten" über die Entbindung, die Wehen und das Gebären, ob sie nun von Freunden oder Verwandten vermittelt oder aus der eigenen Erfahrung oder Vorstellung der Patientin gespeist werden, können dazu führen, daß die Wehen nicht einsetzen oder aber daß ihr Fortschreiten zu einem bestimmten Zeitpunkt unterbrochen wird. Auch während der Geburt können emotionale Ursachen das Fortschreiten der Entbindung ernsthaft stören, die Wehen zum Stillstand bringen oder sogar in die entgegengesetzte Richtung treiben, wenn dies auch allgemein anerkannten „wissenschaftlichen" Prinzipien zu widersprechen scheint.

Fallbeispiel 10.1

Eine 28jährige Frau entband zum ersten Mal. Als ich ankam, hatte sich ihr Muttermund schon völlig geöffnet und der Kopf des Babies steckte schon in der Vagina. Ich wollte sie zu diesem weiten Fortschreiten der Geburt nur beglückwünschen und sagte ihr, daß das Baby noch vor Ablauf der Stunde geboren würde. Aber meine Worte schienen genau das Gegenteil zu bewirken: ihre Wehen hörten mittendrin einfach auf. Bei der Untersuchung entdeckte ich, daß der Muttermund sich wieder vorgezogen und den Kopf des Kindes zurück in die Gebärmutter gedrängt hatte. Keines der

Mittel, die ich ihr gab, konnte den straffen Muttermund entspannen. Allmählich begriff ich, daß die Patientin noch Zeit brauchte, um sich aus der unterwürfigen Rolle zu befreien, die sie in der streng hierarchischen Familie ihres Mannes einnahm. Sobald sie mit dieser wichtigen inneren Arbeit abgeschlossen hatte, konnte sie innerhalb weniger Stunden entbinden.

*

Wenn die Schwangerschaft weit über den berechneten Entbindungstermin hinausgeht, muß das Baby genau beobachtet werden. Abgesehen von dem lästigen Wehen-Belastungstest, für den eine Fötusüberwachung benötigt wird, kann man auch mit einem ganz gewöhnlichen Fötoskop viel erkennen, wenn man es alle paar Tage eine Stunde lang benützt. Mit Muße und Geduld ist es nicht schwer, die normale Veränderlichkeit der Herztonrate spontan oder in der Folge fötaler Bewegungen zu bestimmen. Das Wertvollste, das eine Hebamme einer Gebärenden schenken kann, ist ihre ungeteilte und liebevolle Aufmerksamkeit. Kein geschäftiger Geburtshelfer und keine hochtechnisierte Ausrüstung können diese Zuwendung ersetzen.

10.1.4.1 Caulophyllum

Die Indikationen für dieses Mittel sind im wesentlichen identisch mit denen, die schon unter „Frühgeburt“ zusammengefaßt wurden: eine Schwäche der weiblichen Fortpflanzungsorgane und eine gewisse Angst und nervöse Erregung, das klassische **Caulophyllum**-Syndrom also (siehe Kapitel 3).

10.1.4.2 Cimicifuga

Cimicifuga wird man in Erwägung ziehen, wenn keine anderen genaueren Indikationen gegeben sind und die Patientin in ihrer Krankheitsgeschichte traumatische Erfahrungen bei einer Geburt, Fehlgeburt oder bei einem Abgang gemacht hat. Das wichtigste Symptom, das die Wahl dieses Mittels zum gegebenen Zeitpunkt bestätigt, ist eine Störung der Gebärmutterkontraktionen, die sich ständig verändern, oder auch der permanente Wechsel der Symptome im körperlichen und mentalen Bereich (siehe Kapitel 3).

10.1.4.3 Pulsatilla

Die Indikationen für **Pulsatilla** sind ebenso identisch mit denen für vorzeitige Wehen. Neben den typischen körperlichen Merkmalen beinhalten sie die charakteristische emotionale und physische Veränderlichkeit, Ruhelosigkeit und ein starkes Bedürfnis nach Zuwendung und emotionaler Unterstützung (siehe Kapitel 4).

10.1.4.4 Gelsemium

Bei einer Spätgeburt sollte **Gelsemium** in Erwägung gezogen werden, wenn die Patientin zittert und übermäßig nervös ist in der Erwartung der Geburt. Die Symptome ähneln dem „Lampenfieber" und sind meist begleitet von der üblichen Muskelschwäche (siehe Kapitel 5).

10.1.4.5 Ignatia

Ignatia sollte immer in die nähere Auswahl kommen, wenn emotionale Faktoren im Vordergrund stehen. Es kann Patienten helfen, die durch Kummer, Sorgen oder Enttäuschung nervlich angespannt sind und die widersprüchliche oder anatomisch „unmögliche" Symptome und andere typisch nervöse Phänomene aufweisen (siehe Kapitel 6).

10.1.5 Spontanes Reißen der Fruchtblase

Bei einer Hausgeburt ist ein tröpfchenweiser oder schwallartiger Abgang von Fruchtwasser noch vor dem Einsetzen der Wehen selten problematisch; normalerweise ist es deshalb nicht nötig, Antibiotika zu geben, die Geburt einzuleiten oder das Baby durch einen Kaiserschnitt zu retten. Risse in der Fruchtblase sind nicht ungewöhnlich; sie beheben sich schnell selbst, weil das Fruchtwasser ununterbrochen neu produziert wird, so daß auch größere Verluste dieser Flüssigkeit im allgemeinen innerhalb von Stunden ersetzt werden.

24 bis 48 Stunden lang nach einem vorzeitigen Blasensprung muß man alle vier bis sechs Stunden die Temperatur überprüfen, ebenso wie die Vitalzeichen und die Herztonrate des Fötus und jede Art von Vaginalse-

kret, um eine bakterielle Infektion frühzeitig zu erkennen. Meist besorgen gutartige Bakterien diese Überwachungsdienste und halten fremde Keime wirksam fern. Homöopathische Heilmittel sind sinnvoll, wenn die Geburt schwierig oder langwierig ist oder wenn es zu einer Infektion kommt. Diese Gefahr ist aber tatsächlich in der sterilen Krankenhausumgebung größer, weil hier bösartige Organismen existieren können, die resistent auf Antibiotika reagieren. In solchen Fällen sind die Heilmittel zu verwenden, die auch für Infektionen nach der Entbindung wirksam sind (siehe Kapitel 11). Unter Umständen sind homöopathische Mittel allein aber hier nicht ausreichend.

10.2 Begleitung und Überwachung des Geburtsvorgangs

10.2.1 Die Phasen der Geburt

In der Praxis ist jede Geburt eine einzigartige Erfahrung, die zu jedem beliebigen Zeitpunkt „steckenbleiben" kann und für die dennoch durchweg dieselben Heilmittel verwendet werden können, wenn das gesamte Symptomenbild dies anzeigt. Zur theoretischen Betrachtung kann man jedoch die Ereignisse der Geburt schematisch in drei mehr oder weniger klar voneinander getrennte „Phasen" einteilen.

Die erste Phase bezeichnet den Zeitraum, in dem sich das Baby noch in der Gebärmutter befindet, während sich der Muttermund allmählich weitet und sich über den kindlichen Kopf schiebt. Diese Phase beginnt mit den ersten langanhaltenden und fortschreitenden Wehen und endet, wenn der Muttermund vollständig eröffnet ist und der Kopf oder der vorangehende Teil des Kindes mit seinem größten Umfang in die Vagina eintritt. Zu diesem Zeitpunkt pausieren die Wehen unter Umständen für eine Weile. Oft ergeben sich in dieser ersten oder in der frühen zweiten Phase für eine unterschiedlich lange Zeit „Rückenwehen", wenn sich der Kopf des Babies nach vorne dreht und beugt, um sich unter dem Schambogen seinen Weg zu bahnen.

In der zweiten Phase gleitet das Baby in der Vagina nach unten. Sie beginnt mit der vollständigen Öffnung des Muttermundes und endet mit der Geburt des Kindes durch die Scheidenöffnung. Häufig wird bei den Wehen in der zweiten Phase langsamer geatmet, so daß die Gebärende tiefere und offenere Laute von sich gibt, die sich schließlich bei den Preßwehen zu einem Grunzen oder Stöhnen steigern. Viele Frauen empfinden kein unmittelbares Verlangen zu pressen, sie sollten auch nicht dazu gedrängt oder gezwungen werden. Solange das Baby genau beobachtet wird und keine Anzeichen der Gefährdung vorliegen, ist die Sicherheit des Kindes im Geburtskanal gewährleistet und zeitlich nicht begrenzt.

Die dritte Phase beginnt mit der Geburt des Kindes und endet mit der Ausstoßung der Plazenta.

10.2.3 Wehenüberwachung

Um zu vermeiden, daß fremde Bakterien von außen in die Vagina gelangen, müssen die Hebamme und andere Geburtshelfer auf peinliche Sauberkeit und Hygiene bedacht sein. Für die meisten Hausgeburten ist ein gründliches Bürsten der Hände und Nägel mit einer milden Seife ausreichend. Im Krankenhaus sind natürlich weitreichendere sterile und keimtötende Maßnahmen nötig.

Wenn irgend möglich, sollten zu häufige Untersuchungen vermieden werden, man kann auch auf einfachere und angenehmere Weise herausfinden, was man unbedingt wissen muß. Ein Grund, warum Hausgeburten so gut funktionieren, ist, daß die Hebamme oder der Geburtshelfer Gast in einem fremden Haus sind und daher schlecht der Hausherrin Vorschriften machen können, wie sie ihr Leben führt oder wie sie zu entbinden hat.

Bei der Hausgeburt besteht die Hauptaufgabe des Geburtshelfers zunächst einmal darin, da zu sein für die Frau und ihre Familie, d.h. auf alles zu achten, so wenig wie möglich zu tun und sich so unaufdringlich wie möglich zu verhalten. Eine Vaginaluntersuchung oder auch nur eine Überprüfung mit dem Fötoskop erhält eine andere Gewichtung, wenn sie nur auf Verlangen durchgeführt wird, wenn man aus bestimmten Gründen die Erlaubnis dafür erbittet und wenn dabei eine gewisse Form gewahrt wird.

Mein persönliches Ziel in einer Hausgeburt ist es, dieselben Privilegien zu genießen und dieselben Pflichten zu übernehmen, wie ein vertrauter Freund des Hauses. Ich beobachte, höre zu, helfe im Haushalt und achte auf die gefühlsmäßige Situation ebenso wie auf die technische Entwicklung der Wehen. Auf diese Weise kann man gewöhnlich das Fortschreiten der Geburt sehr genau verfolgen, ohne ständig eingreifen zu müssen.

Genauso wichtig ist es, die anderen Mitglieder der Familie oder Anwesenden dazu zu bringen, ihren Teil zur Durchführung der Geburt zu leisten, wenn dies in der Praxis auch nicht immer gerade einfach ist. Die Hebamme spielt hierbei eine sehr wichtige Rolle: Sie kann bestimmte Aufgaben bestimmten Personen zuweisen und, wenn nötig, Grundkenntnisse vermitteln und die Anwendung des neu Erlernten überwachen.

Im Rahmen einer homöopathischen Selbstbehandlung erlaubt eine Hausgeburt, eine der wesentlichen Lebenserfahrungen wiederzuentdecken, ein aufregendes, lohnendes und einmaliges Ereignis. Aus praktischen und menschlichen Gründen sollte die grundlegende theoretische Vorbereitung einer Hausgeburt immer auch die Notgeburt miteinbeziehen. In der Tat sind die Fälle, an die ich mich mit größtem Stolz erinnere, diejenigen, bei denen die Geburt erfolgte, bevor ich die Situation unter Kontrolle hatte oder bevor ich überhaupt ankam.

10.3 Die erste Phase

10.3.1 Der Muttermund öffnet sich nicht: Verlängerte, schwierige oder funktional gestörte Wehen

Obwohl die Bezeichnung „Funktionsstörungen" bei den Wehen ebenso vage wie ungenau ist, benennt sie doch häufig auftretende Probleme, die man leicht zu erkennen lernen kann. Jede Geburt ist einmalig, und so muß sich eine genaue Beurteilung des Fortschreitens der Geburt mehr nach den individuellen Befindlichkeiten der Patientin richten, als nach Durchschnittswerten oder rein äußerlichen Leistungsgraden. Technische Maßnahmen können in einem zweiten Schritt eingesetzt werden, um bestimmte Behinderungen oder störende Einflüsse zu diagnostizieren und eine Prognose oder entsprechende Hilfestellungen zu erleichtern. Ich habe die Funktionsstörungen bei den Wehen etwas willkürlich der ersten Phase zugeordnet, weil sie gewöhnlich zusammen mit der Öffnung des Muttermundes einsetzen. Die gleichen Grundsätze gelten aber natürlich auch für funktionsgestörte Wehen zu einem späteren Zeitpunkt.

Jedes Heilmittel kann zu jeder Phase der Geburt hilfreich sein, und in jedem Fall liefert das gesamte Symptomenbild einheitlichere und bessere Ergebnisse als ein vorgefertigtes Konzept. In den zahlreichen Fällen, wo sich die Symptome zu rasch entwickeln, um eine detaillierte Fallaufnahme zu ermöglichen, müssen die indizierten Mittel auf der Basis ihrer bekannten allgemeinen Merkmale gewählt werden. Wie schon in früheren Kapiteln habe ich viele Heilmittel aus dem einfachen Grund hier nicht erwähnt, weil ich sie selbst nicht oft genug benutzt habe.

Schließlich und endlich muß man auch eingestehen, daß sogar gut gewählte Heilmittel nicht immer die erwünschte Wirkung haben, daß Komplikationen anhalten können, bis etwas anderes unternommen wird. Homöopathen neigen dazu, die bestimmenden Merkmale der Heilmittel mit den Fällen zu illustrieren, die sich am besten dazu eignen. Die schmerzlichen, langen Stunden, in denen dieselben Mittel ohne entsprechende Wirkung versucht wurden, werden meist übergangen. Der Leser möge sich also davor hüten, zu glauben, daß Heilmittel immer Schmerzen und Leiden beseitigen können. Ebenso wenig darf man übersehen, daß es Fälle gibt, für die es einfach keine Heilung gibt.

10.3.1.1 Caulophyllum

Dieses Heilmittel wirkt gewöhnlich am besten, wenn es so früh wie möglich verabreicht wird. Die Funktionsstörungen dürfen noch nicht so weit fortgeschritten sein, daß die Frau völlig erschöpft ist und andere unterstützende Maßnahmen benötigt wie Infusionen, kühlende Erfrischungen oder einfach nur Schlaf, bevor irgendein Mittel wirkt.

Caulophyllum ist wohl das richtige Mittel, wenn sich der Uterus sogar auf dem Höhepunkt einer Wehe weich anfühlt, wenn die Wehen zwar rhythmisch erfolgen, aber nicht muttermundswirksam sind und wenn die Erschöpfung der Gebärenden in keinem Verhältnis zu der geleisteten Arbeit steht. Die Kontraktionen sind gewöhnlich kurz und instabil, sie können schwach und unregelmäßig oder scharf und krampfartig auftreten und werden meist tief im Becken empfunden und nicht am oberen Ende des Uterus, wo sie viel mehr bewirken würden. Oft sind auch Zittern, Frösteln und andere Anzeichen nervöser Erregung zu beobachten. Bei diesen ersten Anzeichen kann das Mittel gleich zu Beginn gegeben werden, ohne daß eine Vaginaluntersuchung zur Bestätigung nötig wäre (siehe Kapitel 3).

Fallbeispiel 10.2

Nach einer Entbindung im Krankenhaus, bei der es durch Hypertonie Komplikationen gegeben hatte, kam eine ansonsten gesunde 31jährige Frau zu mir. Sie war sehr um ihren Blutdruck besorgt, den sie entsprechend häufig überprüfte. Vor einer zweiten Schwangerschaft wollte sie nun eine konstitutionelle Behandlung. Bei ihrem ersten Besuch war ihr Blutdruck 150/90mm auf der Untersuchungsliege, aber nur 130/90, als sie auf dem Stuhl saß, ihr Kinn zitterte nervös, während ich den Blutdruck maß. Mit Hilfe von **Pulsatilla** und reichlicher Ermutigung war sie bald darauf schwanger und blieb bis zum Ende bei guter Gesundheit. Sie brauchte nur wenige Heilmittel, aber viel Zuwendung und Aufmerksamkeit. Als die

Wehen begannen, ging stundenlang nichts vorwärts. Erst als wir ihr **Caulophyllum C200** gaben, bekam sie produktive Wehen und gebar in weniger als zwei Stunden.

*

Fallbeispiel 10.3

Nach einer Entbindung im Krankenhaus unter Vollnarkose und einer zweiten Geburt, die vorzeitig nach 30 Wochen erfolgte, hatte eine 28jährige Frau eine gesunde und unauffällige dritte Schwangerschaft, lediglich in den letzten drei Monaten hatte sie leichte Blutungen und Krämpfe. Die Wehen begannen schließlich termingerecht, waren zunächst aber sehr schwach mit leichten Kontraktionen tief im Becken. Mit Hilfe von **Caulophyllum C30** bekam sie schnell eine aktive Wehentätigkeit und entband in weniger als einer Stunde, sie brauchte das Mittel noch einmal für schwache Kontraktionen und Blutungen nach der Geburt. Ansonsten verlief die postpartale Phase völlig normal.

*

Man denkt an **Caulophyllum** meistens in der ersten Phase, wenn sich der Muttermund nicht öffnet. Das Mittel kann aber genauso wirksam sein bei Funktionsstörungen der Gebärmutter, die die Austreibung des Kindes komplizieren, oder bei Problemen mit der Plazenta, Nachwehen oder Postpartum-Blutungen.

10.3.1.2 Cimicifuga

Die Kontraktionen von **Cimicifuga** sind denen von **Caulophyllum** ähnlich, sie sind aber heftiger und meist von anderen beunruhigenden Symptomen begleitet. Die Patientin erscheint hoffnungslos, deprimiert oder mürrisch, sie ist voller Zweifel und Befürchtungen, ob sie die Entbindung zu Ende bringen wird. In fortgeschrittenen Fällen können psychotisches Verhalten und die Angst, verrückt zu werden, ein alarmierendes Gesamtbild ergeben. Zusätzlich äußern sich auch auf der physischen Ebene wechselhafte Symptome in unsteter und zersplitterter Weise, wie etwa auffällige unwillkürliche Bewegungen und Grimassen, starke Kopfschmerzen oder Neuralgien, die die Kontinuität des Geburtsvorgangs stören (siehe Kapitel 3).

Fallbeispiel 10.4

Nach zweimaligem Abort heiratete eine 29jährige Frau und wurde rasch wieder schwanger. Filme wie „Einer flog über das Kuckucksnest“ hatten ihr irrationale Ängste vor Krankenhäusern eingeflößt, und sie entschied sich zum Teil auch deswegen für eine Hausgeburt. Die Schwangerschaft verlief gesund und unauffällig, ebenso auch der größte Teil der Geburt, während der Übergangsphase aber „drehte“ sie kurz „durch“, weil die anhaltenden Schmerzen ihre alten Ängste vor einer Einweisung ins Krankenhaus wieder aufleben ließen. **Cimicifuga C200** beruhigte sie sofort, und sie entband kurz darauf ohne weitere Probleme.

*

Fallbeispiel 10.5

Nachdem sie vier Jahre verheiratet war, ließ sich eine 21jährige Frau ihr Intrauterinpessar entfernen und wurde sofort darauf schwanger. Sie war zwar im allgemeinen bei guter Gesundheit, hatte aber in der letzten Zeit häufig Migräne gehabt, wie auch ihre Mutter schon. In der späteren Schwangerschaft litt sie an Alpträumen und Ängsten, ihr Baby und ihren Mann zu verlieren, und sie erzählte mir, daß auch ihre Mutter depressiv und lange Zeit in psychiatrischer Behandlung gewesen war. Die Wehen begannen zum erwarteten Zeitpunkt, bald nachdem die Fruchtblase geplatzt war, aber der Muttermund öffnete sich nur 7cm weit. **Kali. carb.** half gut für die schmerzhaften Rückenbeschwerden, aber ihre alten Ängste und ihre negative Einstellung sprachen darauf nicht an. **Cimicifuga C200** dagegen wirkte sehr schnell, und sie konnte bald darauf entbinden. Die mentalen Symptome traten sechs Wochen nach der Entbindung während einer Brustinfektion noch einmal auf. Sie reagierte erneut sehr schnell auf **Cimicifuga C200** und unterzog sich dann einer konstitutionellen Behandlung mit anderen Mitteln. **Cimicifuga** ist zwar leichter zu erkennen, wenn die Kontraktionen in Rhythmus und Intensität ihren Höhepunkt erreichen, es kann aber auch in jeder anderen Phase hilfreich sein. Ebenso wirksam ist es bei Plazentaretention, Nachwehen, Nachblutungen oder Depressionen nach der Geburt.

*

10.3.1.3 Pulsatilla

Pulsatilla ist in jeder Phase der Schwangerschaft und der Entbindung hilfreich. Man wird vor allem bei allgemeinen Symptomen wie emotionaler oder vasomotorischer Instabilität an dieses Mittel denken, zumal wenn Flüssigkeitszufuhr, kühle, frische Luft und einfache Zuwendung und Aufmerksamkeit eine deutliche Besserung bewirken. Häufig ist es in den frühen Phasen der Geburt angezeigt, aber es kann auch durchaus bei Problemen in der Austreibungsphase, bei Blutungen oder bei Komplikationen mit der Plazenta eingesetzt werden (siehe Kapitel 4).

Fallbeispiel 10.6

Nach einer gesunden ersten Schwangerschaft, in der gegen Ende **Sulphur C1000** sehr wohltuend wirkte, hatte eine 30jährige Frau kurze und leichte Wehen, bis das Baby auf der Interspinalebene steckenblieb. Die Wehen versiegten, und sie wurde verstimmt und weinerlich. **Chamomilla C30** hatte keine unmittelbare Wirkung, vielmehr verlangte sie nach frischer Luft und etwas Ruhe und Ungestörtheit mit ihrem Mann. Eine Gabe **Pulsatilla C30** half ihr schließlich, das Baby ohne weitere Verzögerung auszutreiben.

*

Fallbeispiel 10.7

Nach einer unauffälligen zweiten Schwangerschaft und einer langen Nacht mit „falschen Wehen“ eine Woche vor der tatsächlichen Entbindung rief mich eine 25jährige Frau erneut in den frühen Morgenstunden zu sich. Dieses Mal begrüßte sie mich mit ihren beiden Zwillingstöchtern auf dem Arm, als ich ankam. „Sie sind ein bißchen zu spät dran, Herr Doktor!“, scherzte sie, und ihre gute Laune half mir über meine Verlegenheit hinweg: Ich hatte überhaupt nicht mit Zwillingen gerechnet. Nach der Entbindung blieb ihr Uterus hypoton und sie blutete ziemlich stark, fühlte sich schwach und fröstelte, dennoch verlangte sie nach offenen Fenstern und frischer Luft. **Pulsatilla C30** wirkte in dieser typischen Situation sehr rasch: Membranteile und Stücke der Plazenta wurden ausgeschieden, die Blutung versiegte zu einem Tröpfeln, und ihr Puls und Blutdruck erreichten wieder normale Werte. Nach diesem kleinen Schrecken verlief der Rest der Nachgeburtsphase ohne Schwierigkeiten.

*

10.3.1.4 Sepia

Dieses große Heilmittel ist öfter nach der Entbindung als während der Wehentätigkeit angezeigt. Es kann die charakteristischen Empfindungen der Schwere und des Drucks nach unten lindern, wann immer sie auftreten.

Hauptsächlich wird es für Blutungen, Plazentaretention, Vorfall und andere Postpartum-Beschwerden verwendet (siehe Kapitel 4).

10.3.1.5 Arnica

Arnica wird oft mehr oder weniger routinemäßig nach der Geburt verabreicht, um Blutergüsse und Wundgefühl zu vermeiden. Es sollte hauptsächlich in Erwägung gezogen werden, wenn das Baby sehr groß ist, wenn die Austreibungsphase sehr lang und schwierig war, wenn Pitocin verwendet wurde für die Einleitung oder Verstärkung der Wehen oder wenn aus anderen Gründen ein Trauma der weichen Gewebe zu erwarten ist. In solchen Fällen kann das Mittel auch während der Wehen gegeben werden (siehe Kapitel 5).

10.3.1.6 Belladonna

Während der ersten Geburtsphase kann **Belladonna** helfen, einen starren oder geschwollenen Muttermund zu öffnen. Meist indizieren auch andere klassische Symptome dieses Mittel, wie plötzlicher und heftiger Beginn, Kopfschmerzen oder andere Schmerzen, die bei Erschütterung schlimmer werden, erweiterte Pupillen und weit aufgerissene Augen. Ein ähnliches Bild ergibt sich unter Umständen auch nach der Geburt, wenn es zu Postpartum-Blutungen kommt, bei denen heißes arterielles Blut in einem kräftigen Schwall hervorschießt (siehe Kapitel 5).

10.3.1.7 Chamomilla

Das charakteristische Kennzeichen von **Chamomilla** ist in jeder Situation höchste Empfindlichkeit und die Unfähigkeit, Schmerz zu ertragen. Bei den Wehen reagiert die Patientin verärgert und mißmutig, sobald sich die Schmerzen intensivieren. Sie verlangt übermäßig viel Aufmerksamkeit und Unterstützung von den Anwesenden, ist aber andererseits nicht in der Lage, diese Hilfe dann auch anzunehmen. Auch der Darm ist oft betroffen mit Durchfall, Blähungen oder verstärkten Darmbewegungen (siehe Kapitel 5).

Fallbeispiel 10.8

Nach einer erfolgreichen Hausgeburt wurde eine 25jährige Frau wieder schwanger. Im achten Monat entwickelte sie eine Brustfellentzündung, bei der **Bryonia C30** sehr gut half. Die Wehen waren lang und schwierig und wurden hauptsächlich im Rücken empfunden, bis **Kali. carb. C200** dazu beitrug, daß sich der Kopf des Kindes nach vorne drehte. In der zweiten Phase wurden die Schmerzen unerträglich, und sie begann, wie ein Marktweib zu schreien. Sie beschimpfte lauthals ihren Mann, mit dem sie sowieso die ganze Zeit über nur stritt, aber auch mich und jeden anderen, der es wagte, ihr zu nahe zu kommen. **Chamomilla C30** war in dieser klassischen Situation rasch wirksam. Sie entband leicht und ohne weitere Probleme.

*

Fallbeispiel 10.9

Nach einer unauffälligen ersten Schwangerschaft befand sich eine 29jährige Frau schon mitten in der aktiven Wehentätigkeit, als ich zu ihr kam. Sie lief in ihrem kleinen Wohnzimmer im Kreis herum und erlaubte mir nicht, nahe genug an sie heranzukommen, um sie untersuchen oder die Herztöne des Kindes abhören zu können. Andererseits wollte sie aber doch ein Mittel für die Schmerzen, und so gab ich ihr jedes Mal, wenn sie etwas innehielt, eine Gabe **Chamomilla C30**. Ohne Verzögerung, ohne große Ankündigung, aber vor allem ohne irgendwelche Freunde, die ihr hätten helfen können, entband sie schließlich ganz allein in ihrem Bett - nur ihre Haustiere leisteten ihr Gesellschaft. Danach bedankte sie sich bei mir und gab somit zu verstehen, daß ihr das Mittel geholfen hatte.

*

10.3.1.8 Gelsemium

Während der Wehen sind die Indikationen für **Gelsemium** fast die gleichen wie für **Caulophyllum**: funktionsgestörte Wehen mit Muskelschwäche und Erschöpfung, Zittern, Frösteln und nervöse Erregung. Dazu kommen Schüttelfrost, Gelenkschmerzen und Muskelschmerzen, die an eine grippeähnliche Erkrankung erinnern. Oft bleibt der Muttermund geschwollen und starr, öffnet sich nicht und bleibt krampfartig verschlossen.

Gelsemium sollte in Erwägung gezogen werden, wenn die Symptome **Caulophyllum** anzeigen, aber schon in einem fortgeschrittenen Stadium sind, oder wenn **Caulophyllum** gegeben wurde, aber nicht gewirkt hat. Im allgemeinen haben **Gelsemium**-Patienten keinen Durst. Sie fühlen sich aber besser, wenn sie Wasser lassen können, und sollten deshalb ermuntert werden, zu trinken und die Blase regelmäßig zu leeren (siehe Kapitel 5).

10.3.1.9 Nux vomica

Nux vomica wird oft zugunsten der typisch „weiblichen" Mittel vernachlässigt. Es hat aber schon in vielen Fällen geholfen, wenn die Wehentätigkeit durch eine volle Blase oder ein volles Rektum behindert wurde: Ein Krampf des betroffenen Schließmuskels im Perineum oder Beckenboden führt dann zu einem sehr schmerzhaften, aber vergeblichen Drang, Wasser zu lassen oder den Darm zu entleeren.

Auch schon ganz zu Beginn der Wehen sollte man an dieses Mittel denken, wenn die Patientin bei jeder Wehe einen starken, aber vergeblichen Drang verspürt, zur Toilette zu gehen. Dies gilt vor allem, wenn auch andere **Nux-vomica**-Elemente gegeben sind, wie Reizbarkeit, übermäßige Erregung, starkes Verlangen nach oder Unverträglichkeit von Stimulanzien. Wenn die Blase oder das Rektum voll sind, kann unter Umständen auch eine mechanische Entleerung durch Katheter oder Einlauf nötig sein (siehe Kapitel 6).

10.3.1.10 Kalium carbonicum

Bei vielen normalen Entbindungen muß sich der kindliche Hinterkopf am Ende der ersten oder zu Beginn der zweiten Phase von hinten nach vorne drehen und beugen, um unter dem Schambogen durchrutschen zu können. **Kalium carbonicum** ist häufig angezeigt, wenn der Geburtsvorgang an diesem Punkt „steckenbleibt" und eine schwierige und langwierige Verzögerung eintritt, bis diese Aktion beendet ist. Es gibt auch Fälle, in denen diese Drehung des Kindskopfes nie stattfindet, das Baby wird dann in der sog. hinteren Hinterhauptslage mit dem Gesicht nach oben geboren.

In jedem Fall sind „Rückenwehen" die typische Indikation für **Kalium carbonicum**, bohrende Rückenschmerzen, die während und auch zwischen den Wehen auftreten und durch kräftigen Druck oder Massage gelindert werden können. Diese Patientinnen stützen häufig mit einer Hand ihren Rücken, wenn sie gehen oder sitzen,oder sie bitten ihren Partner oder Geburtshelfer, ihnen den Rücken kräftig zu massieren. Auch andere **Kalium**

carbonicum-Merkmale sind eventuell zu erkennen, wie eine deutliche Verschlimmerung mitten in der Nacht und nörgelndes oder weinerliches Verhalten (siehe Kapitel 9).

Fallbeispiel 10.10

Nachdem ihr erstes Kind an kongestivem Herzversagen innerhalb weniger Stunden nach der Geburt gestorben war, wurde eine 26jährige Frau im folgenden Jahr wieder schwanger, abgesehen von einigen kleineren Beschwerden blieb sie die ganze Schwangerschaft über gesund und stabil. Während der ersten Geburtsphase blieb der Kopf des Kindes in der hinteren Hinterhauptslage, und die Eröffnungsphase wurde verzögert durch anhaltende Rückenschmerzen. Sie bat ihren Mann, so fest und lange wie nur möglich gegen ihren Rücken zu drücken, um Erleichterung zu finden. Innerhalb von Minuten nach einer Gabe **Kalium carbonicum C200** drehte sich der Kopf des Kindes nach vorne, ihr Muttermund öffnete sich weit, und die Geburt erfolgte ohne weiteren Aufschub.

*

Fallbeispiel 10.11

Eine 32jährige Frau hatte dreimal im Krankenhaus entbunden. Bei der zweiten Geburt wurden durch Trilene starke Halluzinationen hervorgerufen und nach der dritten Geburt hatte Demerol zu starken Blutungen geführt. Ihre letzte Entbindung wollte die Patientin nun zu Hause erleben. Während der Schwangerschaft hatte sie keine schwerwiegenden Gesundheitsprobleme gehabt, aber das Baby erschien doch ungewöhnlich klein im Verhältnis zur Schwangerschaftsdauer. In der 36.Woche wachte sie vom Blasensprung auf. Die Wehen begannen aber erst eine Woche später. Sie hatte eine langsame und immer wieder unterbrochene Wehentätigkeit: einige Stunden lang waren die Wehen stark und wirksam, dann wieder folgten Phasen mit geringerer Intensität und so weiter. Als der Muttermund sich bis auf 7cm geöffnet hatte, bekam sie „Rückenwehen“. Der Kopf des Kindes steckte in der hinteren Hinterhauptslage, und die Patientin hatte unangenehme Schmerzen im Kreuzbein und im linken Gesäß, die durch kräftiges Reiben besser wurden. Auch hier half **Kalium carbonicum** innerhalb von wenigen Minuten: Der Kopf des Kindes drehte sich nach vorne, der Muttermund öffnete sich völlig, und das Baby kam bald darauf ohne Probleme zur Welt.

*

10.3.2 Notfälle

Wenn man die Verantwortung für eine Hausgeburt auf sich nimmt, muß man sich auch darauf vorbereiten, ernsthafte Notfälle zu erkennen, wenn kein Arzt oder Geburtshelfer zur Hand ist. Man muß dann in der Lage sein, erste Hilfe auf dem Weg ins Krankenhaus zu leisten. Ich habe die wichtigsten und häufigsten Notfallsituationen hier zusammengefaßt.

10.3.2.1 Blutungen

Ernsthafte Blutungen vor oder während der ersten Geburtsphase müssen unterschieden werden von dem normalen sog. „Zeichnen" - auch hierbei kann viel hellrotes Blut mit oder ohne Schleim ausgeschieden werden.

Starke Blutungen können zweierlei Ursachen haben, die beide lebensbedrohend für die Mutter und das Kind sind: Bei einer Plazenta-Vorlagerung ist die Plazenta in anormaler Weise am unteren Teil der Gebärmutter angewachsen, und zwar unterhalb des vorangehenden Teils des Kindes. Die ungeschützte Oberfläche der Plazenta ist dann zu sehen und kann bei der Eröffnung des Muttermundes reißen. Eine kleinere oder teilweise Anormalität dieser Art kann manchmal noch vor Beginn der Wehen entdeckt werden und korrigiert sich unter Umständen selbst, wenn die Plazenta bei der allmählichen Eröffnung des Muttermundes nach hinten weggezogen wird. Während des Geburtsvorgangs zeigt sich eine Vorlagerung der Plazenta gewöhnlich dadurch, daß eine plötzliche, starke, aber schmerzlose Blutung eintritt, die dann aber ebenso rasch wieder versiegen kann. Wenn man von der Diagnose einer „Placenta Praevia" ausgehen muß, sind die sofortige Einlieferung ins Krankenhaus und die Vorbereitung auf Transfusionen und einen Kaiserschnitt unabdingbar. Alle Vaginaluntersuchungen müssen aufgeschoben werden, bis die genannten Maßnahmen durchgeführt werden können.

Eine vorzeitige Plazentalösung wird gewöhnlich von starken inneren und äußeren Blutungen begleitet. Oft treten dabei auch deutliche Bauchschmerzen auf: Der Bauch reagiert sehr empfindlich auf Berührung, ist oft hart wie ein Brett und verkrampft. Andere mögliche Hinweise sind hoher Blutdruck und Blutungszeichen an anderer Stelle im Körper, die durch den rapiden Verlust von Blutgerinnungsfaktoren zu erklären sind. Auch in diesen Fällen ist eine sofortige Einlieferung ins Krankenhaus und die Vorbereitung auf einen Kaiserschnitt angesagt.

10.3.2.2 Vorfall der Nabelschnur

Wenn die Nabelschnur durch die Scheidenöffnung zu sehen ist, bedeutet dies, daß eine Stauung der Umbilikalgefäße und das Ersticken des Fötus fast unvermeidlich sind, solange der vorangehende Teil nicht von der Nabelschnur befreit wird. Der anwesende Partner oder Geburtshelfer hat dann die unangenehme, aber unumgängliche Aufgabe, den vorangehenden Teil aus dem Beckenbereich heraus nach oben zu drücken und diese Stellung auf dem Weg ins Krankenhaus zu halten. Auch hier wieder kann nur ein Kaiserschnitt helfen.

10.3.2.3 Akute Gefährdung des Fötus

Es besteht keine einhellige Meinung darüber, wie oft die kindliche Herzfrequenz während der aktiven Geburtsphase überprüft werden sollte. Die meisten Patientinnen wünschen oder erwarten diese Überwachung schon fast routinemäßig. Sie wird etwa stündlich in der ersten Phase, halbstündlich in der zweiten Phase und sofort und wiederholt durchgeführt, sobald irgendwelche Probleme auftreten.

Neuere Studien belegen, daß zur Vermeidung von totgeborenen oder gehirngeschädigten Kindern der wiederholte Einsatz des altmodischen Fötoskops genausogut funktioniert wie die elektronischen Herzton- und Wehenschreiber (CTG), die während des gesamten Geburtsvorgangs angeschlossen sind [1]. Die hauptsächlichen Warnsignale einer akuten oder bevorstehenden Notsituation für den Fötus sind der Austritt von dickem Kindspech durch die Vagina und eine fötale Herztonrate, die anhaltend unter 100 pro Minute liegt.

Auch bei einer Schädellage muß umgehend die Entbindung erfolgen, wenn Kindspech austritt und die fötale Herztonrate ähnlich niedrig liegt. Selbst bei normaler Herztonrate ist Kindspech im Fruchtwasser ein ernstzunehmendes Zeichen: Das Kind muß genau beobachtet werden, da es, sollte die Geburt noch lange dauern, sehr wahrscheinlich Wiederbelebungsmaßnahmen braucht. In der Steißlage ist der Abgang von Kindspech durchaus üblich und muß nicht unbedingt eine Notlage für den Fötus bedeuten. Während der Wehen der späten zweiten Phase, die mit Pressen und Atemanhalten verbunden sind, ist ein kurzzeitiger Abfall der Herztonrate auf 80 oder 90 pro Minute nicht ungewöhnlich und, isoliert betrachtet, nicht als Alarmsignal zu werten.

10.3.2.4 Probleme bei der Senkung

In einem kleinen Prozentsatz der Fälle rutscht der Kopf oder der vorangehende Teil nicht genügend weit in den Beckeneingang hinein, obwohl die Wehen scheinbar stark und kräftig sind. Wenn der Muttermund noch geschlossen ist, muß eine Röntgenaufnahme Anormalitäten am Beckenknochen ausschließen. Sollte der Muttermund schon so weit geöffnet sein, daß der Kopf oder vorangehende Teil ertastet werden können, müssen auch noch andere Unregelmäßigkeiten ausgeschlossen werden:

1. eine Querlage oder eine andere anormale Geburtsstellung, besonders eine Gesichts- oder Stirnlage bei einem ungewöhnlich großen Kind;

2. eine große Geschwulst an der Gebärmutter, die den Austritt des Kindes behindert, oder

3. ein zweihörniger Uterus oder eine andere strukturelle Anormalität, die eine Vaginalgeburt schwierig oder unmöglich macht.

In den meisten dieser Fälle wird ebenfalls ein Kaiserschnitt nötig sein.

10.4 Die zweite Phase

10.4.1 Probleme bei der Austreibung

Den bekannten Techniken der Behandlung eines tiefen Querstandes, einer anhaltenden hinteren Hinterhauptslage, einer Schulterdystokie und einer Extraktion in der Beckenendlage ist nichts hinzuzufügen. Die häufigste Komplikation in der zweiten Phase ist ein einfacher „Stillstand“, der zur Zangengeburt oder zum Kaiserschnitt führt. Zumindest teilweise gehen diese beiden Verfahrensweisen auf völlig willkürliche Thesen zurück: Man geht davon aus, daß

1. die Frauen in dem Moment zum Pressen aufgefordert werden sollen, wo sich der Muttermund vollständig geweitet hat, und daß

2. das Kind nicht länger als zwei Stunden im Geburtskanal bleiben sollte.

Diese bürokratischen Regeln lösen zwar auf administrativer Ebene die Probleme des geschäftigen Großbetriebs einer Entbindungsstation, sie nehmen aber in keiner Weise Rücksicht auf die individuelle Art und Weise einer Entbindung, wie sie sich die Frauen nach ihren eigenen Vorstellungen wünschen.

Erstens folgt der völligen Öffnung des Muttermundes nach Stunden intensiver und ununterbrochener Wehen oft eine Ruhephase von mehreren Stunden. Die Kontraktionen lassen nach und der Uterus reagiert weniger empfindlich auf Stimulanz. Viele Patientinnen sind jetzt hungrig oder müde, wollen sich etwas erholen und wieder Kraft schöpfen. Es ist sinnlos, die Frauen in diesem Moment zu drängen, ohne Pause weiterzumachen, dies gilt natürlich vermehrt für eine Hausgeburt, wo ja der Leitgedanke und der Hauptgrund für die Anwesenheit eines Geburtshelfers die ungeteilte Aufmerksamkeit für die individuellen Bedürfnisse der Mutter und des Kindes zu jeder Zeit sein sollte.

Zweitens empfinden viele Frauen nie dieses Bedürfnis zu pressen, und es steigert nur ihre Frustration und ihre Unsicherheit, wenn man sie dazu auffordert, Kraft zu sammeln für eine instinktive Handlung, zu der sie der eigene Körper zu keinem Zeitpunkt veranlaßt. Die immer wieder gestellte Frage „Wann soll ich pressen?“ beantwortet man also am besten, wenn man sagt „Das müssen Sie selbst wissen“ oder „Wenn Sie den Drang dazu verspüren“. Wenn es soweit ist, gehorcht die willentliche Anstrengung dem natürlichen Vorgang, der automatisch einsetzt, ohne daß er von außen programmiert werden könnte. Bis zu diesem Zeitpunkt sollte der Geburtsvorgang seinen Lauf nehmen können wie zuvor, das tiefe Atmen wird allmählich übergehen in ein Stöhnen, und dann wird auch das Pressen einsetzen.

Auf der anderen Seite sollte eine Frau auch immer pressen dürfen, wenn sie zu irgendeinem Zeitpunkt den Drang danach verspürt, schließlich muß sie selbst für sich entdecken, was ihre Gefühle bedeuten und ob sie etwas bewirken oder nicht. Nur durch fortwährende Versuche dieser Art lernen wir unseren Körper kennen und können ihn in Zukunft entsprechend nutzen.

Schließlich und letztlich können meiner Erfahrung nach Babies sehr wohl für längere Zeit im Geburtskanal überleben, solange die fötale Herztonrate regelmäßig überwacht wird und keine Anzeichen einer Notlage gegeben sind. Es ist jedoch nicht zu empfehlen, viele Stunden lang ergebnislos zu pressen, nur um einer allgemeinen Erwartungshaltung bezüglich des Verlaufs einer „normalen“ Geburt zu entsprechen. Die Heilmittel, die für Probleme bei der Austreibung in Betracht gezogen werden, sind dieselben wie für Funktionsstörungen bei den Wehen und sollten auf der Grundlage der gleichen Indikationen gegeben werden.

10.4.2 Vorbereitung zur Geburt

Ich halte mich hier auch nicht auf mit technischen Einzelheiten der Dammpflege, einschließlich so wichtiger Themen wie die Vermeidung von Dammriß und Dammschnitt. Manche Hebammen sind in dieser Hinsicht besonders geschickt: So empfinden es viele Patientinnen als sehr wohltuend und entspannend, wenn der Damm mit heißen Handtüchern massiert wird; auch wenn man die Schamlippen mit warmem Olivenöl einreibt und den Austritt des Kindes mit beiden Händen abfängt und somit die Gewalt und die Geschwindigkeit dieses Ereignisses etwas kontrolliert, kann man einem Dammriß wirksam vorbeugen. Ein Dammschnitt verursacht hinterher unnötige Schmerzen und Unannehmlichkeiten; er sollte wirklich nur durchgeführt werden, wenn die Entbindung wegen einer offensichtlichen Notlage des Kindes beschleunigt werden muß.

10.4.3 Wiederbelebung und Pflege des Neugeborenen

Wenn das Baby geboren ist, kann man die Nabelschnur belassen, bis sie aufhört zu pulsieren und die Plazenta sich mit dem typischen Blutschwall vom Uterus löst. Selbst dann muß die Durchschneidung der Nabelschnur nicht sofort erfolgen, weil sich die Umbilikal-Gefäße von alleine schließen. Andererseits sollte die Nabelschnur sofort abgeklemmt und durchtrennt werden, wenn sie eng um den Hals des Kindes geschlungen ist. Dies sollte geschehen, noch bevor die Schultern geboren werden.

Die meisten Neugeborenen beginnen ihr Leben mit einem kräftigen Schrei, um ihre Lungenflügel zu weiten, aber der Übergang zum Leben außerhalb der Geborgenheit der Gebärmutter erfolgt nicht immer so abrupt. In einigen wenigen Fällen sind die Augen schon bei der Geburt geöffnet, die Lungen gebläht, und das Baby wirkt aufmerksam, neugierig und nicht im geringsten traumatisiert. Der Gesundheitszustand des Kindes sollte sofort nach der bekannten Apgar-Skala bewertet werden. Es werden fünf vitale Funktionen beurteilt:

1. Herzfrequenz:
   2 Punkte für einen Puls über 100 pro Minute,
   1 Punkt für unter 100,
   0 Punkte, wenn kein Herzschlag festzustellen ist.
2. Atmung:
   2 Punkte für kräftiges Atmen (Schreien) oder stabiles Atmen (Ruhelage),
   1 Punkt für langsame oder unregelmäßige Atmung,
   0 Punkte, wenn keine Atemaktivität vorhanden ist.
3. Hautfärbung:
   2 Punkte für rosige Haut,
   1 Punkt für rosigen Körper und blaue Extremitäten,
   0 Punkte für blaue oder weiße Hautfärbung.
4. Muskel-Tonus:
   2 Punkte für aktive Bewegung,
   1 Punkt für Flexionsbewegungen der Extremitäten,
   0 Punkte für schlaffe, bewegungslose Kinder.
5. Reflex (in Bezug auf das nasale Absaugen):
   2 Punkte für Husten oder Niesen,
   1 Punkt für Grimassen,
   0 Punkte, wenn keinerlei Reaktion eintritt.

Im Vergleich zur maximalen Punktzahl von 10 gelten Kinder mit einem Wert zwischen 7 bis 10 als normal und bedürfen keiner weiteren Wiederbelebungsmaßnahmen. Werte zwischen 4 bis 6 werden als leichter bis mäßiger Depressionszustand bezeichnet. Diese Kinder erholen sich oft durch einfaches Absaugen oder kurze Wiederbelebungsmaßnahmen. Kinder mit einem Wert zwischen 0 und 3 gelten als stark depressiv, bei ihnen besteht Lebensgefahr, und eine bleibende Gehirnschädigung ist nicht auszuschließen. Sie müssen sofort in eine Intensivstation für Neugeborene gebracht werden [2].

Kinder mit diesen niedrigen Apgar-Werten sollten mit einem DeLee-Katheter oder einem anderen ähnlichen Gerät durch Nase und Mund abgesaugt werden, um sowohl die Atemreflexe zu aktivieren als auch um Kindspech oder andere Sekrete zu entfernen, die die Atemwege blockieren. Kindspech in der Luftröhre sollte sofort durch eine Kehlkopfintubation und durch Absaugen aus dem Endotrachealtubus entfernt werden, bevor eine Mund-zu-Mund-Beatmung versucht wird.

Mäßig depressive Kinder könnnen oft belebt werden, indem man den Blasenmeridian der Akupunktur stimuliert: Mit dem dritten Finger einer

Hand berührt man leicht die Halswirbelsäule, der Zeigefinger und der vierte Finger der Hand drücken fest links und rechts davon auf, und so massiert man an der Wirbelsäule entlang mehrere Male auf und ab, bis das Baby reagiert.

Zusammen mit diesen Maßnahmen der Ersten Hilfe spielen auch homöopathische Heilmittel eine wichtige Rolle. Für Neugeborene gebe ich 3-4 Kügelchen als eine Dosis direkt auf die Zunge. In kritischen Situationen sollte das Mittel alle 10 Sekunden wiederholt werden. Wenn nach zwei Gaben keine Wirkung eintritt, muß es gewechselt werden.

10.4.3.1 Arnica

Arnica ist das Heilmittel par excellence für stumpfes Trauma von weichem Gewebe. Es ist auch unübertroffen für die Wiederbelebung betäubter autonomer Reflexe und sollte für das Kind ebenso wie für die Mutter in Erwägung gezogen werden, besonders nach einer traumatischen Geburt mit Blutergüssen oder Kopfblutgeschwülsten. Gleich nach der Geburt verabreicht, kann **Arnica** in solchen Fällen lebensrettend sein (siehe Kapitel 5).

Fallbeispiel 10.12

Nach stundenlangen Rückenwehen wegen einer hinteren Hinterhauptslage entband eine 23jährige Frau schließlich ihr zweites Kind, einen Sohn, der zunächst etwas benommen wirkte und nur mit einem Apgar von 7 reagierte. Er hatte eine große Blutgeschwulst an der Stirn. Nach einer Gabe **Arnica C200** wachte er innerhalb von Sekunden auf. Als ich eine Stunde später ging, waren seine Blutergüsse schon kaum mehr zu sehen, und er hatte auch hinterher keinerlei Probleme.

*

10.4.3.2 Carbo vegetabilis

Carbo veg. ist das führende Mittel für Beschwerden, die auf unzureichende Sauerstoffversorgung zurückgehen. Es ist besonders hilfreich, wenn sich das Baby in einem leichten bis mäßigen Depressionszustand befindet und zyanotisch ist, aber doch noch ohne fremde Hilfe atmen kann (siehe Kapitel 6).

Fallbeispiel 10.13

Nach einer Entbindung im Krankenhaus, in deren Folge es zu starken Blutungen kam, und nach einem Abort in der 16.Woche wurde eine 34jährige Frau wieder schwanger. Sie hatte bis in die späteren Monate hinein große Probleme mit Übelkeit und litt auch an Verdauungsbeschwerden, mit denen sie schon seit langem zu tun hatte. So konnte sie reichliches und zu üppiges Essen nur sehr schlecht vertragen. Obwohl sie Eheprobleme hatte und auch ungern ihre eigene Karriere unterbrach, war sie entschlossen, alle Hindernisse zu überwinden, und sie brachte die Schwangerschaft schließlich auch ohne größere Gesundheitsprobleme zu Ende. Nach einer unauffälligen ersten Phase hatte sie große Schwierigkeiten bei der Austreibung, da sich an der Scheidenwand Blutergüsse gebildet hatten. Schließlich mußte unter örtlicher Betäubung eine mediane Episiotomie durchgeführt werden. Ihre Tochter wog acht Pfund, war aber leicht depressiv mit einem Apgar von 6, schwacher Atmung und einer Herztonrate von 60 pro Minute. Sofortiges Absaugen und eine Stimulation der Halswirbelsäule halfen zwar etwas, aber schließlich brachte erst eine Gabe **Carbo. veg.** den lauten Schrei hervor, auf den wir alle gewartet hatten. Innerhalb von Sekunden wurde ihre Haut rosig und sie erholte sich schnell.

*

Fallbeispiel 10.14

Nachdem sie vier Jahre lang verheiratet war und keine Empfängnisverhütung praktiziert hatte, wurde eine 24jährige Frau endlich schwanger. Zum Teil aus finanziellen Gründen entschied sie sich für eine Hausgeburt und eine vegetarische Ernährung. Sie war zwar nicht anämisch, aber sie sah während der gesamten Schwangerschaft krank aus, klagte über Schwindelgefühl und Sodbrennen nach den Mahlzeiten. Sie kam nur unregelmäßig zu den Schwangerschaftsvorsorgeuntersuchungen. Die Entbindung verlief unproblematisch, aber das Kind wog weniger als sechs Pfund und hatte bei der Geburt die Nabelschnur dreimal um den Hals gewickelt; überall auf seinem Körper, im Mund und in der Nase befand sich Kindspech. Es hatte eine Herztonrate von 90 und einen Apgar-Wert von 6, war zyanotisch, rang nach Luft und wirkte allgemein schlaff und benommen. Eine Gabe **Carbo. veg. C30** erweckte es innerhalb von Sekunden zum Leben. Nach einer Minute atmete es normal, innerhalb von fünf Minuten suchte es die Brust und saugte kräftig. Auch später hatte das Kind keine Probleme.

*

10.4.3.3 Arsenicum album

Wenn es keine genaueren Indikationen für andere Heilmittel gibt, ist **Arsenicum** meiner Erfahrung nach das beste Mittel für stark depressive Kinder, die leblos und bleich wirken, kaum atmen und in der Intensivstation behandelt werden müssen. **Arsenicum** wird zwar in der Literatur selten für Neugeborene in Erwägung gezogen, entspricht aber genau den Beschwerden, die typisch sind für eine Eigenvergiftung oder die den Sterbeprozeß einleiten (siehe Kapitel 7).

Fallbeispiel 10.15

Eine 31jährige Frau, die in der Vergangenheit mehrere Zysten an den Eierstöcken erfolgreich mit homöopathischen Mitteln behandelt hatte, wurde zum ersten Mal schwanger. Abgesehen von einem langwierigen Husten, der genau beobachtet werden mußte, blieb sie während der Schwangerschaft gesund. Sie brachte schließlich ohne größere Probleme eine Tochter mit sieben Pfund zur Welt. Allerdings lag die Nabelschnur um den Hals des Kindes. Sie mußte abgeklemmt und durchtrennt werden, noch bevor die Schultern und der Körper des Kindes geboren waren. Danach war die Entbindung einfach, aber das Mädchen war über und über mit dickem Kindspech bedeckt, atmete nicht, lag bewegungslos da und reagierte etwa 30 Sekunden auf gar nichts, obwohl wir es absaugten und massierten. Eine Gabe **Arsenicum album C200** brachte es sofort zu sich, nach einer Minute war der Apgar-Wert 8, nach fünf Minuten lag er bei 10. Das Kind brauchte auch hinterher keinerlei medizinische Hilfe mehr.

*

Fallbeispiel 10.16

Nach einer gesunden ersten Schwangerschaft, die nur durch eine Reihe von Scheidenentzündungen beeinträchtigt wurde, begannen bei einer 24jährigen die Wehen. Der Muttermund öffnete sich ohne Probleme, das Baby, das bisher immer in der Schädellage gewesen war, befand sich nun aber eindeutig in der Steißlage. Die Austreibungsphase verlief aber dennoch leicht, es mußten lediglich die Beine etwas gedreht werden, um die Schultern frei zu bekommen. Der Junge war zwar reif und ausgetragen, aber er lag, obwohl wir ihn kräftig absaugten, blaß und regungslos da und atmete kaum. Der Puls war glücklicherweise stark, und so wurde seine Haut sofort nach einer Gabe **Arsenicum album C200** rosig und er schrie kräftig.

*

Im folgenden nenne ich eine Reihe anderer Heilmittel, die in der Literatur empfohlen werden, mit denen ich persönlich aber noch nicht genügend Erfahrungen gesammelt habe, um sie sicher erkennen und handhaben zu können.

10.4.3.4 Aconitum

Dieses Mittel wird empfohlen für extreme Fälle, in denen die Neugeborenen voller Angst sind und die Augen weit aufreißen, während das Herz nur sehr schwach und kaum zu hören ist (siehe Kapitel 5).

10.4.3.5 Belladonna

Belladonna eignet sich vielleicht eher für Fälle mit einer neurologischen Komponente. Es wird empfohlen für Babies mit offenen Augen, einem starren Blick, vergrößerten Pupillen, heißem Kopf und Körper und bewegungslosen Gliedern, die nur ab und zu zucken (siehe Kapitel 5).

10.4.3.6 Camphora

Tinktur aus dem Holzdestillat, Laurus camphora, N.O. Lauraceae - Lorbeergewächse, Kampfer.

Camphora ist ein wichtiges Heilmittel für die Behandlung von Cholera-Epidemien und anderen Krankheiten mit tiefem Schock oder Kreislaufkollaps. Es eignet sich für Neugeborene mit schwerer Zyanose, wenn Körper und Glieder kalt sind.

10.4.3.7 Antimonium tartaricum

Trituration aus Kaliumantimonyltartrat, $(C_4H_4O_6(SbO)K)_2 + H_2O$, Brechweinstein.

Antimonium tart. wird allgemein verwendet für die Behandlung von Bronchiolitis und anderen Atemwegserkrankungen bei Babies und Kleinkindern. Es soll sich auch hervorragend eignen bei Atemnot, die durch Flüssigkeit in der Lunge bedingt ist, so wie dies der Fall ist bei der Aspiration von Kindspech, bei einem nicht ausgereiften Fötus, bei einer Erkrankung der Hyalinmembran u.ä.

10.4.3.8 Laurocerasus

Tinktur von den jungen Blättern, Prunus laurocerasus, N.O. Rosaceae - Rosengewächse, Kirschlorbeer.

Laurocerasus ist vergleichbar mit **Carbo veg.**, **Camphora** und **Antimonium tart.** Die Indikationen sind Zyanose, Ringen nach Luft und kalter Körper.

10.4.3.9 Opium

Tinktur aus dem klebrigen Saft der unreifen Fruchtstände, Papaver somniferum, N.O. Papaveraceae - Mohngewächse, Schlafmohn.

Als schmerzstillendes und narkotisierendes Mittel ist **Opium** unübertroffen. Homöopathisch wird es für Beschwerden verwendet, die durch tiefe Benommenheit oder Koma charakterisiert sind. Beim Neugeborenen entspricht es, ähnlich wie **Arsenicum**, fortgeschrittenen Stadien einerAllgemeinbetäubung, wenn das Baby blaß ist und auf nichts reagiert.

10.4.3.10 Digitalis

Tinktur aus den Blättern der zweijährigen Pflanze, Digitalis purpurea, N.O. Scrophulariaceae - Rachenblütler, Fingerhut.

Digitalis ist in der herkömmlichen Medizin als herzstimulierendes Mittel anerkannt und häufig in Gebrauch. Als homöopathisches Mittel wird es verwendet, um Neugeborene wiederzubeleben, die wegen kongestiver Herzinsuffizienz oder angeborener Herzkrankheiten an Atemnot leiden.

10.5 Dritte oder Plazentarphase

10.5.1 Plazentaretention

Bei vielen Frauen hören die Wehen nach der Entbindung für kurze Zeit auf, dies geschieht auch häufig nach der völligen Öffnung des Muttermundes. Außer in Notfällen ist die mechanische Lösung der Plazenta ohne einen entsprechenden Ausscheidungsdrang selten nötig. Bei normalen Blutungen sollte man eher abwarten, bis die Kontraktionen wieder einsetzen.

Am besten erreicht man dies, wenn man dem Baby so bald als möglich die Brust gibt; damit fördert man einerseits die Produktion des Kolostrums, bis die Milch einschießt, andererseits signalisiert man der Hirnanhangdrüse, daß genügend Oxytozin für die letzte Phase der Geburt freigesetzt werden muß. Wenn das Baby zu diesem Zeitpunkt noch nicht ausreichend saugen kann, können vielleicht der Partner oder Freunde diese Aufgabe erfüllen.

Die Lösung der Plazenta von der Gebärmutterwand erfolgt oft innerhalb von Minuten nach der Geburt, mit oder ohne Kontraktionen, gewöhnlich kündigt sie sich durch einen üppigen Blutschwall an. In den meisten Fällen rutscht die Plazenta daraufhin in der Vagina hinab und wird mit einigen kräftigen Wehen ausgetrieben. Die Wehen der dritten Phase sollten wie alle anderen koordinierten Wehen am Gebärmutterfundus oder am oberen Ende der Gebärmutter zentriert sein. Die Gebärmutter sollte sich deutlich während jeder Wehe verhärten, aber auch zwischendurch relativ hart bleiben.

Starke Blutungen in der dritten Phase, die auf eine Hypotonie der Gebärmutter zurückgehen, sind gewöhnlich passiv und nur schwer zu erkennen, so daß die Patientin unter Umständen eine Menge Blut verliert. Auch eine normale Blutung kann eine Reflexschwäche und niedrigen Blutdruck hervorrufen, die anfangs nicht von den ernsthaften Formen eines Schocks oder eines Kreislaufkollapses unterschieden werden können. Eine Plazentaretention kann sich störend auf die Blutstillung auswirken und somit zu weiteren Blutungen führen.

Zunächst muß natürlich immer das Baby untersucht und an die Brust gelegt werden. Unmittelbar danach sollte aber auch der Geburt der Plazenta die entsprechende Aufmerksamkeit gewidmet werden.

Sobald die Wehen wieder eingesetzt haben, spürt die Patientin, wie die Plazenta in die Vagina hinabrutscht, und meist sieht oder fühlt man diesen großen Klumpen in der Nähe der Scheidenöffnung. Wie schon gesagt, sollte man die Frauen nicht dazu drängen, zu pressen, solange sie nicht selbst das Bedürfnis dazu verspüren. Wenn die Wehen nur schwach sind, kann man die Nachgeburt mechanisch unterstützen, indem man mit der einen Hand den Gebärmutterfundus nach unten drückt und mit der anderen Hand die tiefliegende Plazenta aus der Vagina entfernt.

Bei übermäßig starken Blutungen muß man die Plazenta eventuell manuell lösen, dazu sind natürlich absolute Sterilität und vielleicht auch eine Betäubung erforderlich. In den seltenen Fällen einer krankhaften Verwachsung der Plazenta mit dem Uterus muß sie operativ entfernt werden.

Auch in dieser Phase können homöopathische Heilmittel helfen, einerseits wirksame Wehen anzuregen und andererseits die Blutstillung zu fördern, sobald die Plazenta ausgeschieden ist.

10.5.1.1 Caulophyllum

Die Indikationen für dieses Mittel sind immer die gleichen, unter welchen Umständen es auch gebraucht wird: eine Störung der Gebärmutterfunktionen mit einer deutlichen Schwäche, Zittern und nervöser Erregung. Es kann auch zu hypotonen Blutungen aus der Gebärmutter kommen (siehe Kapitel 3).

10.5.1.2 Cimicifuga

Wie schon mehrfach erwähnt, sind die charakteristischen Merkmale dieses Mittels dysfunktionale Gebärmutterkontraktionen mit geistiger und körperlicher Zerrissenheit, Niedergeschlagenheit, irrationalen Ängsten, wechselnden Symptomen, veitstanzähnlichen Bewegungen usw. (siehe Kapitel 3).

10.5.1.3 Pulsatilla

Auch **Pulsatilla** wird auf der Grundlage seiner allgemeinen Charakteristika verschrieben. Es entspricht Patienten mit der typischen vasomotorischen Instabilität, die sich an der frischen Luft, durch viel Flüssigkeitszufuhr und durch einfache Zuwendung und liebevolle Pflege bessert (siehe Kapitel 4).

Fallbeispiel 10.17

Nach einer erfolgreichen Hausgeburt und einer Fehlgeburt brachte eine 29jährige Frau ihre dritte Schwangerschaft ohne gesundheitliche Probleme zu Ende. Die Geburt verlief sehr rasch, und sie entband ohne Dammriß einen Sohn. Die Plazenta aber löste sich nicht. Eine Gabe **Pulsatilla C30** half mir, sie mit ein wenig Druck auf den Gebärmuttergrund herauszudrücken. Die Patientin hatte daraufhin nur eine leichte Blutung, und es ergaben sich keine weiteren Probleme.

*

10.5.1.4 Sepia

Die klassische Indikation für dieses Mittel ist zwar unter anderem das drückende Gefühl nach unten. **Sepia** ist aber auch das Mittel, das am häufigsten bei einer Plazentaretention eingesetzt wird, wenn es keine anderen richtungsweisenden Symptome gibt (siehe Kapitel 4).

Fallbeispiel 10.18

Nach einer Bauchhöhlenschwangerschaft erlebte eine 31jährige Frau eine gesunde zweite Schwangerschaft. Sie hatte lediglich in den ersten Monaten einige Schmierblutungen, die aber nach der Einnahme von **Kalium carb.** und **Sepia** aufhörten. Nach dem Blasensprung begannen ihre Wehen, und sie entband rasch einen Sohn. Die Plazenta löste sich zwar normal, konnte aber nicht ausgeschieden werden. Eine Gabe **Pulsatilla C10.000** bewirkte starke Kontraktionen, die Nachgeburt kam aber immer noch nicht. Erst als ich der Patientin **Sepia C10.000** gab, rutschte die Plazenta ganz leicht heraus. Es gab keine weiteren Probleme.

*

Es gibt auch noch andere Heilmittel, die sowohl für Gebärmutterblutungen als auch für Plazentaretention angezeigt sind (siehe weiter unten).

Fallbeispiel 10.19

Eine 26jährige Frau, die schon mit zwei Hausgeburten gute Erfahrungen gemacht hatte, brachte auch ihre dritte Schwangerschaft mit nur kleineren Beschwerden zu Ende. Sie entband in kurzer Zeit und hatte nach der Ablösung der Plazenta ziemlich starke Blutungen, aber keine nennenswerten

Kontraktionen. Nach einer Gabe **Sepia C10.000** rutschte die Plazenta innerhalb von wenigen Sekunden heraus, und die Blutung kam fast zum Versiegen. Die Zeit nach der Geburt verlief unauffällig.

*

10.5.2 Quetschungen und Risse am Damm

Dammrisse zweiten oder dritten Grades müssen natürlich genäht werden. Es gibt aber drei homöopathische Heilmittel, die der Wundheilung sehr förderlich sind.

10.5.2.1 Arnica

Arnica ist in seiner Wirkung unübertroffen für stumpfes Trauma und Prellungen von weichem Gewebe. Es kann bedenkenlos verabreicht werden, wenn die Vagina bereits Quetschungen aufweist oder wenn derartiges durch die Geburt eines großen Kindes oder Schwierigkeiten bei der Austreibung vorauszusehen ist (siehe Kapitel 5).

Fallbeispiel 10.20

Eine 29jährige Frau brachte in einer schönen Geburt ein Mädchen mit sieben Pfund zur Welt. Am Damm ergab sich nur ein kleiner Riß ersten Grades, der nicht genäht werden mußte. Der Scheidenboden aber war stark gequetscht worden. Sie erhielt **Arnica C10.000**, und die Blutergüsse gingen innerhalb von 12 Stunden vollständig zurück, ohne daß Schmerzen oder Wundgefühl auftraten.

*

Fallbeispiel 10.21

Bei ihrer ersten Entbindung erreichte eine 23jährige Frau zwar die völlige Öffnung des Muttermundes, blieb aber in der zweiten Geburtsphase stecken. Erst nach drei Stunden voller kräfteraubender Preßwehen erfolgte die Geburt. Dabei verlor sie sehr viel Blut und es gingen große Klumpen ab. **Arnica C30** reduzierte die Blutergüsse und das Wundgefühl auf ein Minimum, und nach der Entbindung hatte sie keine Blutungen mehr.

*

10.5.2.2 Calendula

Calendula ist das Mittel schlechthin für Abschürfungen und kleine Risse der Haut und der Schleimhäute. **Calendula**ˇ (Tinktur) kann als Salbe oder als wäßrige Lösung äußerlich auf offene Wunden der Vagina, der Harnröhre oder des Damms aufgetragen oder einem Sitzbad zugefügt werden. Alle Darreichungsformen von **Calendula** fördern die Wundheilung von verletztem Gewebe und beugen einer Infektion vor. Nach dem Nähen eines Dammrisses oder eines Dammschnitts kann **Calendula**-Salbe auch in das Verbandmaterial gegeben werden (siehe Kapitel 5).

10.5.2.3 Staphysagria

Staphysagria eignet sich hervorragend für Operationswunden. Es verringert die Schmerzen an der Schnittstelle nach einem Dammschnitt oder einem Kaiserschnitt und beugt den langwierigen Unannehmlichkeiten und der Erkrankungshäufigkeit vor, die oft in Zusammenhang mit diesen Maßnahmen auftreten (siehe Kapitel 6).

10.5.3 Blutungen nach der Geburt

Die Behandlung und die Vorbeugung starker Blutungen nach der Geburt verlangen die ganze Kunst der Hebamme, sie erfordern Sorgfalt, Geduld und eine genaue Beurteilung der Sachlage. Vor allem bei einer Hausgeburt ist es besonders schwierig, die Höhe des Blutverlustes verläßlich einzuschätzen, weil:

1. die Blutung gewöhnlich passiv ist und deshalb nur im Lauf der Zeit richtig eingeschätzt werden kann und

2. schon ein Blutverlust von 400 bis 500 cc., ungefähr ein halber Liter, ausreicht, um Reflexschwäche, Frösteln, Zittern und niedrigen Blutdruck hervorzurufen, Symptome also, die kaum unterscheidbar sind von denen eines tiefen Schocks oder Kreislaufkollapses, wie er durch den Verlust einer mindestens doppelt so großen Blutmenge verursacht wird.

Wenn man die Heilmittel sorgfältig studiert, kann man diese Schwierigkeiten eventuell sogar von zwei Seiten gleichzeitig angehen. Erstens beeinflußt das Heilmittel, das durch die Gesamtheit aller Symptome angezeigt ist, die Blutungen positiv, egal wie stark sie sind. Zweitens beinhaltet die Wahl eines Heilmittels oft schon eine Arbeitsgrundlage über mögliche auslösende Faktoren, wie Funktionsstörungen der Wehen, Gebärmutteratonie, traumatische Geburt, Plazentaretention oder auch eine schon früher zu beobachtende Neigung zu Blutungen; so wird auch von daher eine geeignete Behandlungsstrategie deutlich. In ernsthaften Fällen sind die manuelle oder operative Entfernung der Plazenta, Bluttransfusionen und andere Notfallmaßnahmen erforderlich.

10.5.3.1 Caulophyllum

Wie immer schließen die wichtigen Merkmale dieses Mittels Funktionsstörungen der Wehen in der Vergangenheit oder in der Gegenwart ein, Gebärmutteratonie, allgemeine Schwäche, Erschöpfung, Zittern und andere Anzeichen nervöser Erregung. Die Nachwehen werden als krampfartige Schmerzen tief im Becken oder als starker Druck nach unten empfunden. Der Gebärmutterfundus bleibt dabei atonisch und schwabbelig, die Blutung tröpfelt kaum merklich vor sich hin und wird deshalb leicht übersehen, bis schließlich eine beträchtliche Menge Blutes verlorengegangen ist. **Caulophyllum** sollte immer in Erwägung gezogen werden, wenn das Bild beherrscht wird von übermäßiger Schwäche und nervöser Erregung der Fortpflanzungsorgane auf dem Höhepunkt der Belastung während der Wehen und der Geburt (siehe Kapitel 3).

10.5.3.2 Cimicifuga

Die klassische Indikation für **Cimicifuga** beinhaltet Funktionsstörungen der Gebärmutterkontraktionen, die begleitet werden von sonderbarer Wechselhaftigkeit, von Ängsten, Pessimismus, veitstanzähnlichen Bewegungen, von Kopfschmerzen, Neuralgien oder Muskel- und Gelenkschmerzen. Dieses Mittel kommt in Frage, wenn die scheinbar ungeordnete und willkürliche Anhäufung der Symptome ein Gefühl mentaler, emotionaler und körperlicher Zerrissenheit hervorruft, das oft auch für die Patientin selbst beängstigend ist (siehe Kapitel 3).

Fallbeispiel 10.22

Nach einer schwierigen ersten Schwangerschaft, die durch endlose Zweifel und Beschwerden beeinträchtigt wurde, begannen bei einer 28jährigen Frau schließlich die Wehen. Auf dem Höhepunkt der ersten Phase und auch später im zweiten Geburtsabschnitt kam ihr alter Pessimismus wieder durch. **Cimicifuga C200** half jeweils darüber hinweg. Sie entband einen Sohn mit neun Pfund und schied dann eine sehr große Plazenta aus. Darauf folgte eine große Menge dünnflüssigen Blutes. **China C200** reduzierte den Blutfluß zu einem Tröpfeln. Sobald sich ihr Puls und Blutdruck stabilisiert hatten, empfahl ich ihr **Cimicifuga C200** viermal täglich. Sie hatte danach nur noch minimale Blutungen und Beschwerden und auch keinerlei emotionalen Probleme mehr.

*

10.5.3.3 Pulsatilla

Pulsatilla wird wie immer durch seine allgemeinen Merkmale indiziert. Es ist angebracht, wenn die Blutungen begleitet sind von Hitzewallungen, Sprenkelung der Haut, Verlangen nach kühler, frischer Luft und wenn einfache Zuwendung und liebevolle Beruhigung eine Besserung bewirken (siehe Kapitel 4).

10.5.3.4 Sepia

Auch **Sepia** hat sein typisches Symptomenbild. Die Wahl dieses Mittels drängt sich auf, wenn die Patientin einen starken Druck nach unten empfindet oder einen tatsächlichen Vorfall hat. Außerdem sind auch andere typische Merkmale zu beobachten, wie erhöhte Reizbarkeit gegenüber Freunden oder Angehörigen, Übelkeit bei Bewegung oder wenn man Essen riecht oder daran denkt. Paradoxerweise wird die Übelkeit besser, wenn man eine Kleinigkeit ißt (siehe Kapitel 4).

10.5.3.5 Arnica

Arnica ist oft das geeignete Mittel für starke Blutungen nach einer besonders schnellen oder traumatischen Geburt, nach langen oder schwierigen Preßwehen, bei einem großen Kind, einer Schulterdystokie, einer schwierigen Zangengeburt oder bei einfachen Quetschungen, Wundgefühl und einer Beeinträchtigung der normalen blutstillenden Reflexe (siehe Kapitel 5).

Fallbeispiel 10.23

Nach einer erfolgreichen Entbindung im Krankenhaus wollte eine 37jährige Frau ihr nächstes Kind zu Hause bekommen. Die Geburt ging so schnell, daß ich kaum mehr rechtzeitig bei ihr ankam. Ein kleiner Dammriß zweiten Grades konnte schnell genäht werden, aber die Blutungen hielten unvermindert stark an. Ich gab viermal alle zwei Stunden und dann viermal täglich zwei Tage lang **Arnica C30.** Das Ergebnis war hervorragend: Die Blutungen hörten schnell auf, und es gab keine weiteren Probleme mehr.

*

10.5.3.6 Aconitum

Die Literatur empfiehlt **Aconitum** für starke arterielle Blutungen, die zusammen mit klopfendem Pulsschlag, Todesangst, und anderen typischen Symptomen auftreten. Allen gemeinsam ist der plötzliche und heftige Beginn [4] (siehe Kapitel 5).

10.5.3.7 Belladonna

Auch **Belladonna** wird für hellrote Blutungen erwähnt, die so stark und akut sind, daß sich das Blut heiß anfühlt, wenn es schwallartig austritt [5]. Begleitende Merkmale sind eine heißes, rotes Gesicht, geweitete Pupillen, weit aufgerissene, angstvolle Augen oder berstende Kopfschmerzen, die bei jeder Erschütterung schlimmer werden (siehe Kapitel 5).

10.5.3.8 Phosphorus

Bei Patienten, die eine unterschwellige Neigung zu Blutungen haben, sollte dieses Mittel in Betracht gezogen werden. Andere wichtige Merkmale sind übermäßiger Durst auf kalte Getränke, Angst vor dem Alleinsein, außergewöhnlich starke Vorstellungskraft und ähnliches (siehe Kapitel 7).

10.5.3.9 Ipecac

Ipecac hilft bekanntermaßen bei Übelkeit in der Schwangerschaft und bei anderen Beschwerden, die von starker und anhaltender Übelkeit begleitet werden. In der Literatur wird das Mittel auch erwähnt für starke, hellrote Gebärmutterblutungen nach der Entbindung, auch wenn keine Übelkeit oder andere richtungsweisende Symptome zu beobachten sind [6] (siehe Kapitel 8).

10.5.3.10 Sabina

Sabina ist eines der führenden Mittel für Blutungen nach der Geburt; es hilft vor allem Patientinnen mit einem kräftigen Körperbau, einem blühenden Aussehen und gerötetem Gesicht, die Hitze nur schlecht vertragen. Die typische Blutung ist stark und schwallartig mit hellrotem Blut und dunklen Klumpen. Viele Patientinnen klagen über die charakteristischen gürtelartigen Schmerzen, die sie bei der Ausscheidung dieser Blutklumpen vom Kreuzbein bis zum Schambein empfinden. Eine Plazentaretention oder Nachwehen können zusätzliche Komplikationen darstellen.

Sabina hilft auch bei Blutungen, die erst eine Woche oder sogar noch später nach der Geburt auftreten, bei inkompletter Rückbildung der Gebärmutter oder bei Blutungen, die bis zur ersten nachgeburtlichen Untersuchung nach sechs Wochen anhalten (siehe Kapitel 8).

Fallbeispiel 10.24

Eine 22jährige Frau entband ihr erstes Kind, ein Mädchen mit sechs Pfund, nach einer kurzen und leichten Geburt, bei der ihre Mutter und ihr Mann ihr liebevollen Beistand geleistet hatten. Die Plazenta kam ganz leicht heraus, noch bevor die Nabelschnur durchtrennt wurde. Die Plazenta schien vollständig, dennoch hatte die Patientin danach starke Blutungen und brauchte zwei Gaben von **Sabina C30**, um ihren Blutdruck zu stabilisieren und den Blutungsfluß einigermaßen zu reduzieren. Als der Gebärmutterfundus trotz meiner Massageversuche weich blieb und ihr Puls auch nach einer Gabe **China C200** sehr schnell und fahrig war, entleerte ich die Gebärmutter manuell. Ich entfernte einige große Klumpen und Membranstücke und gab ihr schließlich **Sabina C30**, das sie alle drei Stunden einnehmen sollte. Daraufhin erholte sie sich schnell und hatte keine weiteren Probleme mehr.

*

10.5.3.11 China

China ist die botanische Ausgangssubstanz von Chinin. Mit dieser Substanz hat Hahnemann die erste Arzneimittelprüfung durchgeführt, die zur Grundlage der Homöopathie wurde. **China** ist heute genauso wie damals ein hervorragendes Mittel zur Behandlung von Malaria und anderer fieberhafter Erkrankungen, die schubweise auftreten und mit Frösteln, Knochenschmerzen, Schwindelgefühl und Schwitzen verbunden sind.

In der Homöopathie hat das Mittel auch unschätzbaren Wert für passive Uterusblutungen mit Muskelschwäche und allgemeiner Erschöpfung. Das Blut ist dunkel, dünnflüssig, fast wäßrig und tritt ununterbrochen aus. In solchen Fällen sind die führenden Indikationen im großen und ganzen dieselben schockähnlichen Symptome, die auch bei starkem Blutverlust zu erwarten wären: Schwäche, Durst und extreme Verfrorenheit mit nervösem Zittern. Besserung erfolgt durch die Anwendung von Wärme in jeder Art. Weitere Symptome, die die Wahl dieses Mittels bestätigen, sind Blähungen, Kopfschmerzen, Neuralgien oder Nachwehen mit erhöhter Empfindlichkeit auf Berührung, Lärm oder andere äußere Reize.

China eignet sich auch hervorragend für die Rekonvaleszenz in der Nachgeburtsphase, wenn sich die Patientin nach starkem Blutverlust schwach und erschöpft fühlt. Es ist ganz allgemein immer angezeigt für Beschwerden, die durch einen Verlust von Körperflüssigkeit verursacht werden, wie z.B. nach langer Stillzeit, nach einer Durchfallerkrankung oder einer Magen- und Darmentzündung mit entsprechender Dehydrierung (siehe Kapitel 8).

Fallbeispiel 10.25

Eine 25jährige Frau war schon seit langem chronisch müde und machte sich immer schon übermäßig viele Sorgen über ihre Gesundheit. Trotzdem blieb sie während ihrer gesamten ersten Schwangerschaft bei guter Gesundheit. Sie brauchte allerdings immer wieder **Pulsatilla** und vor allem eine Menge liebevollen Zuspruchs. Die Entbindung verlief unerwartet leicht und schnell, sie brachte ein Mädchen mit sieben Pfund zur Welt. Es folgten eine übergroße Plazenta und große Mengen dünnen, dunklen Blutes, das aus ihr herausrann wie aus einem Wasserhahn. **China C200** brachte diesen Blutfluß innerhalb von Sekunden fast völlig zum Versiegen, ihr Blutdruck und ihr Puls blieben aber einige Stunden lang bei 90/60 und 120 pro Minute, so daß ich ihr noch einige Gaben des Mittels verabreichte, bevor ich sie verließ. Hinterher bekam sie einen Monat lang nur Eisenpräparate. Sie erholte sich rasch ohne weitere Probleme und hatte, lange bevor sie zur Nachsorgeuntersuchung sechs Wochen später kam, ihre alte Energie wieder zurückgewonnen.

*

Fallbeispiel 10.26

Eine 29jährige Frau, die nach ihrer ersten Entbindung starke Blutungen gehabt hatte, litt während der zweiten Schwangerschaft sowohl auf physischer als auch auf emotionaler Ebene. **Natrium mur.** und andere unterstützende Maßnahmen halfen ihr aber sehr gut, und so blühte sie in den letzten Monaten richtig auf. Auch die Geburt verlief gut, das Baby war wohlauf, die Plazenta aber löste sich in mehreren großen Stücken, und es folgte eine wahre Sintflut von dunklem, wäßrigem Blut. Innerhalb von Sekunden wurde ihr schwindelig, sie fühlte sich schwach und kalt und hatte einen Blutdruck von 60/40 und einen kaum spürbaren Puls. **Pulsatilla** und andere Heilmittel brachten die Blutung unter Kontrolle, aber es kamen immer noch Stücke von Eihäuten und Plazentagewebe heraus. Die Patientin brauchte fünf Stunden, bis ihre Lebensgeister und ihr allgemeiner Zustand sich soweit stabilisiert hatten, daß ich beruhigt nach Hause gehen konnte. Sie erholte sich nur sehr langsam und war, als ich sie eine Woche später sah, immer noch geschwächt, blaß und erschöpft. **China C200** brachte ihre Genesung schnell voran, sie gewann rasch wieder an Energie und hatte keine weiteren Komplikationen mehr. Später brauchte sie allerdings noch **Silicea C200**, weil ihre Brustwarzen aufgerissen waren, und überhaupt taten ihr beruhigender Zuspruch und Aufmerksamkeit für ihre diversen Sorgen gut.

*

Fallbeispiel 10.27

Nach zwei Schwangerschaftsabbrüchen wurde eine 23jährige Frau wieder schwanger und entschloß sich dieses Mal, das Kind auszutragen, obwohl sie eigentlich immer noch nicht hundertprozentig „bereit“ war für ein Kind. Es ging ihr während der Schwangerschaft ganz gut. Ein paar kleinere Beschwerden sprachen auf die üblichen Heilmittel rasch an, und sie hatte lediglich im letzten Drittel einige Blutungen, die aber auf **Sabina C200** hin zum Stillstand kamen. Gleich zu Beginn der Geburt wurde sie ins Krankenhaus eingeliefert, weil sie große Mengen Fruchtwasser verlor, das stark mit Kindspech vermengt war; gleichzeitig wurden Spätdezelerationen festgestellt. Obwohl die Geburt schnell verlief und das Baby gesund war, hatte sie noch im Kreißsaal starke Blutungen. Gegen den Rat der Ärzte und nach einer unfreundlichen Auseinandersetzung mit dem diensthabenden Geburtshelfer verließ sie am nächsten Tag auf eigene Verantwortung das Krankenhaus. Ihr Hämatokrit-Wert lag zu diesem Zeitpunkt bei 24%. Mit Hilfe von täglichen Dosen **China C200** erholte sie sich schnell, der Hämatokrit kletterte innerhalb von zehn Tagen auf 35, ohne daß sie irgendwelche Eisenpräparate brauchte. In den ersten paar Wochen hatte sie zwar etwas wenig Milch, aber sie konnte ihr Baby immerhin 10 Monate lang erfolgreich stillen.

*

10.5.3.12 Secale

Tinktur aus getrocknetem Roggen, Secale cornutum, N.O. Gramineae - Kernpilze, enthält den Pilz Claviceps purpurea, N.O. Fungi - Mutterkorn.

Seit dem Mittelalter wird Mutterkorn mit Vergiftungen assoziiert, die charakterisiert sind durch Gangrän und peripheren Gefäßkrampf. Ergotin und seine Derivate Ergotamin, Ergonovin und Methylergonovin werden in der herkömmlichen Medizin immer noch verwendet für die Behandlung von Migräne, um Gebärmutterkontraktionen anzuregen oder um nach der Geburt eine Blutstillung zu erreichen. Ein anderes synthetisches Derivat ist Lysergsäurediäthylamid, besser bekannt als das halluzinogene LSD. Ergonovin (Ergotrat) und Methylergonovin (Methergin) sind gefährliche Drogen, die niemals bei einer Plazentaretention gegeben werden sollten: Sie rufen anhaltende oder krampfartige Kontraktionen des Uterus hervor und führen dazu, daß Membran- und Gewebereste im Uterus eingeschlossen bleiben. In der homöopathischen Form wird **Secale** Patientinnen gegeben, die an krampfartigen Gebärmutterkontraktionen mit starken Blutungen leiden und bei denen vor allem am Körper und an den Gliedmaßen peripherer Gefäßkrampf zu erkennen ist. Die Patienten fühlen sich kalt an, verlangen aber dennoch nach kalten Anwendungen und können Hitze in keiner Form ertragen.

Kapitel 11

Die Zeit nach der Geburt und die ersten Wochen des Kindes

Sobald die Hebamme ihre Arbeit getan hat, obliegt die Pflege des Kindes den Eltern. Was einst ein Ziel war, ist nun zum Beginn eines neuen Lebens geworden, dessen Ende nicht absehbar ist. Nun treten die ebenso wichtigen Probleme der Kindheit und der Kindererziehung in den Vordergrund. Ich beschränke mich in diesem abschließenden Kapitel auf die Behandlung von Beschwerden, die in den ersten Lebenswochen auftreten, wenn der Höhepunkt der Geburt vorbei ist, aber von Mutter und Kind gleichermaßen täglich neue und immer größere Anpassungsprozesse verlangt werden.

11.1 Versorgung nach der Geburt

11.1.1 Nachwehen

Der Hormonhaushalt und vor allem das Stillen bewirken, daß sich der Uterus nach der Geburt noch viele Tage lang zusammenzieht, somit die Hämostase erhält und allmählich wieder die Größe annimmt, die er vor der Schwangerschaft hatte. Normalerweise sind diese Kontraktionen schmerzlos, wenn sie mit Schmerzen oder Funktionsstörungen verbunden sind, treten sie meist tief im Becken auf und sind von Hypotonie und starken Blutungen begleitet. Die entsprechenden homöopathischen Heilmittel und ihre Indikationen sind die gleichen wie bei funktionsgestörten Wehen während der Entbindung und bei Blutungen nach der Geburt (siehe Kapitel 10).

11.1.1.1 Caulophyllum

Unabhängig von der Art der Beschwerden enthält das Gesamtbild aller Symptome dieses Heilmittels die gleichen grundlegenden Merkmale: Fehlfunktion der Gebärmutter (krampfartige, instabile und nicht koordinierte Wehen), Muskelschwäche, allgemeine Erschöpfung und nervöse Erregung. Oft ist dieses Muster auch schon während der Entbindung erkennbar und hält nachher noch eine Zeitlang an oder tritt wieder auf (siehe Kapitel 3).

11.1.1.2 Cimicifuga

Cimicifuga ist ein weiteres wichtiges Mittel für Nachwehen. Die Schmerzen sind krampfartig oder neuralgisch, treten tief im Becken auf und schießen hin und her. Sie wechseln auch mit anderen Symptomen ab, wie z.B. Wahnvorstellungen, tiefe Niedergeschlagenheit oder ruckartige unwillkürliche Bewegungen, die eine Zerrissenheit auf physischer und mentaler Ebene anzeigen (siehe Kapitel 3).

Fallbeispiel 11.1

Eine 23jährige Frau wurde schwanger, zwei Jahre, nachdem sie nach einer Abtreibung starke Blutungen und eine Beckenentzündung bekommen hatte. Diese Erfahrung war so unangenehm gewesen, daß es ihr bei der Vorstellung, das alles noch einmal durchmachen zu müssen, schwindelig und übel wurde. Sie war voller Schuldgefühle und machte sich selbst Vorwürfe. Während der Schwangerschaft war sie bei bester Gesundheit; als aber der Entbindungstermin näher rückte, klagte sie über Müdigkeit, schlechten Schlaf und angstvolle Träume: Sie träumte, daß sie immer wieder auf verschiedene Weise Reue zeigen und Abbitte leisten mußte, um sicherzugehen, daß ihr Baby gesund zur Welt kam. **Pulsatilla C1000** beruhigte sie sehr schnell, und sie entband nach einer kurzen, einfachen Geburt ohne Blutungen oder Risse einen gesunden Sohn. Später rief sie mich jedoch an wegen starker Nachwehen, die viele Erinnerungen an die Abtreibung wachriefen; **Cimicifuga C200** wirkte sehr gut, mußte allerdings einige Tage lang immer wieder gegeben werden. Vier Wochen später hatte sie eine kurze und schmerzhafte Gebärmutterblutung mit Blutklümpchen, die aber ebenfalls sofort auf **Cimicifuga** hin aufhörte. Im weiteren Verlauf hatte sie keine Probleme mehr.

*

11.1.1.3 Pulsatilla

Die allgemeinen Indikationen für dieses Heilmittel sind bei anderen Beschwerden dieselben wie auch bei Nachwehen: Emotionale und vasomotorische Instabilität, warme Räume, zu reichliches und üppiges Essen werden schlecht vertragen; kühle, frische Luft, viel Flüssigkeit und einfache liebevolle Pflege und Unterstützung bringen Besserung (siehe Kapitel 4).

11.1.1.4 Sepia

Sepia sollte in Erwägung gezogen werden, wenn die Schmerzen hauptsächlich als Druck nach unten empfunden werden, so als ob der Uterus aus der Vagina herausrutschen würde. Unter Umständen sind die Schmerzen auch von einem tatsächlichen Vorfall, einer Rückwärtsbeugung, einer Zystozele oder einer Rectozele begleitet. Auch andere typische Merkmale helfen bei der Differenzierung dieses Heilmittels: ein Erschlaffen der Muskeln und Gewebe im allgemeinen, Ungeduld oder Reizbarkeit mit Familienangehörigen und Besserung des Befindens, sobald man kräftig Sport treibt oder alleine sein kann (siehe Kapitel 4).

11.1.1.5 Arnica

Arnica kommt in Frage, wenn die Schmerzen in der Folge einer schwierigen Entbindung oder traumatischen Geburt auftreten (nach einer Einleitung mit Pitocin, einer Sturzgeburt, starkem Pressen, einem Kaiserschnitt oder überhaupt, wenn das Baby sehr groß war). Meist gibt es in diesen Fällen auch Blutergüsse, Wundheit und eine starke Blutung der Gewebe (siehe Kapitel 5).

11.1.1.6 Sabina

Sabina ist angezeigt, wenn starke Blutungen mit Blutgerinnseln auftreten, die Patientin erhitzt ist oder Wärme nicht verträgt und wenn die Schmerzen wie ein Gürtel um das Becken empfunden werden. Bei der Blutung gehen Klumpen von Blut oder Plazentagewebe ab (siehe Kapitel 8 und 10).

11.1.1.7 China

Auch **China** eignet sich für Nachwehen mit starken Blutungen. Viele **China**-Beschwerden sind zurückzuführen auf eine Dehydrierung durch den Verlust von Blut oder anderen Körperflüssigkeiten und treten mit typischen Schocksymptomen auf, wie Entkräftung, Schüttelfrost, Schwäche, Durst und Überempfindlichkeit auf Berührung, Lärm und generell auf äußere Stimulanzien (siehe Kapitel 10).

11.1.2 Vorfall

Ein Gebärmuttervorfall oder eine Rückwärtsbeugung der Gebärmutter ist oft schon durch erbliche Vorbelastung oder durch entsprechende Veranlagung in der Vergangenheit vorgezeichnet. Die übermäßige Dehnung oder sogar der Riß der Mutterbänder des Beckens während der Geburt ist dann der Auslöser für dieses Phänomen. In ähnlicher Weise kann eine Verletzung oder Traumatisierung der stützenden Gewebe der Blase und des Rektums zu einem akuten Vorfall des Rektums durch die Analöffnung oder zu einer chronischen Senkung von Blase oder Rektum in das Scheidengewölbe führen (Zystozele, Rektozele). Solche Verlagerungen können zwar bei entsprechender Indikation sehr gut chirurgisch behoben werden; wenn sie rechtzeitig erkannt und behandelt werden, können sie sich aber mit Hilfe von homöopathischen Mitteln häufig selbst korrigieren oder zumindest wesentlich verbessern.

11.1.2.1 Sepia

Sepia ist immer das Mittel, an das man als erstes denkt, wenn man ein drückendes, nach unten ziehendes Gefühl der Schwere in den Beckenorganen empfindet. Es ist unübertroffen in der Behandlung von Gebärmuttervorfall, Rückwärtsbeugung und vielen anderen Beschwerden nach der Geburt. Auch andere typische Merkmale werden die Wahl dieses Mittels bestätigen: Reizbarkeit gegenüber nahestehenden Angehörigen und Partnern, das Bedürfnis, alleine zu sein, Übelkeit, die sich bessert, wenn man etwas ißt, und eine allgemeine Besserung durch körperliche Betätigung (siehe Kapitel 4).

Fallbeispiel 11.2
Eine 29jährige Frau wurde zum zweiten Mal schwanger. Nach ihrer ersten Entbindung zu Hause hatte sich eine späte Blutung eingestellt, die aber auf **Caulophyllum C200** hin sofort versiegte. Auch in der zweiten Schwangerschaft erfreute sie sich von Anfang an bester Gesundheit. Lediglich in den letzten Monaten hatte sie große Schwierigkeiten mit einer Parodontose-Erkrankung, Sodbrennen und Hitzewallungen. Sie reagierte wunderbar auf **Sulphur C10.000** und hatte eine ebenso leichte und rasche Entbindung wie beim ersten Mal. Am darauffolgenden Tag rief sie mich noch einmal an, weil sie wegen eines starken Drucks nach unten beunruhigt war, der sich beim Wasserlassen noch verschlimmerte. Es stellte sich

heraus, daß der Uterus aus der Vagina hervortrat. Nachdem ich die Gebärmutter manuell wieder an den richtigen Platz geschoben hatte, gab ich der Patientin dreimal **Sepia C200** innerhalb von 24 Stunden. Innerhalb dieses Zeitraums hatte sich der Vorfall selbst und ohne mechanische Stütze behoben. Die Patientin hatte im weiteren Verlauf keine Schwierigkeiten mehr.

*

11.1.2.2 Arnica

Arnica ist nach schwierigen oder traumatischen Geburten mit Blutergüssen oder Wundgefühl immer angezeigt. Eine zeitweilige Blasenlähmung, die in der Folge einer solchen Verletzung auftreten kann, wird durch **Arnica** verhindert oder in der Genesung wesentlich beschleunigt; sollte das Mittel in einem solchen Fall nicht wirken, muß ein Katheter gesetzt werden (siehe Kapitel 5).

11.1.2.3 Causticum

Tinktur aus unreinem Kaliumhydrat (größtenteils Kaliumhydroxid KOH), das aus einer destillierten Mischung Kalziumhydroxid (gewässerter Kalk, $Ca(OH)_2$) und Kaliumsulfat (K_2SO_4) hergestellt wird.

Causticum ist eines der wenigen homöopathischen Mittel, die nicht in der Natur zu finden sind. Hahnemanns chemisches Genie hat dieses bekannte labortechnische Prüfungsmittel zu einem wichtigen Heilmittel für chronische Erkrankungen gemacht. Eine detaillierte Erörterung der Pathogenese dieses Mittels würde den Rahmen dieses Buches überschreiten. Es soll aber an dieser Stelle erwähnt werden als ein wichtiges Heilmittel für Bellsche Lähmung und andere isolierte Lähmungen einzelner Muskeln oder Muskelgruppen, einschließlich des Kehlkopfes, des Rachens, der Zunge, des Gesichts und der Blase. Viele **Causticum**-Patienten reagieren empfindlich auf kalten Wind. Für Patientinnen, die nach der Geburt ihre Blase nicht entleeren können, ist **Causticum** das passende Mittel, wenn **Arnica** nicht wirksam oder nicht angezeigt ist.

11.1.2.4 Opium

Opium ist eines der großen Medikamente der Menschheitsgeschichte. Als Narkotikum oder schmerzstillendes Mittel wird es nur von seinen eigenen Alkaloiden wie Morphium und Kodein übertroffen, von halbsynthetischen Derivaten wie Heroin und Dilaudid und von den völlig synthetischen Analogmitteln Demerol und Methadon. Alle diese Drogen wirken auf spezielle Rezeptoren für opiumähnliche „Endorphine", die im Gehirn selbst hergestellt werden.

In seiner homöopathischen Form ist **Opium** nützlich für Beschwerden, die mit Schmerzunempfindlichkeit, Benommenheit und Koma verbunden sind, und somit also auch für eine Lähmung der Eingeweide oder der Blase nach einem Kaiserschnitt, einer Gebärmutterentfernung oder jedem anderem chirurgischen Eingriff unter Vollnarkose (siehe Kapitel 10).

Fallbeispiel 11.3

Drei Wochen nach einer scheinbar normalen Entbindung im Krankenhaus in einer anderen Stadt bekam eine 32jährige Frau starke Bauchschmerzen. Ihre Freundin bat mich dringend, sie zu Hause aufzusuchen, weil sie zu krank sei, um sich zu bewegen. Beim Betreten des Hauses empfing mich der Gestank einer massiven septischen Infektion, der durch die geschlossene Schlafzimmertür in etwa drei Metern Entfernung bis zu mir drang. Die Patientin hatte 38,8°C Fieber und einen Pulsschlag von 120 in der Minute. Sie war dem Tode nahe, ihr Bauch war stark angespannt und unbeweglich, ihr Bewußtsein war benommen und traumähnlich. Sie wurde sofort ins Krankenhaus gebracht und operiert: man entfernte nicht nur die Gebärmutter, sondern auch die beiden Eierstöcke und die Eileiter. Bis zum dritten Tag nach der Operation ging es ihr recht gut, dann aber verzeichnete der Bericht der Intensivstation nur eine Harnausscheidung von 200cc innerhalb von 12 Stunden. Obwohl sie stark unter dem Einfluß von Demerol stand, reagierte sie aufgeweckt und besorgt auf meinen Besuch. Vielleicht realisierte sie erst jetzt, wie nahe sie dem Tod gewesen war. Ich gab ihr eine Dosis **Opium C200,** und zwei Stunden später hatte sie 600ccm ausgeschieden. Auch danach konnte sie normal Wasser lassen und sie erholte sich rasch.

*

11.1.2.5 Ruta

Ruta wird meist zur Ersten Hilfe bei Verrenkungen, Knochenprellungen und Verletzungen der Knochenhaut oder anderer Bindehautgewebe verwendet. Es eignet sich auch hervorragend zur Behandlung eines Vorfalls des Rektums nach einer Entbindung. Dieses Phänomen korrigiert sich oft spontan und ohne weitere Heilmittel, die Genesung wird durch richtig gewählte Heilmittel aber sicher beschleunigt.

Fallbeispiel 11.4
Eine 26jährige Frau litt während ihrer ersten Schwangerschaft zu Beginn an Übelkeit, dann aber hauptsächlich an ihren alten, ziehenden Rückenschmerzen, die beim Sitzen schlimmer wurden und sich durch heiße Bäder besserten. Als der Entbindungstermin näherrückte, waren die Schmerzen so schlimm wie nie zuvor. Die Entbindung verlief erstaunlich schnell und leicht, sie gebar ohne jedes Problem einen Sohn mit sieben Pfund. Am nächsten Tag aber trat das Rektum mindestens einen Zentimeter weit aus der Analöffnung hervor. In dieser unangenehmen Situation wirkte **Ruta C200** hervorragend: Innerhalb von 36 Stunden korrigierte sich der Vorfall vollständig. Mit Hilfe anderer Medikamente und einer Reihe von Massage-Behandlungen wurde auch ihr Rücken wesentlich besser.

*

11.1.3 Venenentzündung

Krampfadern der oberflächlichen Venen verschlimmern sich im allgemeinen durch das vergrößerte Blutvolumen und den Blutstau im Beckenbereich während der letzten Wochen der Schwangerschaft. Sie gehen allmählich nach der Geburt zurück und sind dann selten problematisch. Dagegen tritt eine Entzündung der tiefen Venen des Schenkels oder der Wade häufig im Krankenhaus nach einem Kaiserschnitt oder bei ernsthaft kranken Patienten auf. Eine frühzeitige Behandlung sobald wie möglich nach der Entbindung kann eine solche Phlebitis verhindern helfen.

Die Venenentzündung beginnt als Wundgefühl und dunkelrote Verfärbung entlang der betroffenen Venen, schreitet dann fort zu einer Schwellung und schmerzhaften Empfindlichkeit des gesamten Oberschenkels oder der Wade mit spürbaren oder sichtbaren Knoten. Oft treten auch Fieber, Schüttelfrost und Unwohlsein auf. Es ist wichtig, so früh wie möglich zu behandeln, um das Risiko ernsthafter Komplikationen auszuschließen, wie etwa eine akute Lungenembolie und chronische Veneninsuffizienz. Das betroffene Bein ist dann geschwollen und weiß, es bilden sich Stauungsgeschwüre und andere Folgeerscheinungen einer venösen Stauung.

11.1.3.1 Pulsatilla

Pulsatilla ist ein hervorragendes Mittel für Venen und Adern. Es sollte verwendet werden bei wechselhaften Symptomen und anderen typischen Merkmalen wie Hitzewallungen, empfindlichen Reaktionen auf überheizte Räume, schroffe Worte und zu reichliches Essen. Eine Besserung tritt ein durch frische, kühle Luft, Flüssigkeitszufuhr und einfach durch liebevolle Zuwendung und emotionale Unterstützung (siehe Kapitel 4).

11.1.3.2 Arnica

Dieses unentbehrliche Mittel kann präventiv nach schwierigen oder traumatischen Geburten mit Prellungen und Wundgefühl in den Schenkeln oder anderswo benutzt werden (siehe Kapitel 5).

11.1.3.3 Carbo vegetabilis

Carbo veg. ist ein weiteres gutes Venenmittel. Es ist angezeigt bei einer unzureichenden Sauerstoffversorgung, die durch einen schlechten Kreislauf oder durch Fäulnis im Darm nach zu reichlichem oder verdorbenem Essen entsteht. Seine klassischen Indikationen beinhalten Verdauungsstörungen mit Blähungen und Venenstauung mit Zyanose, allgemeiner Erschlaffung und Lufthunger. Der Körper und die Gliedmaßen fühlen sich kalt an, dennoch verlangt der Patient nach kühler, frischer Luft, die ihm zugefächelt werden soll (siehe Kapitel 6).

11.1.3.4 Lachesis

Lachesis wird assoziiert mit Blutungen, Blutgerinnseln und einer Instabilität der Venen und Blutgefäße allgemein. Es ist besonders angezeigt bei vorwiegend linksseitigen Beschwerden, die sich während oder nach dem Schlafen, durch Berührung oder zu engsitzende Kleidung verschlimmern und die durch jede Art von Sekret, Ausscheidung oder Absonderung besser werden (siehe Kapitel 9).

11.1.3.5 Hamamelis

Hamamelis ist unübertroffen bei einfacher Verletzung oder Traumatisierung der Venen durch die Geburt oder jede andere Ursache. Es ist das Mittel der Wahl, wenn eine Venenentzündung droht oder wenn keine eindeutigen Indikationen für andere Mittel gegeben sind (siehe Kapitel 9).

Fallbeispiel 11.5

Eine 32jährige Frau brachte ihre zweite Schwangerschaft bei guter Gesundheit zu Ende, lediglich zu Beginn hatte sie Depressionen, die aber durch **Natrium mur.** und **Sepia** rasch überwunden waren. Die Entbindung war schwieriger, als wir es erwartet hatten, die Patientin war vor allen Dingen nicht für die Preßwehen gewappnet, die über zwei Stunden dauerten. Innerhalb von 48 Stunden bekam sie 38,7°C Fieber mit Schüttelfrost, und die linke Oberschenkelvene schwoll schmerzhaft an: Sie trat als dicke blaue Schnur an ihrem Oberschenkel hervor. Diese bedrohliche Situation wurde mit Hilfe von **Hamamelis C200** sofort entschärft, die Entzündung ging nach der ersten Gabe zurück. Innerhalb von 12 Stunden war sie wieder völlig gesund. Sie hatte im weiteren Verlauf keine Probleme mehr.

*

11.1.4 Postpartale Infektion

Entzündungen nach der Geburt entstanden früher vor allem aufgrund mangelnder Hygiene. In den Entwicklungsländern sterben deswegen auch heute noch viele Mütter nach der Geburt. In den Vereinigten Staaten treten postpartale Infektionen überwiegend in Krankenhäusern auf, wo der Gebrauch starker Medikamente und Antibiotika die Immunfunktionen herabsetzt und zur Heranzüchtung hochresistenter Organismen führt. Bei einer Hausgeburt in einer gesunden, gut ernährten Familie sind solche Infektionen selten, wenn die Hebamme darauf achtet, daß keine schädlichen fremden Bakterien in die Umgebung der Vagina gelangen. Andere Risikofaktoren sind eine unvollständig gelöste Plazenta, eine schwierige oder traumatische Geburt, schlechte Ernährung, mangelnde Hygiene und schon vorhandene chronische Erkrankungen oder eine entsprechende Schwächung des Immunsystems.

Oft ist das früheste Anzeichen einer Infektion eine Veränderung des Wochenflusses, der normalerweise scharfe Geruch wird deutlich faulig, bisweilen enthalten die Lochien auch Schleim oder Blut. Systemische Symptome wie Fieber, Schüttelfrost, Gelenk- und Muskelschmerzen zeigen eine weitere Ausbreitung der Infektion im Blut und in den Lymphdrüsen an. Das fortgeschrittene Krankheitsbild eines Beckenabszesses oder einer allgemeinen Bauchfellentzündung, bei der die Bauchmuskeln so hart wie ein Brett und die Sinneswahrnehmungen gedämpft sind, verlangt nach sofortiger Einlieferung ins Krankenhaus und intensiver medizinischer Versorgung. Homöopathische Mittel sind besonders in den Frühstadien nützlich, sie können in ernsteren oder fortgeschrittenen Fällen die konventionelle Behandlung unterstützen.

11.1.4.1 Arnica

Arnica sollte bei schwierigen oder traumatischen Geburten nicht übersehen werden. Es hilft aber auch bei einer Schwächung des Immunsystems in der Folge eines stumpfen Traumas von weichem Gewebe. Unter diesen Umständen fördert es nicht nur die Wundheilung, sondern wirkt auch bei der Prävention und Behandlung von Infektionen, Abszessen und septischen Zuständen mit getrübter Wahrnehmung, Benommenheit oder Delirium, wenn der Patient den Ernst der Lage gar nicht erfaßt (siehe Kapitel 5).

11.1.4.2 Calendula

Calendula wird meist oberflächlich verabreicht und ist unübertroffen in seiner heilenden Wirkung bei Verletzungen des Gewebes. Es wirkt auch präventiv zur Vermeidung von Wundinfektionen nach einem Dammschnitt, einem Dammriß oder chirurgischen Eingriffen. Wenn es schon zu einer Infektion gekommen ist, fördert dieses Mittel die Heilung. In einem solchen Fall kann es auch oral eingenommen werden (siehe Kapitel 5).

11.1.4.3 Staphysagria

Staphysagria wird routinemäßig nach einem Dammschnitt oder Kaiserschnitt gegeben, um die Schnittschmerzen zu verringern. Es fördert die Heilung und hilft, Infektionen jeder Art nach einem chirurgischen Eingriff zu vermeiden (siehe Kapitel 6).

11.1.4.4 Bryonia

Bryonia ist ein führendes Mittel für Blinddarmentzündung. Es ist von unschätzbarem Wert auch bei allen anderen Arten einer Bauchfellinfektion mit starken Schmerzen, die durch die geringste Bewegung verschlimmert werden mit Delirium, Benommenheit, Durst und entsprechenden Schmerzen in den Knochen, Muskeln und Gelenken (siehe Kapitel 6).

Fallbeispiel 11.6
Nach einer erfolgreichen Hausgeburt wurde eine 28jährige Frau wieder schwanger, obwohl sie eine „Lippes-Spirale" trug, die ich im übrigen nicht entfernen konnte. Während der Schwangerschaft litt sie immer wieder an Durchfall, Beinkrämpfen und Krampfadern. Diese Beschwerden besserten sich aber mit **Calcarea carb.** und einer entsprechenden Ernährungsberatung, und so blieb sie im großen und ganzen bei guter Gesundheit. Nach einer kurzen und leichten Entbindung brachte sie ein hübsches Töchterchen mit neun Pfund zur Welt. Die Spirale aber war nirgendwo zu finden. Etwa zwei Wochen später bekam sie nach dem Verzehr eines Steaks brennende Magenschmerzen, dann fühlte sie sich schwach, hatte Muskelschmerzen und einen starken Schmerz weiter unten im Bauch. Als ich sie am nächsten Tag untersuchte, war der Schmerz immer noch genau lokalisiert auf den rechten unteren Quadranten oberhalb des McBurneyschen Punktes. Er verschlimmerte sich beim tiefen Einatmen oder bei der geringsten Bewegung. Gleichzeitig hatte sie 38,4°C Fieber, Schüttelfrost und einen Puls von 120 in der Minute. Die schmerzhafte Stelle war sehr empfindlich, aber der Bauch war ansonsten nicht verhärtet. Nach einigen Gaben **Bryonia C200** verschwand diese blinddarmähnliche Entzündung innerhalb von 36 Stunden. Ihre Spirale wurde später entdeckt: Sie war tief in der Gebärmutterwand eingewachsen und mußte chirurgisch entfernt werden.

*

11.1.4.5 Lachesis

In fortgeschrittenen Infektionen, die eine konventionelle Behandlung erforderlich machen, ist **Lachesis** angezeigt bei hämorrhagischen oder thrombotischen Phänomenen (Blutfleckenkrankheit, septischer Schock, disseminierte intravasale Gerinnung) und vorwiegend linksseitigen Beschwerden. Alle diese Erscheinungen verschlimmern sich während oder nach dem Schlafen und bessern sich durch äußere Blutungen oder Absonderungen (siehe Kapitel 7).

11.1.4.6 Arsenicum album

Auch **Arsenicum** ist ein Heilmittel für fortgeschrittene Fälle. Es sollte zur Anwendung kommen bei Endotoxinschock oder anderen septischen Zuständen mit typischen Merkmalen wie ängstliche Ruhelosigkeit, äußerste Verfrorenheit und Erschöpfung, Durst und brennende Schmerzen, die sich paradoxerweise durch Wärme bessern (siehe Kapitel 7).

11.1.4.7 Pyrogenium

Tinktur von faulendem Material aus einem Abszeß oder von Fleisch, das man in der Sonne verderben ließ, Eiter.

Pyrogenium ist eine Verkörperung der homöopathischen Philosophie: Es ist das Nebenprodukt einer Krankheit, das durch Verdünnung und Verschüttelung zu einem unschädlichen und wirksamen medizinischen Heilmittel verwandelt wird. Es wird aus gewöhnlichem Eiter hergestellt und ist unentbehrlich in der Behandlung hochgradiger Infektionen wie Bauchfellentzündung, Herzinnenhautentzündung oder septisches Fieber, besonders bei Patienten mit einem geschwächten Immunsystem, die ihren eigenen Bakterien und Pilzen hilflos ausgeliefert sind und für die eine Behandlung mit Antibiotika allein nicht mehr ausreicht.

Pyrogenium ist vor allen Dingen unübertroffen in seiner Fähigkeit, beginnende oder drohende Postpartuminfektionen zu verhindern oder rückgängig zu machen, die durch zurückgebliebene Fragmente von Gebärmutterschleimhaut oder Plazentagewebe verursacht werden. Wenn die Lochien faulig riechen oder die Frau einige Tage nach der Geburt Fieber oder Schüttelfrost bekommt, wird **Pyrogenium C200** die Krankheit oft abwenden, bevor eindeutigere Symptome auftreten. Die meisten Patientinnen erholen sich ohne Komplikationen oder Folgeerscheinungen, die drastische Behandlungsmaßnahmen konventioneller Art erfordern würden.

In fortgeschrittenen Fällen beinhalten die spezifischen Indikationen für dieses Mittel einen fauligen oder kadaverartigen Geruch, gedämpfte Sinneswahrnehmungen, allgemeine Gliederschmerzen und Wundgefühl. Paradoxerweise verlangsamt sich der Puls, solange das Fieber ansteigt, und beschleunigt sich bei sinkendem Fieber.

Fallbeispiel 11.7

Nach einer ungesunden ersten Schwangerschaft, bei der es durch schlechte Ernährung zu Komplikationen kam, entband eine 24jährige Frau ein zu kleines Kind, das **Carbo. veg. C200** und einige Wiederbelebungsmaßnahmen brauchte. Sie hatte nach der Entbindung auch ziemlich starke Blutungen. In der dritten Nacht nach der Geburt rief sie mich an, weil sie Fieber, Schüttelfrost und heftige Krämpfe im unteren Bauchbereich hatte, die in den Oberschenkel ausstrahlten. Bei der Untersuchung hatte sie 38,6°C Fieber und einen Puls von 132 in der Minute. Der linke Eierstock und der gesamte Unterbauch waren deutlich empfindlich mit einer gewissen Verhärtung und einem Rückstoßphänomen. Die Lochien rochen nicht besonders schlecht, aber die Patientin litt an Übelkeit und hatte ungewöhnlich viel Durst. Meine Behandlung bestand aus vier Gaben **Pyrogenium C200** täglich und dem festen Versprechen, sie sofort ins Krankenhaus einzuweisen, wenn sich ihr Zustand verschlechterte. Sie schlief den Rest der Nacht friedlich, wachte am nächsten Morgen in Schweiß gebadet auf, hatte aber keine Temperatur mehr, keinen Schüttelfrost, kaum Durst und nur noch leichte Schmerzen. Am Abend desselben Tages war die Krankheit vorüber und sie konnte ihr Baby noch viele Monate ohne Probleme stillen.

*

Fallbeispiel 11.8

Eine 21jährige Frau hatte eine stürmische erste Schwangerschaft voller emotionaler Probleme und eine schwierige Entbindung, in der **Kalium carb.** und **Cimicifuga** gute Dienste taten. Zwei Wochen nach der Entbindung bekam sie einen starken Schüttelfrost, 38,8°C Fieber und Schweißausbrüche mit fauligem Geruch. Obwohl die Lochien von Farbe und Geruch her unauffällig waren, war der Uterus vergrößert, schwammig und sehr empfindlich. Nach einigen Gaben **Pyrogenium C200** verschwand diese embryonale Erkrankung ebensoschnell, wie sie begonnen hatte. Schon am nächsten Tag ging es ihr wieder gut. Nach sechs Wochen bekam sie eine akute Brustentzündung, wieder mit 38.8°C Fieber; dieses Mal war alles, was sie zur vollen Genesung brauchte, eine Gabe Gabe **Bryonia C30**.

*

11.1.5 Depressionen und emotionale Probleme

In den Wochen nach der Geburt ist es leicht möglich, daß die hormonellen Umstellungen im Zusammenhang mit dem Stillen und der Rückbildung der Gebärmutter die normale Belastung der Anpassung an das Baby und an die neue Lebenssituation noch größer erscheinen lassen. Die neue Familie hat vielleicht auch nicht genügend Kraftreserven oder die nötige Erfahrung, um mit dieser Umstellung fertigzuwerden. Viele der emotionalen Probleme, die sich schon während der Schwangerschaft bemerkbar machten, können nun nach der Geburt verschärft auftreten. Die entsprechenden Heilmittel und ihre Indikationen sind mit den schon beschriebenen identisch oder ihnen zumindest sehr ähnlich (siehe Kapitel 8).

11.1.5.1 Cimicifuga

Cimicifuga ist ein wichtiges Heilmittel für Depressionen nach der Geburt. Es sollte hauptsächlich bei Patientinnen angewendet werden, die übermäßig niedergeschlagen oder negativ eingestellt sind, die seltsame irrationale Ängste haben und deren physische Symptome zerrissen oder stark wechselhaft wirken. So haben solche Patienten z.B. Muskelzuckungen im Gesicht oder andere sonderbare arthritische oder neuralgische Schmerzen (siehe Kapitel 3).

11.1.5.2 Pulsatilla

Bei emotionalen Beschwerden in der Schwangerschaft oder bei der Geburt sollte **Pulsatilla** nie außer acht gelassen werden. Es spricht vor allem auf Menschen an, die sich in ihren emotionalen Reaktionen bereitwillig jedem äußeren Einfluß anpassen und dabei die eigenen Bedürfnisse hintanstellen. Die Wahl dieses Mittels ist sicher richtig, wenn folgende typischen Indikationen gegeben sind: Warme Räume, zu reichliches oder üppiges Essen und emotionale Erregung werden schlecht vertragen; kühle, frische Luft, Flüssigkeitszufuhr und einfache liebevolle Zuwendung oder verständnisvolle emotionale Unterstützung bessern die Beschwerden (siehe Kapitel 4).

11.1.5.3 Sepia

Sepia ist fraglos das führende Mittel für die verschiedenen Beschwerden der Zeit nach der Geburt. Es hilft besonders gut Frauen, die sich überfordert fühlen von der familiären Verantwortung, die glauben, daß ihre Arbeit nicht genügend gewürdigt wird, und die sich demzufolge unwillkürlich oder auch unbewußt von ihren Ehepartnern und Kindern abwenden. Typische Beispiele sind vielleicht die übermäßig pflichtbewußte Frau und Mutter, die in übertriebene Verärgerung oder Traurigkeit ausbricht oder auch die erfolgreiche berufstätige Frau, die sich unschlüssig ist, ob und in wieweit sie ihre eigenen Karrierepläne zurückstellen soll. In beiden Fällen ist die Frau niedergeschlagen, mutlos und verärgert über ihre Verpflichtungen gegenüber der Familie. Sie will allein sein und in Ruhe gelassen werden. Die körperlichen Symptome sind gewöhnlich ein Druck nach unten im Beckenbereich, eine Erschlaffung des Muskeltonus im allgemeinen und eine eindeutige Verbesserung durch kräftige körperliche Betätigung (siehe Kapitel 4).

11.1.5.4 Ignatia

Dieses Heilmittel ist häufig angezeigt, wenn akuter Kummer, Sorgen oder Enttäuschung die Situation bestimmen und zu widersprüchlichen oder anatomisch „unmöglichen" Symptomen führen. Auch andere Anzeichen eines extrem empfindlichen oder irritierten Nervensystems sollten vorhanden sein, wie das starke Verlangen nach oder die Unverträglichkeit von Drogen und Stimulanzien, Schlaflosigkeit oder einfache „Nervosität" (siehe Kapitel 6).

Fallbeispiel 11.9

Eine 19jährige jungverheiratete Frau wurde schwanger, sobald sie die Pille absetzte. Sie litt an starker Übelkeit, die sich aber sofort besserte, als sie Kaffee, Alkohol und Tabak wegließ, Genußmittel, die sie seit einigen Jahren regelmäßig zu sich genommen hatte. Sie trauerte auch immer noch über die Scheidung ihrer Eltern vor vier Jahren. Während der gesamten Schwangerschaft war sie bei guter Gesundheit, arbeitete bis zum letzten Tag und entband ohne Probleme eine Tochter mit acht Pfund. Das Baby verlor innerhalb der ersten zehn Tage ein Pfund und wirkte stark dehydriert, nachdem es zuerst gut getrunken hatte, dann aber schreiend die Brust von sich stieß. Die Mutter war zwar merklich verunsichert von dieser Entwicklung, aß sehr wenig und bewahrte eine geradezu unheimliche Ruhe und Gelassenheit, als sie versuchte, weiterhin zu stillen. Glücklicherweise nahm das Baby bald darauf die Flasche an und gedieh gut. Auch dies nahm die Mutter mit derselben unbeteiligten Haltung an. Wegen all dieser Widersprüche gab ich ihr eine Dosis **Ignatia C200**, zu meiner großen Freude gewann sie wieder an Appetit, das Baby nahm die Muttermilch wieder an und gedieh prächtig, und in den darauffolgenden Wochen brauchten sie beide keinerlei Heilmittel oder Unterstützung mehr.

11.1.5.5 Phosphorus

Dieses Heilmittel eignet sich für Patienten, die sich viele Sorgen um die eigene Gesundheit machen oder die voll von eingebildeten Ängsten sind, weil sie sich in emphatischer oder sogar telepathischer Weise in das Leiden anderer Menschen hineinfühlen. Andere typische Merkmale sind vermutlich auch vorhanden, wie Blutungsphänomene, brennende Schmerzen, starker Durst auf kalte Getränke, Angst vor dem Alleinsein, vor Donner und lauten Geräuschen oder eine allgemeine Verschlechterung aller Symptome am Abend (siehe Kapitel 7).

11.1.5.6 Natrium muriaticum

Natrium mur. entspricht einem festverwurzelten Muster von Kummer, Sorgen oder Enttäuschung, aus dem immer neue physische und emotionale Beschwerden erwachsen. Oft tauchen die ersten Symptome in der Schwangerschaft oder früher im Leben der Patientin auf. Charakteristisch ist eine extreme Starrheit (Arthritis, Erkältungen oder Allergien mit verstopfter Nase, anhaltende Stirnhöhlenkopfschmerzen) und ein unterschwelliges Gefühl der Resignation und der Sinnlosigkeit (siehe Kapitel 7).

11.1.6 Spätblutung und inkomplette Rückbildung

Spätblutungen werden zum großen Teil durch dieselben Faktoren beeinflußt wie Blutungen unmittelbar nach der Geburt. Sie treten aber unter sehr verschiedenen Umständen auf. Im typischen Fall bleibt der Wochenfluß z.B. tatsächlich über Wochen hinweg blutig und stark oder geht zeitweise sogar in richtige Blutungen über, anstatt immer leichter zu werden, bis nur noch eine geringe Menge rosa oder leicht blutverfärbter Schleim ausgeschieden wird. Oft ist eine Hypotonie der Gebärmutter die Ursache, der Uterus ist dann schwammig und deutlich vergrößert.

In anderen Fällen beginnen nach sieben bis vierzehn Tagen normalen Wochenflusses plötzlich und ohne vorherige Anzeichen starke Blutungen, die Patientin braucht dann mehrere Infusionen, und schließlich müssen Teile der nicht ausgeschiedenen Plazenta entfernt werden. Vier Wochen nach der Geburt haben manche Patientinnen eine leichte Blutung, die einer Periode ähnelt. Im folgenden Monat zeigt sich dann, ob der normale Menstruationszyklus wieder eingesetzt hat. Die wichtigsten Mittel für Spätblutungen und inkomplette Rückbildung mit den entsprechenden Indikationen sind im wesentlichen dieselben wie für übermäßige Blutungen unmittelbar nach der Geburt (siehe Kapitel 8 und 10).

11.1.6.1 Caulophyllum

(siehe Kapitel 3 und 10)

11.1.6.2 Cimicifuga

(siehe Kapitel 3 und 10)

11.1.6.3 Pulsatilla

(siehe Kapitel 4 und 10)

11.1.6.4 Sepia

(siehe Kapitel 4 und 10)

11.1.6.5 Phosphorus

(siehe Kapitel 7 und 10)

11.1.6.6 Sabina

Sabina hilft oft bei inkompletter Rückbildung mit zeitweiliger oder anhaltender Blutung, auch wenn keine eindeutigeren Symptome vorhanden sind. Es wirkt auch bei starken Spätblutungen oder bei einem zu frühen Wiedereinsetzen der Menstruation mit starkem Blutverlust. Zu seinen spezifischen Indikationen gehören einschnürende Schmerzen wie von einem zu engen Gürtel, das Ausscheiden von Blutklumpen und eine Unverträglichkeit von Hitze in jeder Form (siehe Kapitel 8 und 10).

Fallbeispiel 11.10

Eine 25jährige Frau von starkem Knochenbau hatte schon zwei Kinder zur Welt gebracht, die jeweils zehn und elf Pfund gewogen hatten. Sechs Wochen nach der Entbindung hatte sie immer ihre Periode wieder bekommen. Fünf Wochen nach der Entbindung des dritten Kindes, das auch mehr als zehn Pfund wog, glaubte sie, eine leichte Periode zu haben. Schon eine Woche später aber blutete sie wieder. Das Untersuchungsergebnis war unauffällig bis auf eine kleine Warze am Damm in der Nähe der äußeren Schamlippe. Nach einer Dosis **Sabina C200** hörte die Blutung auf und ihr normaler Menstruationszyklus setzte ein. Sie fühlte sich weiterhin wohl und konnte ihr Baby erfolgreich weiterstillen.

*

Fallbeispiel 11.11

Nach einer erfolgreichen Hausgeburt wurde eine 31jährige Frau wieder schwanger. Sie hatte kaum Probleme, außer einigen großen, blutenden Hämorrhoiden und einem kleineren Wiederauftreten von Genitalherpes. Bei der Vaginaluntersuchung zeigten sich einige große Polypen und Warzen am Zervix. Auffallend war das dicke, wellige Schamhaar, das die gesamte Scham, die Leiste und die Innenseite der Oberschenkel wie mit einem dichten Wald bedeckte. Die Entbindung war leicht und schnell wie beim ersten Mal. Zwei Wochen später aber hatte sie eine ziemlich starke Blutung, während sie leichte Hausarbeit verrichtete. Sie kam in die Praxis und erzählte, daß sie sich seit einem heftigen Anfall von Nasenbluten vor ein paar Tagen müde und mutlos fühlte. Nach einigen Gaben **Sabina C30** kam die Blutung zum Stillstand und trat auch nicht wieder auf. Im weiteren Verlauf hatte die Patientin keine Probleme mehr.

*

11.1.6.7 China

China ist ein weiteres führendes Mittel für Spätblutungen. Es spricht aber eher auf akute oder chronische Nachwirkungen von starkem oder langanhaltendem Blutverlust oder Dehydrierung an, vor allem auf Schwäche, Erschöpfung, Frieren und eine deutliche Empfindlichkeit auf Berührung, Lärm, kalten Luftzug und andere umweltbedingte Stimulanzien (siehe Kapitel 10).

Fallbeispiel 11.12

Eine 34jährige Frau hatte in den ersten Monaten der dritten Schwangerschaft an starker Übelkeit gelitten, während der gesamten Schwangerschaft fühlte sie sich gebläht, verfroren und unwohl. Die Geburt war im Verhältnis dazu ganz einfach, und sie erholte sich auch ohne Heilmittel sehr gut danach. Dann aber setzten starke Blutungen ein. Zehn Tage später kam sie in die Sprechstunde: Es wurde ihr immer schwindelig, wenn sie aufstand, sie fühlte starke Kopfschmerzen, wenn sie sich bückte, und sie hatte eine anhaltende Blutung von dünnem gräulichem Blut. Nach einer Gabe **China C200** erholte sie sich schnell innerhalb von einem oder zwei Tagen. Sie brauchte auch später keine Eisenpräparate.

*

Fallbeispiel 11.13

Eine 33jährige unverheiratete Frau trauerte immer noch ihrer ersten Fehlgeburt vor zehn Jahren nach und war voller Vorfreude, als sie endlich wieder schwanger wurde. Sie wollte dieses Mal zu Hause entbinden. Nach den ersten Wochen mit Übelkeit und den typischen Ängsten gegen Ende der Schwangerschaft setzten schließlich die Wehen ein und sie entband ohne jede Schwierigkeiten. Fünf Tage später kam sie in die Praxis, weil sie starke Nachwehen in der Leistengegend und tief im Rücken hatte, begleitet waren diese Schmerzen von stärkeren Blutungen, Verfrorenheit und großer Schwäche, so daß sie sich hinlegen und warm zudecken mußte. Ihr Uterus war ziemlich schwammig und empfindlich, und jeder Versuch, ihn zu massieren, ließ sie stöhnen und zusammenzucken. Nach einigen Gaben **China C200** verbesserte sich ihr Befinden dramatisch. Innerhalb weniger Tage war sie wieder bei Kräften. Sie hatte allerdings nie genug Milch für ihr Baby und konnte nur sechs Monate lang stillen.

*

11.1.7 Verschiedene andere Beschwerden

Eine große Zahl von Beschwerden nach der Geburt paßt nicht in eine bestimmte Kategorie, die mit einer einzigen Diagnose zu beschreiben wäre. Ich habe deshalb eine Reihe verschiedener Fälle angeführt, um zu zeigen, wie endlos vielseitig die Anwendungsmöglichkeiten homöopathischer Heilmittel sind und wie flexibel andererseits die Auswahlkriterien gehandhabt werden müssen.

Fallbeispiel 11.14

Nach einer gesunden Schwangerschaft und einer leichten, unkomplizierten Geburt kam eine 32jährige Frau zur Routineuntersuchung sechs Wochen nach der Entbindung. Sie hatte eine Reihe kleinerer Beschwerden. So klagte sie über saisonbedingte Allergien mit Juckreiz in den Augen, der Nase und im Gaumen, sie war spürbar erschöpft und ungeduldig mit ihrem dreijährigen Sohn, der sich standhaft dagegen wehrte, nun neben seiner Schwester den zweiten Platz einnehmen zu müssen. Ihre Rückenschmerzen und die empfindliche Gebärmutter hielten sie davon ab, sportliche Übungen zu machen, obwohl sie wußte, daß diese ihr guttun würden. Sie war übermäßig gereizt, wenn ihr Mann nur ein paar Minuten später als gewöhnlich nach Hause kam, um sie abzulösen. **Sepia C200** trug in diesem Fall ganz behutsam dazu bei, daß die Patientin sich an die neue Situation anpassen konnte, und indirekt half es damit auch der neuen Familie.

*

Fallbeispiel 11.15

Eine 33jährige Frau war während der gesamten Schwangerschaft bei bester Gesundheit und hatte nur zu Anfang gelegentlich an Übelkeit gelitten. Sie brachte ihr zweites Kind zu Hause nach einer kurzen Entbindung zur Welt, ohne daß es zu Rissen oder Komplikationen kam. Bei der Nachuntersuchung nach sechs Wochen ging es ihr gut bis auf einen hartnäckigen, intensiven und ziehenden Schmerz im Steißbein, der immer dann auftrat, wenn sie sich ausruhen wollte, während des Schlafens und bei kaltem, feuchtem Wetter. Sie mußte sich dann drehen und winden, bis sie endlich die richtige Lage gefunden hatte. Der Schmerz verschwand nach einer Gabe **Rhus tox. C200** und trat nie wieder auf. Sie blieb gesund und brauchte keine weitere Behandlung.

*

Fallbeispiel 11.16

Eine 24jährige Frau wurde in der 38.Woche wegen anhaltender Toxikose ins Krankenhaus eingewiesen. Nach einer Einleitung brachte sie ihr erstes Kind zur Welt. Zwei Wochen später war ihr Blutdruck immer noch 150/100 mit einer Eiweißausscheidung im Urin von 3+. Abgesehen davon hatte sie sich seit der Geburt sehr wohl und kräftig gefühlt. Am auffallendsten war ihr ungewöhnlich großer Durst auf eiskalte Getränke - sie trank bis zu zehn große Gläser Wasser täglich -, gleichzeitig war sie aber mitten im Sommer auch sehr verfroren. Auf der Grundlage dieser deutlichen Gegensätze gab ich ihr **Phosphorus C200**, dreimal innerhalb von 24 Stunden. Innerhalb von zwei Wochen waren ihr Blutdruck und ihre Urinwerte normal. Ihre zweite Schwangerschaft ein Jahr später verlief völlig unauffällig und ohne erhöhten Blutdruck. Sie entband ohne Probleme zu Hause.

*

Fallbeispiel 11.17

Nach vier normalen Entbindungen im Krankenhaus brachte eine 31jährige Frau ihr fünftes Kind ohne Komplikationen zu Hause zur Welt. Drei Wochen später wachte sie mit Kopfschmerzen und einem Schwindelgefühl auf, so daß sie glaubte, das Zimmer würde schwanken. Wenn sie sich zu schnell bewegte, verlor sie das Gleichgewicht. Sie hatte etwas Ähnliches schon kurzzeitig nach der letzten Entbindung erlebt, dieses Mal hielt dieser Zustand aber tagelang an. Es wurde ihr richtig übel davon, und sie machte sich Sorgen. Innerhalb von Minuten nach einer Gabe **Cocculus C200** verschwanden die Symptome und kehrten nicht wieder zurück.

*

11.2 Das Neugeborene

11.2.1 Nabelpflege

Wenn das Ende der Nabelschnur entzündet aussieht oder faulig riecht, kann man es mit wäßriger **Calendula**-Lösung betupfen und danach mit **Calendula**-Salbe verbinden. Bei einem gesunden, aufgeweckten Kind, das gut trinkt, reichen diese Maßnahmen aus, um innerhalb eines Tages eine gesunde Granulation zu erreichen.

11.2.2 Gelbsucht

Wegen einer ungenügenden Entwicklung der Leber bekommen verhältnismäßig viele Neugeborene einige Tage lang Gelbsucht, die meist an oder vor dem dritten Lebenstag beginnt. Obwohl diese sogenannte physiologische Gelbsucht zeitlich begrenzt und völlig unschädlich ist, kann der Bilirubinspiegel oft 15mg auf 100ml erreichen. Solche Werte werden auch bei einer Rh- oder ABO-Inkompatibilität erreicht. Man muß daher die Neugeborenengelbsucht von diesen schwerwiegenderen Fällen unterscheiden. Quetschungen, die bei einer schwierigen oder traumatischen Geburt verursacht wurden, können die Gelbsucht intensivieren oder früher zum Ausbruch bringen.

In Fällen einer Sensibilisierung durch den Rhesusfaktor, ABO oder eine seltene Blutgruppe wirken die Babies bei der Geburt kränklich oder sind nicht in der Lage zu saugen. Die Gelbsucht tritt dann rascher auf und erreicht, wenn sie nicht behandelt wird, auch innerhalb der ersten 24 bis 36 Stunden einen höheren Pegel. In Zweifelsfällen kann man durch Bluttests Abwehrstoffe im Blut und einen verstärkten Abbau der roten Blutkörperchen erkennen. Ernsthafte Komplikationen können durch eine intensive Lichttherapie und gegebenenfalls durch Blutaustausch vermieden werden.

Die physiologische Gelbsucht ist aber nicht gefährlich und muß überhaupt nicht behandelt werden, solange sie nicht schwerwiegend und langwierig ist. Häufiges Stillen hilft, den Bilirubinwert wirksam auszuspülen. Bei guten Wetterbedingungen kann man die Haut des Kindes viermal täglich für zwanzig Minuten direktem Sonnenlicht aussetzen, wobei man natürlich die Augen abdecken sollte. Dies ist eine einfache und effiziente Alternative zur ultravioletten Phototherapie im Krankenhaus. An regnerischen oder bedeckten Tagen kann man genausogut eine blaue Glühbirne, ein sog. „Wachstumslicht“, verwenden und sogar über längere Zeiträume einsetzen. Auch homöopathische Heilmittel sind für die Neugeborenengelbsucht hilfreich.

11.2.2.1 Aconitum

Aconitum eignet sich vor allem für eine rasch auftretende Gelbsucht. Es sollte auch bei hämolytischer Gelbsucht in Fällen von Rh- oder ABO-Inkompatibilität zusammen mit konventioneller Behandlung versucht werden (siehe Kapitel 5).

11.2.2.2 Arnica

Arnica wird hauptsächlich präventiv nach einer schwierigen oder traumatischen Geburt verabreicht. Es hilft aber auch bei physiologischer Gelbsucht, die durch Quetschungen oder die Bildung von Blutergüssen kompliziert wird (siehe Kapitel 5).

11.2.2.3 Natrium sulphuricum

Lösung oder Trituration von Natriumsulfat, Na_2SO_4.

Natrium sulphuricum ist ein wichtiges Heilmittel für Asthma, Allergien und andere Beschwerden, die durch heißes, feuchtes Wetter verschlimmert werden. Wenn keine anderen spezifischen Indikationen vorliegen, wird es oft und erprobtermaßen für die Behandlung von physiologischer oder hämolytischer Gelbsucht bei Neugeborenen verwendet.

Arsenicum und **Thuja** sind komplementär.

Fallbeispiel 11.18

Nach einer schwierigen Eröffnungsphase, bei der ich mit homöopathischer Behandlung wenig Erfolg hatte, kam die Entbindung einer 24jährigen Frau im Krankenhaus mit Hilfe einer Pitocin-Infusion schnell voran. Die Geburt erfolgte sehr plötzlich und heftig. Das Baby war in guter Verfassung, zeigte keinerlei Beeinträchtigung und hatte hervorragende Apgar-Werte. Es war allerdings schon nach 12 Stunden gelb mit einem Bilirubinwert von 5mg auf 100ml. Da der kleine Junge aber gut trank und zunahm, unternahmen wir noch nichts. Am dritten Tag erreichte das Bilirubin 14mg., nun gab ich ihm dreimal innerhalb von 24 Stunden **Natrium sulphuricum**, danach verblaßte die Gelbsucht rasch, und der Junge entwickelte sich prächtig.

*

Fallbeispiel 11.19

Nach einer gesunden ersten Schwangerschaft und guter, kräftiger Wehentätigkeit entband eine 24jährige Frau ein Mädchen mit sechs Pfund. Es atmete langsam, erholte sich aber schnell nach dem Absaugen und einer Gabe **Carbo. veg. C30**. Nach fünf Minuten lag sein Apgar-Wert bei 9. Am dritten Tag war es nur leicht gelb, am fünften Tag aber hatte es eine starke Gelbsucht, die auch am siebten Tag noch anhielt. Obwohl es schon einiges an Gewicht zugenommen hatte, gaben wir ihm vorsichtshalber **Natrium sulphuricum C200**. 24 Stunden später hatte seine Haut eine fast normale Färbung, und es blieb weiterhin bei guter Gesundheit.

*

11.2.2.4 Chelidonium

Tinktur aus der frischen, blühenden Pflanze, Chelidonium maius, N.O. Papaveraceae - Mohngewächse, Schöllkraut.

Chelidonium ist eines der großen Organ-Mittel. Es ist zu Recht bekannt für seine Heilkraft bei Beschwerden der Leber und Gallenblase, einschließlich Hepatitis, Gallensteinkolik und dem typischen Schmerz in der Gegend der rechten Schulter oder des Schulterblattes. Es eignet sich auch hervorragend für alle Arten von Neugeborenengelbsucht, bei denen eine mangelnde Entwicklung der Leber eine wichtige Rolle spielt.
Lycopodium ist komplementär.

Eine Gelbsucht, die erst nach der ersten Lebenswoche auftritt, ist gewöhnlich auf ein bilirubin-ähnliches Pigment der Muttermilch zurückzuführen. Obwohl auch diese „Muttermilch-Gelbsucht" monatelang anhalten kann, ist sie harmlos und bedarf keiner weiteren Behandlung. Andere schwerwiegendere Ursachen können verschiedene angeborene Anomalien des Leber- oder Gallentraktes sein. Sie erfordern eine spezielle Diagnose und Behandlung.

11.3 Bluterkrankheit bei Neugeborenen

Die noch nicht abgeschlossene Entwicklung der Leber bei der Geburt kann auch die Synthese von Prothrombin und anderen Blutgerinnungsfaktoren ein paar Tage lang verzögern und führt gelegentlich zu kurzfristigen Blutungen am vierten oder fünften Tag. Ich persönlich habe nie mehr als ein paar Tropfen Blut am Nabel oder in der Windel gesehen, aber bei Frühgeburten oder schlechter Ernährung ist das Risiko ernsthafter Blutungen natürlich höher.
Im Krankenhaus wird prophylaktisch eine Vitamin-K-Spritze gegeben. Dieses Präparat könnte man der Mutter auch oral während der Entbindung verabreichen, wenn sie es wünscht. Meiner Erfahrung nach war dies nie nötig, es sei denn, das Baby sollte beschnitten werden oder mußte sich einer Reihe von Bluttests oder chirurgischen Eingriffen unterziehen.

Auch homöopathische Heilmittel sind bei diesen Blutungsphänomenen von Nutzen. Vor allem **Phosphorus** mit seinen bekannten Affinitäten zur Leber und zu Blutungsvorgängen wäre wohl ein guter Anfang. In meiner

Erfahrung mit Hausgeburten habe ich allerdings noch keinen Fall erlebt, bei dem der Einsatz dieses Mittels nötig gewesen wäre. Meines Erachtens sollte man sich an die biblische Praxis halten und das Kind erst am achten Tag beschneiden, wenn es sich schon etwas von der Geburt erholt hat. Ebensogut kann man aber auch dafür plädieren, die Beschneidung überhaupt zu unterlassen, wenn nicht schwerwiegende Gründe sie erforderlich machen.

11.4 Bindehautentzündung

Weißliche oder gelbe, schleimige Absonderungen im inneren Augenwinkel sind bei Neugeborenen üblich. Sie werden durch eine Verstopfung des Tränenkanals verursacht und bedürfen keiner Behandlung: Ein Abtupfen mit einem warmen, feuchten Tuch reicht.

In vielen Krankenhäusern wird immer noch eine Silbernitrat-Lösung verwendet, um dem sog. Neugeborenenaugentripper vorzubeugen. Diese Lösung reizt die Augen aber sehr stark und führt häufig zu schlimmen Verätzungen oder zu chronischer Bindehautentzündung, die dann monatelang anhalten kann. Eine Behandlung mit diesem Mittel ist auch völlig unnötig, da Erythromyzin-Tropfen dieselbe Wirkung haben und wesentlich weniger aggressiv sind. Selbst diese Tropfen habe ich in meiner Erfahrung mit Hausgeburten nur dann verwendet, wenn die Eltern darauf bestanden oder wenn es andere zwingende Gründe gab, wie eine aktive Entzündung der Vagina oder einen verdächtigen Ausfluß während der Entbindung.

Gesunde Neugeborene, die ohne ersichtlichen Grund eine schwere oder langanhaltende Bindehautentzündung entwickeln, sollten von einem Arzt mit homöopathischen oder konventionellen Mitteln behandelt werden.

11.5 Koliken und Milchunverträglichkeit

Koliken oder schmerzhafte Bauchkrämpfe treten hauptsächlich bei Flaschenkindern auf, und zwar etwa eine Stunde nach dem Füttern, normalerweise gehen diese Krämpfe ab dem dritten Monat zurück. Auch bei Brustkindern kann eine zeitweilige Unfähigkeit, Kuhmilch zu verdauen, zu Bauchkrämpfen führen. Oft erfolgt innerhalb von wenigen Tagen eine dramatische Besserung, sobald die Mutter keine Milch oder Molkereiprodukte mehr zu sich nimmt. Andere Kinder reagieren nicht auf eine solche Ernährungsumstellung, und eine dritte Gruppe verträgt Kuhmilch ohne

Probleme. In seltenen Fällen reagiert ein krankes Kind allergisch auf die Milch der eigenen Mutter; dann muß es mit Tee ernährt oder eine Zeitlang von einer anderen Frau gestillt werden.

Neben einer Ernährungsumstellung ohne Molkereiprodukte sind auch homöopathische Heilmittel für die Behandlung von Neugeborenenkoliken von großem Nutzen. Sie helfen ohne die sedierenden oder anderen Nebenwirkungen der konventionellen Medizin.

11.5.1 Chamomilla

Chamomilla ist ein führendes Mittel für Koliken und Schreianfälle von Neugeborenen. Es entspricht wohl am besten den Erfahrungen vieler Eltern von Babies mit Koliken, die diese anstrengende Zeit am liebsten ganz schnell vergessen. Das hauptsächliche Merkmal dieses Mittels ist die Unfähigkeit, Schmerz zu ertragen, was sich in Form von Wut und extremer Reizbarkeit zeigt. Dieser Zustand wiederum kann begleitende oder schon vorher bestehende Beschwerden verstärken oder verlängern.

Das Kind, das **Chamomilla** braucht, hat typischerweise ein rotes Gesicht, schreit vor Wut, schlägt um sich, krümmt sich oder stößt die Brust von sich beim Stillen. Es beruhigt sich vielleicht etwas, wenn es herumgetragen oder im Wagen gefahren wird, sobald man es aber zum Schlafen legt, fängt es nur um so lauter zu schreien an. Oft sind diese Anfälle begleitet von Blähungen oder einer hörbaren Bewegung des Darmes. Der Stuhlgang ist ein lockerer und grünlicher, oft auch übelriechender Durchfall. Abgesehen von diesen Anfällen und zwischen solchen Episoden sind diese Babies aber völlig gesund, fühlen sich wohl, trinken gut und nehmen ganz normal zu (siehe Kapitel 5).

Fallbeispiel 11.20

Eine 32jährige Frau hatte ihr erstes Baby im Krankenhaus ohne Komplikationen; mit vier Wochen bekam der Junge Koliken. Die Mutter hatte selbst Probleme mit Milchverträglichkeit gehabt und hörte nun auf, Molkereiprodukte zu essen. Daraufhin besserte sich das Befinden des Babies kurzzeitig. Eine Woche später aber hatte es seinen bisher schlimmsten Anfall und seither hatte es jeden Abend stundenlang wie verrückt geschrieen. Es war ansonsten guter Dinge und vergnügt, fing dann aber plötzlich zu schreien an und war nur zu trösten, wenn es von der Mutter herumgetragen wurde. Das geräuschvolle Rumoren seiner Gedärme war deutlich zu hören. Bei windigem oder stürmischem Wetter waren die Symptome unerklärlicherweise besonders stark. Ich gab einmal **Chamomilla C1000** und **Chamomilla C30** je nach Bedarf, und innerhalb einer Woche waren die Schreianfälle viel kürzer und leichter. Nur einmal noch hatte das Kind eine kurze, aber besonders heftige Kolik, nachdem die Mutter eine reichliche Portion Eiscreme gegessen hatte. Dieser Anfall war jedoch der letzte gewesen. Mit acht Wochen hatte das Baby keine Koliken mehr und gedieh prächtig.

*

Fallbeispiel 11.21

Eine 29jährige Frau brachte ihr erstes Kind zu Hause in einer klassischen Entbindung ohne Komplikationen zur Welt. Das Baby war gesund, kräftig und lebhaft und nahm gut an Gewicht zu. Mit fünf Wochen bekam es jedoch starke Koliken, schlug um sich und schrie vor Blähungsschmerzen. Es ging ihm etwas besser, wenn es herumgetragen, gefahren oder fest gegen die Schulter gehalten wurde. Der Stuhlgang war grünlich und wäßrig. Drei Gaben **Chamomilla C1000** innerhalb von 24 Stunden und **Chamomilla C30** je nach Bedarf wirkten hervorragend. Mit acht Wochen war es im wesentlichen frei von Symptomen, nur ganz gelegentlich kam es vor, daß es Blähungen hatte, die durch starken Druck gegen die Bauchgegend erleichtert wurden. Das Kind brauchte letztlich noch **Colocynthis C30**, um endgültig mit den Koliken fertigzuwerden.

*

11.5.2 Colocynthis

Wie bei den Erwachsenen zeigt sich die typische **Colocynthis**-Kolik auch bei Neugeborenen als ein heftiger Krampf: Das Kind krümmt sich und zieht seine Beine an. Erleichterung wird erzielt durch die Anwendung von Wärme oder durch harten Druck. In vielen Fällen muß die Mutter das Kind mit dem Gesicht nach unten über die Knie legen und kräftig den Rücken massieren (siehe Kapitel 6).

Fallbeispiel 11.22

Eine 27jährige Frau entband ihr zweites Kind zu Hause rasch und ohne Probleme. Mit drei Wochen bekam das Mädchen fast jeden Abend Koliken: Es schrie und weinte, warf die Arme und Beine um sich, und während es sich bemühte, den Darm zu entleeren, gingen laut hörbar Winde ab. Nur kräftiges Massieren oder eine Darmentleerung brachten ihm Erleichterung, es trank aber weiterhin gut und nahm zu. Nach einigen Gaben **Colocynthis C30** waren seine Beschwerden bis zur Routineuntersuchung nach sechs Wochen vergangen und traten nicht wieder auf.

*

Fallbeispiel 11.23

Eine 31jährige Frau bekam ihr erstes Kind zu Hause ohne Komplikationen. Der Junge trank gut und nahm von Anfang an rasch zu. Mit sechs Wochen aber bekam er Koliken, und zwar vor allem, wenn die Mutter Milch oder Molkereiprodukte gegessen hatte oder wenn sich die Eltern gestritten hatten. Dann zog er seine Beine an und preßte sie gegen seinen Körper. Die Mutter konnte ihm nur helfen, indem sie ihn über die Knie legte und seinen Rücken kräftig drückte oder massierte. Nachdem er **Colocynthis C30** bekommen hatte, waren die Koliken innerhalb einer guten Woche verschwunden, und die Mutter konnte danach Milchprodukte ohne Bedenken essen.

*

11.5.3 Magnesium phosphoricum

Mag. phos. hat dieselben Modalitäten wie **Colocynthis**, die Rangfolge ihrer Bedeutung ist aber umgekehrt: Dieses Mittel ist angezeigt, wenn das Baby primär durch Anwendung von Wärme Erleichterung findet und erst in zweiter Linie durch Massage und Druck (siehe Kapitel 6).

11.5.4 Nux vomica

Nux vomica wird oft bei Koliken übersehen. Es sollte in Erwägung gezogen werden, wenn Verstopfung oder große Anstrengung beim Stuhlgang zu beobachten sind und wenn die Symptome sich deutlich bessern nach einer Darmtätigkeit. Auch andere charakteristische Merkmale werden die

Wahl dieses Mittels bestätigen wie nervöse Übererregung, Schlaflosigkeit, Reizbarkeit, Hochfahren und Überempfindlichkeit bei hellem Licht und Lärm (siehe Kapitel 6).

Fallbeispiel 11.24

Nach sieben Jahren vergeblichen Kinderwunsches wurde eine 27jährige Frau endlich schwanger und entband ohne Problem zu Hause. Das Mädchen trank sehr gierig, bekam aber schon innerhalb der ersten zwei Wochen starke Verstopfung und Bauchschmerzen. Oft konnte es durch Herumtragen etwas beruhigt werden, aber immer waren die Bauchschmerzen mit Blähungen und großer Anstrengung bei der Darmentleerung verbunden. **Chamomilla C200** half ihm eine Zeitlang ganz gut, die Verstopfung wurde aber immer schlimmer. Das Baby strengte sich grunzend an, seinen Darm zu entleeren und setzte ein erlöstes Lächeln auf, sobald es ihm gelungen war. Die Mutter bemerkte auch, daß das Kind bei hellem Licht oder plötzlichem Lärm leicht erschrak. **Nux vomica C200** war das Mittel der Wahl, und innerhalb einer Woche ging es dem Kind gut.

*

11.5.5 Stannum

Trituration aus dem Metall, Sn, Zinn.

Stannum ist ein hervorragendes Mittel für ermüdende Hustenanfälle. Es hilft auch bei Koliken und neuralgischen Schmerzen, die allmählich auftreten und wieder verschwinden, durch harten Druck gebessert werden und von großer Muskelschwäche und Erschöpfung begleitet sind.

Pulsatilla ist komplementär.

11.5.6 Dioscorea

Tinktur aus der frischen Wurzel, Dioscorea villosa, N.O. Dioscoraceae - Yamswurzelgewächse, Yamswurzel.

Von allen Mitteln für Darmkoliken ist **Dioscorea** als einziges angezeigt, wenn sich die Schmerzen bessern, sobald sich der Patient zurückbeugt oder ein Hohlkreuz macht.

11.5.7 Aethusa

Tinktur aus der blühenden Pflanze, Aethusa cynapium, N.O. Umbelliferae - Doldengewächse, Hundspetersilie.

Aethusa ist zwar für Neugeborene weniger häufig angezeigt, es eignet sich aber hervorragend, wenn Babies kurzzeitig die Muttermilch nicht vertragen. Dies ist gewöhnlich während einer akuten Erkrankung der Fall, das Baby hat dann unmittelbar nach dem Stillen Durchfall oder spuckt in hohem Bogen. Oft sind die Kinder dann auch dehydriert und erschöpft, so daß sie gleich darauf wieder einschlafen, wenn sie dann hungrig wieder aufwachen, beginnt der Teufelskreis von neuem, bis sie schließlich ernsthaft dehydriert und zu schwach zum Trinken sind. **Aethusa** kann in diesen Fällen sehr hilfreich sein, wenn es ergänzend zu einer Ernährung mit klaren Flüssigkeiten und Elektrolyten gegeben wird, die notfalls auch intravenös erfolgen muß.

11.6 Schlechtes Gedeihen

Wenn ein Kind nicht richtig gedeiht, handelt es sich meist um einen komplizierten Sachverhalt, dessen Ursachen einer genauen medizinischen Untersuchung und einer äußerst geschickten konstitutionellen Behandlung durch einen erfahrenen Fachmann bedürfen. Im Rahmen dieses Buches kann ich darauf leider nicht genügend eingehen.

11.7 Milchbildung und Stillen

11.7.1 Rückbildung

Wenn die Frau nicht stillt, das Baby stirbt oder zur Adoption freigegeben wird, gibt es zwei Heilmittel, die helfen, die Milch zum Versiegen zu bringen und die Schmerzen und Unannehmlichkeiten eines Milchstaus zu verringern. Mit diesen Mitteln kann das Risiko einer hormonellen Unterdrückung umgangen werden.

11.7.1.1 Pulsatilla

Pulsatilla hat eine besondere Affinität zur hormonellen Regelung des Stillens. An dieses Mittel denkt man als erstes, wenn es darum geht, abzustillen, die Milchproduktion zu vermehren oder wiederherzustellen, wenn sie durch eine Brustinfektion unterdrückt worden ist. Wenn es die Gesamtheit aller Symptome anzeigt, eignet sich **Pulsatilla** auch hervorragend für geschwollene, empfindliche Brüste außerhalb der Schwangerschaft und besonders vor der Menstruation.

Wenn eine Frau nicht vorhat, nach der Entbindung zu stillen, kann **Pulsatilla** schon prophylaktisch bei der Geburt gegeben werden, ohne daß man noch auf spezifische Symptome wartet. Auch später hilft es, die Schmerzen eines Milchstaus oder die Depressionen nach der Entbindung zu überwinden (siehe Kapitel 4).

Fallbeispiel 11.25

Eine unverheiratete Frau wurde schwanger und entschloß sich, das Kind zur Adoption freizugeben. Die Schwangerschaft und Entbindung verliefen gesund und problemlos. Trotz einer Hormonspritze waren ihre Brüste noch am fünften Tag nach der Geburt schmerzhaft angeschwollen. Nach einigen Gaben **Pulsatilla C30** waren Schmerzen und Schwellung bis zum nächsten Morgen deutlich zurückgegangen, so daß weitere hormonelle Behandlung oder ein Stützverband unnötig wurden.

*

11.7.1.2 Lac caninum

Tinktur aus der Hundemilch, Canis familiaris, N.O. Carnivora - Fleischfresser.

Lac caninum wurde schon im Altertum für viele Frauenbeschwerden verwendet. In seiner homöopathischen Form hilft es bei Kopfschmerzen, Halsentzündungen, Brust- und Eierstockentzündungen und anderen Symptomen, die abwechselnd die rechte und die linke Seite betreffen und zwischen beiden Seiten hin- und herwandern. Ein anderes wichtiges Merkmal ist ein Schwindelgefühl, so als würde man in der Luft schweben.

Wenn **Pulsatilla** keine Wirkung hatte, kann **Lac caninum** helfen, die Schmerzen eines Milchstaus in der Brust zu verringern oder zu umgehen. Auch dieses Mittel kann prophylaktisch verabreicht werden, ohne daß spezifische Symptome abgewartet werden müssen. Ebenso eignet sich **Lac caninum** zur Steigerung oder Wiederherstellung der Milchproduktion.

11.7.2 Rissige und wunde Brustwarzen

Calendula-Präparate sind bekanntermaßen unübertroffen in ihrer heilenden Wirkung bei einfachen Schnitten und Schürfwunden. Sie sollten bei der regelmäßigen Brustpflege vor und nach der Geburt verwendet werden, um die Brustwarzen und Areolen für das Stillen vorzubereiten. Neben einer gesunden Ernährung reduziert eine regelmäßige Massage der Brustwarzen mit **Calendula**-Salbe die Gefahr von Rissen und Wundheit während der ganzen Stillzeit und trägt so dazu bei, das Stillen zu einer schönen Erfahrung zu machen.

Wenn sich dennoch Risse und Wundheit entwickeln sollten, so können drei andere Heilmittel für die Behandlung von innen heraus empfohlen werden.

11.7.2.1 Castor equi

Trituration von Hornspänen der rudimentären Pferdezehe, Equus caballus, N.O. Perissodactyla - Einhufer.

Castor equi ist ein weiteres Heilmittel aus dem Altertum. Es soll für brüchige Nägel gut sein, aber vor allem eine spezifische Affinität zu rissigen und wunden Brustwarzen von stillenden Frauen haben; angeblich heilt es sogar fortgeschrittene oder hoffnungslose Fälle. Leider kann ich selbst noch nicht aus meiner eigenen Erfahrung sprechen, da ich dieses Mittel erst vor kurzem kennengelernt habe.

11.7.2.2 Hepar sulphuris

Trituration von hepar sulphuris calcareum, unreines Calciumsulfid, das aus der Verbrennung von Austernschalen (meist $CaC0_3$) gewonnen wird, mit Schwefel oder Schwefelblumen (S), Kalkschwefelleber.

Hepar sulph. hilft bei Furunkeln, Abszessen, Eiterflechten und anderen eitrigen bakteriellen oder pilzartigen Infektionen. Es eignet sich zur Behandlung von rissigen, wunden und schmerzhaften Brustwarzen, die mit Staphylokokken, Streptokokken oder anderen eiterbildenden Organismen überwachsen sind, die man in der Haut findet. Zu seinen charakteristischen

Indikationen gehören in fortgeschrittenen Fällen Reizbarkeit, Verfrorenheit und deutlich empfindliche Reaktionen auf kalte Luft oder Zugluft. Eine Besserung tritt ein durch Wärme in jeder Form und durch eitrige Absonderungen, die oft nach altem Käse riechen.

11.7.2.3 Silicea

Trituration aus Silicondioxid oder Feuerstein, SiO_2, Kieselsäure.

Silicea ist ein wichtiger Bestandteil der Erdkruste und kann eine tiefgreifende „konstitutionelle“ Wirkung auslösen. Es eignet sich besonders zur Austreibung von Fremdkörpern und zur Heilung von Rissen, Abszessen, Granulomen, Fisteln und anderen Formen von chronischer Vereiterung. Die Brust einer stillenden Frau begünstigt mit ihren zystischen Drüsen und ihren weitverzweigten Milchkanälen, in denen unverbrauchte oder saure Milch zurückbleibt, das Wachstum von Bakterien. Sie ist gleichzeitig ein ideales Umfeld für die langsame Entwicklung von Geschwüren und Eiterprozessen, die mit **Silicea** behandelt werden können:

Wenn schon in den ersten Wochen des Stillens die Brustwarzen sehr wund sind und zu Rissen neigen, kann **Silicea C6** viermal täglich gegeben werden, um sie etwas widerstandsfähiger zu machen. Bei entsprechender Indikation ist es auch ein hervorragendes Heilmittel für die tieferen Risse, Knoten und Abszesse, die später entstehen können. Ein detailliertes Bild sämtlicher Symptome würde den Rahmen dieses Buches sprengen. Man kann **Silicea** aber guten Gewissens verschreiben, wenn die Patientin sehr starke Schmerzen wie von einem scharfen Splitter in der Brustwarze empfindet, sobald das Kind saugt, oft strahlen diese Schmerzen durch die Brust bis in die Schulter hinein aus. Häufig empfinden Patienten, die dieses Mittel brauchen, Kälte in jeder Form als unangenehm.

Fallbeispiel 11.26

Nach drei Fehlgeburten entband eine 36jährige Frau ihr zweites Kind zu Hause. Der langsame Geburtsfortschritt und die Tatsache, daß das Fruchtwasser mit Mekonium versetzt war, machten uns zunächst etwas Sorgen, die Herztonrate des Kindes blieb aber während der ganzen Zeit normal. Eine Woche nach der Geburt klagte sie über stechende Schmerzen wie von Nadeln in der rechten Brustwarze, die in dem Moment einsetzten, wo das Kind die Brust nahm; sie fühlte diese Schmerzen bis in die Schulter hinein. Im Verlauf des Stillens wurden diese Empfindungen etwas erträglicher. Bei jedem neuen Mal aber mußte sie die Zähne zusammenbeißen vor Schmerzen, und schließlich fürchtete sie sich vor dem hungrigen Schreien ihres eigenen Kindes. Die Brust gab aber genug Milch, es waren keine Risse oder Knoten zu sehen, und auch die Brustwarze sah normal aus. Lediglich an der Öffnung der Warze erkannte man einen gräulichen Fleck, der sich aber nicht entfernen ließ. Ich gab ihr **Silicea C200** und daraufhin **Silicea C6** nach Bedarf. Eine Woche später wurde der Schmerz, der in den ersten Tagen etwas zurückgegangen war, während des Stillens wieder unerträglich, hörte aber ganz plötzlich auf, als sich aus der Brustwarze ein Band käseartigen Materials löste, das nach altem Ohrenschmalz roch. Danach war das Stillen schmerzfrei und ohne Probleme und sie blieb bei guter Gesundheit.

*

Pulsatilla ist komplementär.

11.7.3 Brustentzündungen

Wenn einer oder mehrere Milchkanäle durch eingetrocknete Milch verstopft sind, kann es zu einer Ansiedelung von eiterbildenden Bakterien der Haut und entsprechenden Entzündungen kommen. Der allgemeine Ausdruck „Brustentzündung" deckt ein ganzes Spektrum klinischer Reaktionen ab, die von der akuten Mastitis mit hohem Fieber zu stärker lokalisierten, chronischen oder immer wiederkehrenden Phänomenen wie Abszessen, Knoten oder Rissen reichen.

Allen diesen Erscheinungen kann man am besten durch eine gesunde Ernährung vorbeugen, weil damit das Immunsystem gestärkt und die normale Hautflora in einem gesunden Gleichgewicht erhalten wird. Eine weitere vorbeugende Maßnahme ist es, darauf zu achten, daß das Kind jedesmal beide Brüste leer trinkt, so kann man vermeiden, daß sich unverbrauchte Milch in den Kanälen ansammelt, sauer wird und sich verhärtet. Sobald nämlich die Milchkanäle verstopft sind, finden alle möglichen Mikroorganismen einen willkommenen Nährboden.

Das Leeren beider Brüste fördert zudem einen gesunden Schlaf und ist zugleich der wesentliche Anreiz für den Organismus, weiter Milch zu produzieren, so daß das Kind wachsen und gedeihen kann. Wenn nötig, kann eine kleine Handpumpe helfen, überschüssige Milch abzupumpen, die man für den späteren Gebrauch aufbewahren kann. Sollte sich doch einmal eine Brust entzünden, dann sollte man reichlich heiße Tücher auflegen, um verhärtete Milch aufzulösen und somit verstopfte Kanäle freizumachen.

Homöopathische Heilmittel sind in jeder Phase von Nutzen, sowohl für die Behandlung einer akuten Mastitis, eines Brustabszesses und ihrer chronischen Folgeerscheinungen als auch präventiv, wenn solche Komplikationen zu erwarten sind.

11.7.3.1 Belladonna

Belladonna ist ein führendes Mittel für akute Mastitis. Es eignet sich vor allem, wenn eine stillende Mutter plötzlich hohes Fieber bekommt, das von heftig klopfenden Schmerzen in der Brust und anderen Anzeichen einer akuten Entzündung begleitet wird. Die betroffene Brust ist geschwollen, sieht hellrot oder sogar leicht glänzend aus und ist extrem empfindlich auf Berührung oder die geringste Erschütterung, es wird schon als schmerzhaft empfunden, wenn sich jemand neben die Patientin auf das Bett setzt. Auch berstende Kopfschmerzen, ein angstvoller Ausdruck in den Augen und übermäßige Empfindlichkeit auf helles Licht und Lärm sind zu beobachten (siehe Kapitel 5).

Fallbeispiel 11.27
Eine 24jährige Frau hatte ihr zweites Kind problemlos zu Hause entbunden. Neun Tage nach der Geburt trank das Baby plötzlich nicht mehr so gut, und schon am Abend waren die Brüste der Mutter schmerzhaft angeschwollen und verhärtet. Sie selbst fühlte sich schwach und verfroren. Am folgenden Nachmittag bekam sie 39,5°C Fieber, die linke Brust war wund, sie hatte Kopfschmerzen, die bei der geringsten Bewegung unerträglich wurden und war in gereizter Stimmung. Sie bekam viermal täglich **Bryonia C30**. Das Mittel wirkte sehr gut, und sie war innerhalb weniger Tage wieder in guter Verfassung. Vier Wochen später passierte das gleiche noch einmal; dieses Mal war die rechte Brust betroffen, die Patientin hatte 39°C Fieber, Schmerzen, die bis in die Achselhöhle ausstrahlten, und starke, klopfende Kopfschmerzen. Die Brust schmerzte besonders bei Erschütterung, Berührung oder wenn sie darauf lag. Ihr Gesicht war sehr rot und geschwollen. Nun bekam sie **Belladonna C30**, und innerhalb von 36 Stunden war die Krankheit verschwunden, ohne eine Spur zu hinterlassen oder

noch einmal wiederaufzutreten. Später erinnerte sie sich daran, daß das Baby die Nacht zuvor acht Stunden durchgeschlafen hatte und deswegen am Morgen die Brust schmerzhaft verhärtet war.

*

Fallbeispiel 11.28

Eine 25jährige Frau hatte ihr zweites Kind zu Hause entbunden und dabei erstaunlich viele Komplikationen gehabt. Es ging aber alles gut. Vier Monate nach der Geburt bekam sie plötzlich 40°C Fieber, ihre linke Brust schmerzte wie von einem „Schlag mit dem Baseball-Schläger", sobald sie versuchte, ihren Arm zu bewegen oder sich im Bett umzudrehen. Der Schmerz ging von der unteren Brusthälfte aus und wurde bei jeder Bewegung schlimmer. Am liebsten war es ihr, wenn man sie alleine ließ. **Bryonia C30** bewirkte jedoch nichts. Am folgenden Tag hatte sie berstende Kopfschmerzen, und wenn das Baby ihre Brust nur berührte, glaubte sie vor Schmerzen verrückt zu werden. Nun war **Belladonna C30** angezeigt. Am nächsten Morgen gab es keine Anzeichen von Entzündung mehr, und sie blieb während der gesamten Stillzeit bei guter Gesundheit.

*

11.7.3.2 Bryonia

Bryonia ist ein weiteres führendes Mittel für akute Mastitis. Es eignet sich besonders gut, wenn die Krankheit sich nur langsam entwickelt. Die Patientin versucht, auf der wunden Brust zu liegen, um sie so vor jeder unnötigen Erschütterung zu schützen. Auch andere typische Merkmale wie großer Durst, gereizte Stimmung, benommene Sinneswahrnehmungen und eine Aversion gegenüber allen Stimulanzien sind vermutlich vorhanden (siehe Kapitel 6).

Fallbeispiel 11.29

Eine 21jährige Frau hatte eine schwierige erste Schwangerschaft. Die Geburt zu Hause verlief jedoch rasch und ohne Komplikationen, bis auf einen Fieberschub mit Schüttelfrost zehn Tage nach der Entbindung, der aber mit **Pyrogenium C200** sofort überwunden wurde. Bis zur nächsten Untersuchung nach sechs Wochen ging alles gut, dann aber wurde ihre rechte Brust sehr wund und berührungsempfindlich. Sie bekam ungewöhnlich großen Durst und langsam ansteigendes Fieber, das bis zum

Abend 39,8°C erreicht hatte. Ihre Brust schmerzte am meisten bei jeder Bewegung, und so trug sie einen engen Büstenhalter, um die Brust zu stützen. Nach ein paar Gaben **Bryonia C30** ging die Entzündung allmählich innerhalb von 36 Stunden zurück und trat auch nicht wieder auf.

*

11.7.3.3 Phytolacca

Tinktur aus den reifen Beeren, Phytolacca decandra, N.O. Phytolaccaceae - Kermesbeergewächse, Kermesbeere.

Phytolacca wird in der Pflanzenheilkunde für die Behandlung von Brustkrebs gelobt. In der Homöopathie wird es für viele Beschwerden der weiblichen Brust verwendet, ebenso wie für Tumore, Abszesse und Entzündungen anderer Lymphdrüsensysteme, vor allem im Bereich des Halses und der Mandeln. Ein Extrakt der Beeren vermag auch den Fettmetabolismus und die Zersetzung von fettem Gewebe in ausgewählten Fällen von Fettleibigkeit und zwanghaftem Essen zu beschleunigen.

In meiner Erfahrung wurden mindesten drei Viertel aller Mastitis-Erkrankungen mit hohem Fieber entweder durch **Belladonna** oder durch **Bryonia** oder durch beide Heilmittel zusammen geheilt. Fast alle dieser Fälle erreichten, ohne weitere Heilmittel zu brauchen, eine vollständige Genesung. **Phytolacca** ist unübertroffen in seiner heilenden Wirkung für Knoten, Schmerzen und Stauungen, die leicht zu akuten Entzündungen führen können, wenn sie nicht behandelt werden, oder die nach einer erfolgreichen Behandlung mit den akuten Heilmitteln übrigbleiben.

Die Brust, die **Phytolacca** braucht, ist voller Knoten, hart und stellenweise sehr empfindlich. Die Schmerzen wechseln oft den Ort und wandern an andere Stellen im Brustkorb oder in weiter entfernte Körperteile. Bei akuten Entzündungen und Abszessen hilft **Phytolacca**, wenn **Belladonna** und **Bryonia** ihre Arbeit getan oder aber nicht gewirkt haben oder bevor die Symptome intensiv und eindeutig genug sind, um den Einsatz dieser beiden zuletzt genannten Mittel anzuzeigen.

Fallbeispiel 11.30

Eine 33jährige Frau hatte nach jeder ihrer vorangegangenen Entbindungen eine Brustentzündung gehabt. Ihr fünftes Kind brachte sie ohne jede Komplikation zu Hause zur Welt. Innerhalb von knapp drei Wochen hatte sie 39,8°C Fieber und Schmerzen in der linken Brust bei der geringsten

Bewegung; auf dieser Seite hatte sie auch nicht mehr soviel Milch wie früher. Die Entzündung ging mit **Bryonia C30** schnell zurück, aber ihre Milchproduktion nahm immer weiter ab und wurde erst wieder völlig hergestellt, nachdem sie eine Woche lang viermal täglich **Pulsatilla C30** genommen hatte. Ihre Brüste waren auch danach noch wund und voller Knoten, aber sie hatte sich daran in ihrer langen Stillerfahrung schon gewöhnt, und so kam sie erst ein Jahr später bei der nächsten akuten Entzündung wieder. Dieses Mal hatte sie einen Tag in der heißen Sonne verbracht und kam nun mit hohem Fieber, einem harten roten Klumpen in der linken Brust und einem Gefühl, als würde ihre Brust „verbrennen". Stunden, nachdem sie **Belladonna C30** genommen hatte, stieg das Fieber auf 40,8°C an, sank dann aber ebenso rapide, nachdem sie aus einem Zustand der Körperlosigkeit erwacht war. Sie hatte aber immer noch niedriges Fieber, schwitzte stark, und auch ein großer Knoten blieb zurück, der sehr berührungsempfindlich war und ihr die vielen Brustentzündungen der Vergangenheit in Erinnerung rief. Nun gab ich ihr **Phytolacca C30**, der Knoten verkleinerte sich allmählich und verschwand schließlich nach vier Tagen ganz. Danach konnte sie ohne Probleme weiterstillen.

*

Fallbeispiel 11.31

Nach vergeblichen Versuchen, mit Flohkraut und anderen Kräutern abzutreiben, entschloß sich eine 28jährige Frau doch, das Kind auszutragen, und sie überzeugte schließlich auch ihren Mann davon. Abgesehen von einigen kleineren Beschwerden und Glaubenskonflikten, die ihr keine Ruhe ließen, war ihr unmittelbares Problem ein Hämatokrit-Wert, der im letzten Monat auf 31,5 zurückging. Zudem hatte sie sehr fanatische Vorstellungen bezüglich ihrer Ernährung, so daß man nur schwer mit ihr darüber argumentieren konnte. Sie entband dennoch problemlos zu Hause und konnte auch gut stillen. Bei der Untersuchung sechs Wochen später klagte sie jedoch über einige empfindliche Knoten in ihrer linken Brust, die im übrigen kleiner war als die rechte und auch weniger Milch gab. Sie erhielt **Phytolacca**, und innerhalb eines Monats waren die Knoten verschwunden. Die linke Brust produzierte nun genausoviel Milch wie die rechte, wenn sie auch immer etwas kleiner blieb.

*

11.7.3.4 Silicea

Silicea hilft nicht nur bei rissigen und wunden Brustwarzen, sondern ist bei entsprechender Indikation auch ein gutes Heilmittel für alte Knoten, Abszesse oder verstopfte Kanäle, die von chronischen oder immer wieder auftretenden und nie richtig ausgeheilten Brustentzündungen übriggeblieben sind. In solchen Fällen sind auch andere typische Merkmale vorhanden, wie käseartige Absonderungen, extreme Verfrorenheit oder Empfindlichkeit auf kalte Luft oder Zugluft.

Fallbeispiel 11.32

Gegen Ende ihrer zweiten Schwangerschaft konsultierte mich eine 33jährige Frau wegen schmerzhafter Knoten in der rechten Brust. **Phytolacca C30** half kurzfristig, aber in der 33.Woche waren beide Brüste stark vergrößert und schwer, und vor allem die rechte bestand nur noch aus einer Masse kleiner empfindlicher Knötchen; einige hatten sich geöffnet und schieden eine Flüssigkeit aus, die wie Tomatencreme aussah. Dennoch entband sie erfolgreich zu Hause und begann zu stillen, obwohl sie zwei Spezialisten dringlich davor gewarnt hatten: Diese Milchzysten würden sich chronisch entzünden und ihr während der gesamten Stillzeit Beschwerden bereiten. Zu diesem Zeitpunkt war die Wundflüssigkeitsausscheidung entweder gelb oder milchig, und sie klagte über häufige stechende Schmerzen hier und da. Eine Reihe älterer Knoten hatten sich zu verhärteten Stellen entwickelt, die einem Narbengewebe glichen. Die Patientin bekam zweimal im Abstand einer Woche **Silicea C30**, daraufhin wurden die Zysten kleiner und weniger schmerzhaft, hörten schließlich auf, Flüssigkeit auszuscheiden, und sie konnte weiterstillen, bis sie ein Jahr später wieder schwanger wurde.

*

Anmerkungen und Literatur

Zur Einleitung

[1] *Brackbill, Y., et al.*: Medication in Maternity, International Academy for Research in Learning Disabilities, University of Michigan, Ann-Arbor, 1989, S. 43-129.

[2] *Dorfmann, P., et al.*: „Preparation for Childbirth by Homeopathy", Cahiers de Biothérapie 94: 77-81, April 1987.

Zu Kapitel 1

[1] Die Homeopathic Pharmacopoeia of the United States (HPUS) wurde vom Congress anerkannt in den Food, Drug and Cosmetic Acts aus den Jahren 1938 und 1956, und wird überwacht von der Food and Drug Administration (FDA) der Vereinigten Staaten.

[2] *Hahnemann, S.*: The Organon of Medicine, 5. Ausgabe, mit Ergänzungen aus der 6. Ausg., übers. *W. Boericke* und *E. Dudgeon*, Roy, Calcutta, 1961, Aphorismen 53-70.

[3] Die Bezeichnung „Homöopathie" kommt aus dem Griechischen: omoios bedeutet soviel wie „ähnlich" (so ist auch mit dem Begriff „Homöostasie" der biologische Prozeß gemeint, der das innere Gleichgewicht lebender Organismen erhält); pathos bedeutet soviel wie „Leiden" oder einfach nur „Fühlen" (dieses Wort ist enthalten in „Sympathie", „Antipathie", „Pathologie" und natürlich in „Pathos").

[4] *Moskowitz, R.*: „Homeopathic Reasoning", Homeotherapy 6: 135-142, September 1980, Neuauflage bei National Center for Homeopathy, Alexandria, VA.

[5] *Whitmont, E.C.*: Psyche and Substance, North Atlantic Books, Berkeley, 1991, S. 3-79.

[6] *Hahnemann*, op.cit.: Aphorismen 266-271, mit Anmerkungen.

[7] *Boiron, J.*: „Studies of the Physical Structure of Homeopathic Dilutions Utilizing the Raman Laser Effect", Proceedings, 31st Congress of the International Homeopathic Medical League, Athen, 1976, S. 459-474; *Noiret, R.*, „Activity of Several Homeopathic Dilutions of $CuSO_4$ in Different Microbial Species", ebd., S. 137-147; und *Resch, G.*, „Physical Chemistry of Highly Attenuated Remedies",

Proceedings, 42nd Congress of the International Medical League, Washington, 1987, S. 300-304.
[8] *Moskowitz, R.*: „Some Thoughts on the Malpractice Crisis“, British Homeopathic Journal 77: 18-22, Januar 1988.
[9] *Hering, C.*: „Hahnemann's Three Rules Concerning the Rank of Symptoms“, Hahnemannian Monthly 1: 5-12, 1865, und Analytical Therapeutics, Boericke und Tafel, Philadelphia, 1875, S.24.

Zu Kapitel 2

[1] Die Homeopathic Pharmacopoeia of the United States (HPUS), 8. Auflage, ist seit der Veröffentlichung im Jahre 1980 durch eine Reihe von Ergänzungen und Änderungen überarbeitet worden; die 9. Auflage ist noch nicht erschienen. Die neuen Informationen hat der Homeopathic Pharmacopoeia Revision Service (HPRS) seriatim in der Form von detaillierten Einzelbesprechungen veröffentlicht.

[2] In der 6. Auflage seines Organon of Medicine hat Hahnemann auch das sog. „50-tausender-System“ vorgestellt. Es basiert auf der serienmäßigen Verdünnung im Verhältnis 1:50 000. Diese „LM“-Potenzen werden von vielen Homöopathen sehr geschätzt. Ihre Herstellung und der Gebrauch sind allerdings etwas umständlich, und ich persönlich habe mit diesen Potenzen nicht genügend Erfahrung gesammelt, um sie hier zu besprechen.

[3] Sogar Patienten, die Laktose, Zucker oder Alkohol in größeren Mengen nicht vertragen, können Heilmittel, die minimale Mengen dieser Substanzen enthalten, gewöhnlich problemlos einnehmen.

[4] *Kent, J.T.*: Repertory of the Homeopathic Materia medica, Letzte Auflage, Erhart & Karl, Chicago, 1946; dieser Text wird von den meisten praktizierenden Homöopathen in Amerika verwendet.

[5] Eine ausführlichere Beschreibung der Reaktionen auf dieses Heilmittel findet sich bei *Kent, J.T.*: Lectures on Homeopathic Philosophy, Ehrhart & Karl, Chicago, 1954, S. 250-284, und Vithoulkas, G., The Science of Homeopathy, Grove Press, New York, 1980, S. 227-232 und 295-322.

Zu Kapitel 3

[1] *Hering, C.*: The Guiding Symptoms of Our Materia medica, 10 Bde., Hering Estate, Philadelphia, 1891.

[2] *Clarke, J.H.*: Dictionary of Practical Materia medica, 3 Bde., Health Science Press, Rustington, UK, 1962.

[3] *Dorfmann*, op. cit.: S. 77-81.

[4] Unveröffentlichter Brief an den Autor.

Zu Kapitel 4

[1] Zur „homöopathischen Verschlimmerung“ siehe supra, Kapitel 2, S. 20.

Zu Kapitel 7

[1] *Hering, C.*: „The Pathogenetic Power of the Snake Venom / Lachesis muta muta/to Provoke Disease“, übers. *J. Jaffe*, The Homeopath 12: 155-158, März 1992; und *Knerr, C.*, Life of Hering, Magee, Philadelphia, 1940, S. 197. Die erste Arzneimittelprüfung mit Lachesis wurde am 28.Juli 1828 begonnen; Hering starb am 23.Juli 1880.

Zu Kapitel 8

[1] *Stewart, F. et al.*: Understanding Your Body, Bantam, New York, 1987, S.191.

[2] *Lust, J.*: The Herb Book, Bantam, New York, 1974, S. 304, S. 376.

[3] Übelkeit und Erbrechen sind typisch für die Schwangerschaft und zeigen wohl lediglich an, daß die zu erwartenden Umstellungs- und Anpassungsprozesse des Körpers im Gange sind. Wenn diese Erscheinungen nach einer gewissen Zeit wieder verschwinden, läßt sich daraus eine positive Prognose für die weitere Schwangerschaft (und sogar darüber hinaus) stellen. Wenn Übelkeit und Erbrechen aber bis in die späteren Monate hinein anhalten, dann kann das durchaus ein warnender Hinweis auf schwerwiegende angeborene Defekte oder Probleme bei der Entwicklung der Plazenta sein.

[4] Siehe zum Beispiel *Composition and Facts about Foods*, Health Research, Mokelumne Hill, CA, 1971. Dieses Nachschlagewerk ist zwar weniger bekannt und schwerer zu bekommen als viele andere, es listet aber alle Nährwerte einzeln auf und ermöglicht es dem Leser dadurch, mit einem Blick zu erkennen, was er essen muß, um diese Nährstoffe zu erhalten.

[5] *Brewer, G.S.* mit *Brewer, T.*: What Every Pregnant Woman Should Know, Penguin, New York, 1979, S. 34-75.
[6] Siehe supra, Kapitel 1, S. 1-2.
[7] Siehe Composition and Facts about Foods, S. 36-37.
[8] Siehe ebd., S. 76.
[9] Siehe ebd., S. 28-29.
[10] Siehe ebd., S. 28-29.
[11] Siehe ebd., S. 42.
[12] Siehe *Kervran, L.*, Biological Transmutations, übers. *M. Abehsera*, Swan House, Binghamton, N.Y., 1972, S. 1-12, S. 44-47, S. 93-101 und S. 135-144.

Zu Kapitel 9

[1] Hahnemanns Monumentalwerk *The Chronic Diseases*, das erstmals im Jahre 1828 veröffentlicht wurde, hat ihn die letzten fünfundzwanzig Jahre seines Lebens beschäftigt. Es ruft auch heute noch kontroverse Diskussionen hervor und wird durchaus nicht von allen praktizierenden Homöopathen anerkannt. Dieses Buch ist der Versuch, die chronischen Erkrankungen der Menschheit zu klassifizieren und zu erklären. Seine drei Haupttypen entsprechen den Heilmitteln **Sulphur**, **Thuja** und **Mercurius**. Er stellt die umfassenden Krankheitsbilder dieser drei Mittel dar, die jeweils durch Anzeichen oder Symptome des Mangels, des Überschusses und der Geschwürbildung oder Zerstörung gekennzeichnet sind.

[2] *Brewer and Brewer*, op. cit., S. 34-75.

Zu Kapitel 10

[1] *Leveno, K., et al.*: „A Prospective Comparison of Selective and Universal Electronic Fetal Monitoring in 34 995 Pregnancies“, New England Journal of Medicine 315: 615, 4.September 1986; *King, D.*, Boston Globe, 1.März 1990, S. 1; und Family Practice News, 15.September, 1991, S. 32.
[2] *Oxorn, H.*: Human Labor and Birth, 4. Aufl., Appleton-Century-Crofts, New York, 1980, S. 691.
[3] *Farrington, H.*: „Homeopathy in the Newborn Infant“, Journal of the American Institute of Homeopathy, 48: 145-148, Mai 1955.
[4] *Guernsey, H.N.*: Obstetrics, 3. Aufl., Hahnemann, Philadelphia, 1891, S. 406.

[5] *Yingling, W.A.*: „Some Obstetrical Thoughts“, Homeopathic Recorder 45: 584, August 1930.
[6] Siehe ebd., S.583-584.

Anhang

Weitere Literaturvorschläge

Viele der alten Handbücher sind neu aufgelegt worden. Im Druck sind sie erhältlich bei Homeopathic Educational Services, Berkeley, CA 94704, The Minimum Price Homeopathic Books, Blaine, WA 98230 und bei anderen Vertreibern. Viel schwieriger ist es, alte Zeitschriften einzusehen. Sie müssen oft aus umfangreichen homöopathischen Sammlungen photokopiert werden, die in folgenden Instituten zur Verfügung stehen: National Center for Homeopathy, Alexandria, VA; National Library of Medicine, Bethesda, MD; John Bastyr College of Naturopathic Medicine, Seattle, WA; National College of Naturopathic Medicine, Portland, OR; Homeopathic Resources and Services, Old Chatham, NY.

1. Geschichte und Philosophie

Coulter, H.: Divided Legacy: Science and Ethics in American Medicine, 1800-1914, North Atlantic Books, Berkeley, 1975.

Haehl, R.: Samuel Hahnemann: His Life and Work, 2 Bde., übers. *M. Wheeler* und *W.Grundy*, Jain, New Delhi, 1971.

Hahnemann, S.: The Organon of Medicine, 5.Aufl., mit Ergänzungen aus der 6.Aufl., übers. *W. Boericke* und *E. Dudgeon*, Roy, Calcutta, 1961.

Kent, J.T.: Principles of Homeopathic Philosophy, Boericke & Tafel, Philadelphia, 1954, Neuauflage bei North Atlantic Books, Berkeley, 1979.

Moskowitz, R.: „Homeopathic Reasoning", Homeotherapy 6: 135-142, September 1980, Neuauflage bei National Center for Homeopathy, Alexandria, VA.

Ullman, D.: Discovering Homeopathy: Medicine for the Twenty-First Century, North Atlantic Books, Berkeley, 1991.

Vithoulkas, G.: Homeopathy: Medicine for the New Man, Arco, New York, 1972, Taschenbuch.

Vithoulkas, G.: The Science of Homeopathy: A Modern Textbook, Grove Press, New York, 1980, Taschenbuch.

Whitmont, E.C.: Psyche and Substance, North Atlantic Books, Berkeley, 1991, Taschenbuch.

2. Methodik

Roberts, H.A.: Principles and Art of Cure by Homeopathy, Health Science Press, Rustington, UK, 1942.

Ullman, D. und *Cummings, D.*: Everybody's Guide to Homeopathic Medicines, Jeremy Tarcher, Los Angeles, überarbeitet 1991.

Ullman, D.: Homeopathic Medicine for Children and Infants, Jeremy Tarcher, Los Angeles, 1992.

Vithoulkas, The Science of Homeopathy, op. cit.

Wright-Hubbard, E.: „A Brief Study Course in Homeopathy", in Homeopathy as Art and Science, hrsg. *M. Panos* und *D. Desrosiers*, American Institute of Homeopathy, Beaconsfield, UK, 1990, S. 265-340.

3. Materia medica

Barthel, H. und *Klunker, W.* (Hrsg.): Synthetic Repertory, 2.Aufl., 3 Bde., Haug, Stuttgart, 1983.

Boericke, W.: Materia medica with Repertory, 10.Aufl., Boericke & Tafel, Philadelphia, 1991.

Clarke, J.H.: Dictionary of Practical Materia medica, 3 Bde., Health-Science Press, Rustington, UK, 1962.

Coulter, C.R.: Portraits of Homeopathic Medicines: Psychophysical Analyses of Selected Constitutional Types, 2 Bde., North Atlantic Books, Berkeley, 1986, 1988.

Hering, C.: Guiding Symptoms, 10 Bde., Hering Estate, Philadelphia, 1891.

Kent, J.T.: Lectures on Homeopathic Materia medica, 4.Aufl., Boericke & Tafel, Philadelphia, 1956.

Kent, J.T.: Repertory of the Homeopathic Materia medica, Letzte Auflage, Erhart & Karl, Chicago, 1946.

Künzli, J.: Hrsg., Repertorium Generale, Barthel & Barthel, Berg, Deutschland, 1987.

Nash: Leaders in Homeopathic Therapeutics, Boericke & Tafel, Philadelphia, 1901.

Tyler, M.: Homeopathic Drug Pictures, Health Science Press, Rustington, UK, 1970.

Warkentin, D.: MacRepertory software, Kent Homeopathic Associates, San Anselmo, CA, 1992.

Whitmont, op.cit.

4. Schwangerschaft und Geburt

Allen, H.C.: „Our Hemorrhagic Friends“, International Hahnemannian Association (I.H.A.) Transactions, 1895, S.290-301.

Baylies, B.LeB.: „Jottings of Cases“, I.H.A. Transactions, 1888, S.342-359.

Baylies, B.LeB.: „Pulsatilla in Malposition of the Fetus“, I.H.A. Transactions, 1890, S.133-146.

Blackmore, R.: „Homeopathy in the Maternity Room“, I.H.A. Transactions, 1909, S.177-186.

Close, S.: „Advantages of Constitutional Treatment Preceding Conception“, I.H.A. Transactions, 1911, S.277-289.

Custis, J.B.G.: „The Hahnemannian Obstetrician“, I.H.A. Transactions, 1890, S.107-117.

Faris, R.S.: „The Use of Homeopathy in Obstetrics“, Homeopathic Recorder 61: 79-85, September 1945.

Farrington, H.: „Homeopathy in the Newborn Infant“, Journal of the American Institute of Homeopathy (AIH), 48: 145-148, Mai 1955.

Green, J.M.: „The Homeopathic Remedy for the Parturient Woman and Young Infant“, I.H.A. Transactions, 1924, S.126-134.

Green, J.M.: „The Sphere of the Remedy in Obstetrics“, I.H.A. Transactions, 1916, S.242-247.

Guernsey, H.N.: Obstetrics, Hahnemann, Philadelphia, 1891.

Hawkes, W.: „Some Thoughts and Recollections on Obstetrics“, I.H.A. Transactions, 1915, S.430-440.

Hayes, R.E.S.: „The Psyche and Science“, I.H.A. Transactions 1925, S.287-298.

Houghton, H.L.: „The Third Stage of Labor“, I.H.A. Transactions, 1907, S.224-227.

Kirchbaum, J.: „Homeopathic Aids in Labor“, Homeopathic Recorder 45: 805-808, November 1930.

McLaren, D.C.: „Pregnancy and Parturition: A Few Valuable Remedies“, I.H.A. Transactions, 1886, S.186-190.

McLaren, K.: „Tedious First Stage of Labor“, Homeopathic Recorder 56: 219-223, Mai 1941.

Neiswander, H.A.: „Complaints of Pregnancy“, Homeopathic Recorder 65: 271-274, April 1950.

Pulford, A.: „The Parturient Woman“, Homeopathic Recorder 58: 493-497, April 1943.

Putnam, A.C.: „Homeopathic Obstetric Forceps“, I.H.A. Transactions, 1913, S.298-301.

Rabe, R.: „Medication during Parturition“, I.H.A. Transactions 1911, S.289-293.

Roberts, T.: „Some Homeopathic Remedies for Puerperal Infection“, I.H.A. Transactions, 1908, S.262-268.

Schmitt, J.: „High Potencies in Parturition“, I.H.A. Transactions, 1884-1885, S.142-152.

Schwartz, F.A.: „Homeopathic Remedies in Obstetrics“, Homeopathic Recorder 55: 20-25, Mai 1940.

Schwartz, F.A.: „Homeopathic Remedies in Obstetrical Complications“, Homeopathic Recorder 59: 19-22, Juli 1943.

Sherbino, G.: „Obstetrical Cases“, I.H.A. Transactions, 1890, S.146-150.

Stevens, G.: „Homeopathic Treatment during Lactation“, I.H.A. Transactions, 1911, S.294-299.

Sutherland, A.: „Hyperemesis Gravidarum“, Homeopathic Recorder 53: 3-9, Juli 1938.

Villers, A.: „On Habitual Miscarriage“, I.H.A. Transactions, 1895, S.264-275.

Winans, T.: „How the Similar Remedy Aided Me in Getting an Obstetrical Practice“, I.H.A. Transactions, 1917, S.518-524.

Winans, T.: „Vomiting in Pregnancy“, I.H.A. Transactions, 1914, S.361-369.

Woodbury, B.: „Some Problems of the Obstetrician“, I.H.A. Transactions, 1918, S.248-262.

Woodruff, M.: „Some Obstetrical Experiments of One of the Veterans“, I.H.A. Transactions, 1909, S.164-168.

Yingling: Accoucheur's Emergency Manual, Boericke & Tafel, Philadelphia, 1894; Neuauflage Sett Dey, Calcutta, 1968.

Yingling, W.A.: „Retained Placenta“, I.H.A. Transactions, 1901, S. 301-309.

Yingling, W.A.: „Homeopathic Treatment during Pregnancy“, I.H.A. Transactions, 1911, S.300-305.

Yingling, W.A.: „Some Obstetrical Thoughts“, Homeopathic Recorder 45: 580-586, August 1930.

Index

Über den Autor

Richard Moskowitz, M.D., studierte an den Universitäten von Harvard und New York Medizin. Er war Präsident des National Center for Homeopathy und ist als regulärer Dozent an der Fakultät dieses Instituts tätig. Dr. Moskowitz hat mehr als vierzig Artikel und Interviews im Journal of the AMA, Mothering, Natural Health, Chrysalis und in verschiedenen anderen amerikanischen und ausländischen Zeitschriften veröffentlicht. In achtzehn Jahren und bei über achthundert Schwangerschaften hat er seine homöopathische Erfahrung gesammelt. Im Augenblick arbeitet er in einer homöopathischen Familienpraxis in Watertown, Massachusetts.

